国家科学技术学术著作出版基金

咽喉微创外科策略与技巧

Minimal Invasive Laryngo-Pharyngeal Surgery:

Strategy and Technique

主　编　|　雷文斌　文卫平

副主编　|　郑宏良　马仁强　文译辉

人民卫生出版社
·北　京·

图书在版编目（CIP）数据

咽喉微创外科策略与技巧 / 雷文斌，文卫平主编
. —北京：人民卫生出版社，2024.4
ISBN 978-7-117-35841-5

Ⅰ.①咽⋯　Ⅱ.①雷⋯　②文⋯　Ⅲ.①耳鼻咽喉病—
显微外科学　Ⅳ.①R762

中国国家版本馆 CIP 数据核字（2024）第 021379 号

人卫智网　www.ipmph.com	医学教育、学术、考试、健康，	
	购书智慧智能综合服务平台	
人卫官网　www.pmph.com	人卫官方资讯发布平台	

咽喉微创外科策略与技巧
Yanhou Weichuang Waike Celüe yu Jiqiao

主　　编：雷文斌　文卫平
出版发行：人民卫生出版社（中继线 010-59780011）
地　　址：北京市朝阳区潘家园南里 19 号
邮　　编：100021
E - mail：pmph @ pmph.com
购书热线：010-59787592　010-59787584　010-65264830
印　　刷：北京盛通印刷股份有限公司
经　　销：新华书店
开　　本：889×1194　1/16　印张：19.5
字　　数：429 千字
版　　次：2024 年 4 月第 1 版
印　　次：2024 年 5 月第 1 次印刷
标准书号：ISBN 978-7-117-35841-5
定　　价：268.00 元
打击盗版举报电话：010-59787491　E-mail：WQ @ pmph.com
质量问题联系电话：010-59787234　E-mail：zhiliang @ pmph.com
数字融合服务电话：4001118166　E-mail：zengzhi @ pmph.com

编者及其单位（以姓氏笔画为序）

马仁强　中山大学附属第一医院

王　丹　中山大学附属第一医院

王　博　中山大学附属第一医院

王钟兴　中山大学附属第一医院

王章锋　中山大学附属第一医院

文卫平　中山大学附属第一医院

文译辉　中山大学附属第一医院

邓　洁　中山大学附属第一医院

石　力　空军军医大学西京医院

乐慧君　中山大学附属第一医院

朱映霞　中山大学附属第一医院

伍健辉　中山市人民医院

任妍妍　南京同仁医院

庄佩耘　厦门大学附属中山医院

刘　菲　海军军医大学第一附属医院

刘其洪　中山大学附属第八医院

刘昀逸　厦门大学附属中山医院

许　薇　中山大学附属第一医院

孙　伟　中山大学附属第一医院

孙子慧　南京同仁医院

苏振忠　中山大学附属第一医院

李　芸　中山大学附属第一医院

李　孟　海军军医大学第一附属医院

李　航　中山大学附属第一医院

李进让　解放军总医院第六医学中心

杨　慧　四川大学华西医院

杨辉辉　海军军医大学第一附属医院

吴杏梅　中山大学附属第一医院

何双八　南京同仁医院

何倩婷　中山大学附属第一医院

陆　翔　华中科技大学同济医学院附属同济医院

陈　林　中山大学附属第一医院

陈枫虹　中山大学附属第一医院

陈垲钿　中山大学附属第一医院

陈梦婕　海军军医大学第一附属医院

罗春林　中山大学附属第一医院

郑　莹　中山大学附属第一医院

郑宏良　海军军医大学第一附属医院

郑金星　厦门大学附属中山医院

胡章威　中山大学附属第一医院

钟　华　中山大学附属第一医院

祝小林　中山大学附属第一医院

柴丽萍　中山大学附属第一医院

倪晓光　中国医学科学院肿瘤医院

徐　文　首都医科大学附属北京同仁医院

高文翔　中山大学附属第一医院

陶　磊　复旦大学附属眼耳鼻喉科医院

黄志刚　首都医科大学附属北京同仁医院

黄栋栋　南京同仁医院

黄柳芳　中山大学附属第一医院

黄海东　海军军医大学第一附属医院

龚凤球　中山大学附属第一医院

蒋爱云　中山大学附属第一医院

雷大鹏　山东大学齐鲁医院

雷文斌　中山大学附属第一医院

蔡明静　南京同仁医院

蔡智谋　中山大学附属第一医院

- 本书获 2022 年国家科学技术学术著作出版基金资助。

- "咽喉微创模拟仿真教育培训体系研发及在咽喉专科医师培训教育中的应用研究"获教育部产学合作协同育人项目立项。

- "智慧型软硬一体化咽喉微创技能实践基地建设"获教育部产学合作协同育人项目立项。

- 获批原创性国内专利 3 项，国际专利 2 项。

- 已发表的相关原创性国际研究成果 12 篇，国内研究成果 7 篇。

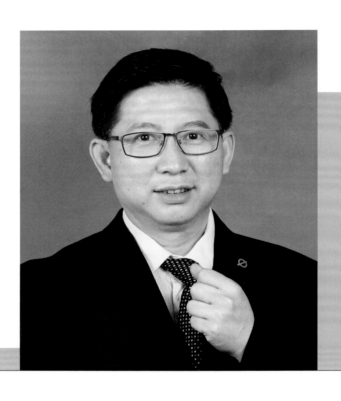

主编简介

雷文斌

医学博士，主任医师，教授，博士研究生导师

中山大学附属第一医院耳鼻咽喉科医院院长

中山大学附属第一医院耳鼻咽喉科主任、咽喉科主任，教研室主任

主要研究领域或方向：耳鼻咽喉科疾病及头颈肿瘤。

- 中华医学会耳鼻咽喉头颈外科学分会第十三届委员会咽喉组丨副组长（2023—）
- 中华医学会耳鼻咽喉头颈外科学分会第十一届青年委员会副主任委员（2016—2020）
- 广东省医学会耳鼻咽喉学分会丨候任主任委员（2023—）
- 中国抗癌协会康复分会头颈肿瘤委员会丨副主任委员（2018—2022）
- 中国医疗保健国际交流促进会耳鼻咽喉头颈外科分会丨副秘书长（2019—）
- 中国残疾人康复协会无喉者康复专业委员会丨副主任委员（2023—）
- 广东省健康管理学会耳鼻咽喉头颈外科分会丨主任委员（2023—）
- 广东省精准医学应用学会医学大数据和人工智能分会丨副主任委员（2020—）
- 广东省残疾人联合会无喉者康复专业委员会丨副主任委员（2018—）
- 广东省医学会医学人工智能分会丨常务委员（2020—）
- 海峡两岸医药卫生交流协会睡眠医学专业委员会丨委员（2019—）
- 《中华耳鼻咽喉头颈外科杂志》丨编委（2023—）
- 《世界耳鼻咽喉头颈外科杂志（英文）》丨通信编委（2023—）
- 第七批"广东特支计划"（科技创新人才）
- 香港中文大学特聘兼职教授、澳门镜湖医院特聘顾问医生

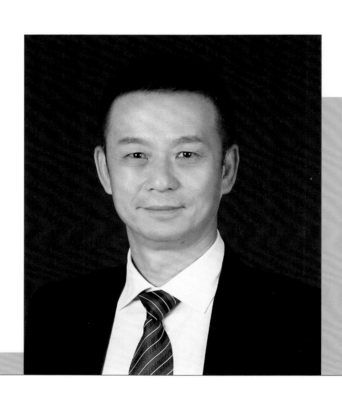

主编简介

文卫平

医学博士，主任医师，教授，博士研究生导师

中山大学附属第六医院院长

中山大学附属第一医院耳鼻咽喉科医院学科带头人

- 中华医学会耳鼻咽喉 – 头颈外科学分会 | 副主任委员（2018—）
- 中国医师协会耳鼻咽喉头颈外科医师分会 | 副会长（2007—）
- 中国医疗保健国际交流促进会过敏医学分会 | 副主任委员（2016—2019）
- 中国医疗保健国际交流促进耳鼻咽喉头颈外科分会 | 副主任委员（2019—）
- 广东省医学会耳鼻咽喉科学分会 | 主任委员（2015—）
- 广东省医师协会 | 副会长（2017—2022）
- 广东省抗癌协会头颈肿瘤专业委员会 | 主任委员（2015—2019）
- 广东省抗癌协会鼻咽癌专业委员会 | 副主任委员（2019—）
- 中山大学耳鼻咽喉科学研究所 | 所长（2015—）
- 广州市耳鼻咽喉科重点实验室 | 负责人（2016—）

　　微创手术的理念是以尽可能小的创伤，达到治愈疾病的目的，即以患者为主体，以先进的微创技术为手段，以病变的器官为对象，施行诊断与治疗，最大限度地减少在诊断和治疗过程中对患者的各种损伤。咽喉部涉及的解剖部位具有孔小洞深、不易观察、重要组织器官密集、操作空间受限等特点，微创外科在咽喉部手术有着广阔的应用前景。本书主编雷文斌教授、文卫平教授是我国著名的咽喉头颈外科专家，在微创手术方面独树一帜。本书整合了国内咽喉微创手术及嗓音领域丰富的学术资源，为读者详细描述了咽喉微创手术的理念和手术技巧。

　　本书首先介绍了咽喉微创手术的理念及阐述了未来发展的轮廓，着重介绍了主编团队发明的咽喉显微手术模拟训练系统及针对年轻医生的培养体系。随后介绍了喉部的解剖，各种咽喉微创手术的器械设备（包括冷器械、激光、等离子射频消融等）。紧接着详细论述了术前各项准备措施、麻醉配合的重要性以及手术过程中的气道管理。书中着重对咽喉微创手术的各种常见术式进行了详细介绍、对咽喉部良性、恶性病变的微创手术均进行了图文并茂的讲解，特别是编者的经验和技巧，都是不可多得的宝贵财富。各位编者本着科学、严谨、求实、创新的态度，秉承科学与艺术相结合的宗旨编写本书。

　　本书条理清楚，要点突出，插图精美，所有章节均对相关手术适应证、禁忌证、设备要求、操作步骤、术前准备及并发症的处理做了详细说明，是咽喉微创外科学的经典图书。

2024 年 4 月

序 二

近年来，咽喉显微内镜手术技术突飞猛进，其操作精细、创伤小、并发症少、术后恢复快的优点，为广大患者带来了福音。但由于喉和气管所在位置深、解剖结构精密、发声生理复杂，声带组织结构精细脆弱、手术空间狭小、路径狭长，在手术去除病变的同时，需尽量保留正常的嗓音功能或重建嗓音功能。正因为上述原因，开展咽喉微创手术对于医生的技术水平有着更高的要求。因此咽喉微创手术专业医生的培养尤为重要。

很多初学者在成长过程中有诸多困惑，比如对显微器械的认识模糊、对早期喉癌微创手术的适应证和禁忌证把握不准、对声门型喉癌的手术层次理解不清等。针对这些问题，本书在相应的章节中均详尽地为读者展开一一阐述，填补了我国咽喉微创手术领域的空白。编写团队基于数十年的临床工作积累及近年来在全国大受欢迎的"咽喉内镜微创手术学习班"的培训经验，集初学者之所需、汇咽喉专科医生之所好，为读者提供了咽喉显微外科的精致示意图、高清手术显微镜及内镜图片，图文并茂的显微器械介绍、详尽的咽喉微创手术策略和技巧描述，且另附超高清咽喉微创手术视频，不仅让咽喉微创领域的初学者循序渐进地体会咽喉微创手术的基础及精髓，也会使咽喉专科医生获益匪浅，是本领域的重要参考书籍。本书的出版，将促进国内同道的交流合作和专业化培训体系的建立，进一步推动国内咽喉微创手术的发展。

2024 年 4 月

近 20 年来，随着 CO_2 激光等微创器械设备及 3D、4K 等影像技术的成熟和普及，嗓音和气道疾病微创手术迎来了突飞猛进的发展。咽喉微创手术以其操作精细、损伤小、疗效好的优势正在逐步取代越来越多的常规开放手术。由于咽喉解剖精细，嗓音生理复杂，咽喉微创技术易学难精，在显微镜下做咽喉手术，宛如"在绣花针上跳舞"。一直以来，年轻的咽喉专科医生只能通过手术录像进行观察学习，缺乏有效的实际手术训练，这造成了咽喉微创医生培养周期长、专业人才队伍缺乏的现状。鉴于此，本书的初衷是介绍国内外主要的咽喉微创手术进展，将快速发展的咽喉微创领域的重要内容进行梳理汇总，汇众家之长，融合学科数十年的诊疗经验及技术沉淀和创新。此外本书结合我们首创并成功举办多届咽喉嗓音外科实操培训的系统性经验，阐释了紧密联系实践的咽喉显微外科策略与技巧，期望缩短年轻医生培养时间，培养出更多咽喉微创专家，为咽喉显微技术在基层医疗机构的规范应用及普及提供有益参考。

本书精选大量喉显微手术的高清图片，结合详尽实用的咽喉微创手术策略和技巧描述，配以超高清咽喉微创手术视频，将手术思路和策略一步一步地呈现在读者面前，强调 CO_2 激光、等离子射频、显微"冷"器械等众多器械设备优势融合，实现患者最大获益；针对暴露困难、热损伤、无瘤原则、整块切除等临床痛点和争议焦点，进行了深入浅出的循证论述；针对不同病变，逐一论述其规范的治疗策略和个性化精准的微创技巧。阅读本书可快速加深读者对咽喉微创手术的整体理论认识的理解，加速理念更新及技术的提升。近年团队开发的模拟咽喉嗓音显微手术实操培训体系已经成熟推广应用，我们在书中对其进行了详尽介绍。期望规范化的高质量培训迅速推广，年轻医生可以拥有更多实操培训和实战机会，及早成才，造福患者。这是一本原创性和实用价值均非常高的书，值得关注！

2024 年 4 月

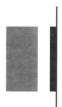

上篇

总论

第一章　咽喉微创外科概论

第一节　咽喉微创外科的发展简史与未来展望

咽喉部是人呼吸与进食的要道，是发声的关键器官，也是人体较为敏感脆弱的器官之一，其所在部位较为深入、血运丰富。咽喉部病变手术难度大，传统手术治疗对患者咽喉部功能影响较大，容易出现并发症，如喉阻塞、术后出血等。随着医疗技术的不断进步，微创手术得到了快速发展。耳鼻咽喉头颈外科是最早开展微创手术的外科领域，而咽喉微创外科是现代耳鼻咽喉头颈外科学的重要组成部分。

一、发展简史

微创外科（minimally invasive surgery，MIS）系借助现代技术（如影像技术、CO_2 激光、显微技术、内镜和腔镜技术等），以最便捷的外科径路、最小的外科创伤，在维系身体内环境相对稳定的前提下达到手术治疗目的的外科技术。其源于传统外科不断发展而日渐丰富的微创观念，即保持最佳的内环境稳定状态。耳鼻咽喉头颈外科涉及的解剖部位具有孔小洞深、不易观察、重要组织器官密集和操作空间受限等特点，因此微创外科在耳鼻咽喉头颈外科有着广阔的应用前景[1-3]。

咽喉外科属于耳鼻咽喉头颈外科的亚专科，最早通过直接喉镜的喉部手术可追溯至 170 多年前。

1852 年 Horace Green 使用弧形金属板片暴露喉腔、切除息肉，是最早的经口咽喉部手术。Killian 将喉镜叶片设计为倒 V 形，更利于充分暴露前连合。而后 Jackson 进一步将喉镜改进为直管状以避开咽喉部软组织的遮挡，并在其前端安装了光源，从而更好地暴露术野，目前临床上多应用此类喉镜。

20 世纪 20 年代，Seifficulty 在此前基础上增设了支撑架固定喉镜，此举不仅提高了喉镜整体的稳定性，也扩大了声门部的暴露视野，但始终存在术野不够清晰明亮的限制。

20 世纪 50 年代，Hopkins 内镜和光纤内镜作为诊断手段开始在耳鼻咽喉头颈外科领域应用。Ronemarie Albrecht 最早将显微镜技术引进咽喉外科，为喉镜检查提供了放大的视野，也提高了声带疾病诊断的准确性。

20 世纪 60 年代，Kleinsasser 对喉镜做了进一步改良，使得术者可以通过显微镜双目观看和双手操作，不仅为术者提供了极大的操作空间，也让疾病的治疗更为精细。

1972 年，Strong 和 Jako 第一次将 CO_2 激光应用于喉癌手术，从而开辟了喉显微外科手术的新领域——热切除术[4]。激光手术不仅能够准确、精细地切除喉部病变组织，也具备更有效的止血功能。1973 年，Lillie 开始将双目显微镜和支撑喉镜结合用于声带早期癌的治疗。显微镜的加入使医师能在更高的放大倍数下进行手术，这在咽喉部恶性肿瘤、喉乳头状瘤等疾病的治疗中有很大的优越性。

1983 年，Eckew 和 Bailey 首次报道应用 CO_2 激光在内镜下行杓状软骨切除术治疗双侧声带麻痹，取得满意的效果。之后，包括 YAG、半导体、KTP、蓝激光等多种激光器相继广泛地应用于咽喉显微外科领域。鉴于激光存在一定的热损伤，针对声带良性病变的嗓音手术，冷、热器械孰优孰劣，仍存争论，国际嗓音协会目前仅推荐应用精确性较高的 CO_2 激光和 KTP 激光。

近年来，等离子射频技术在耳鼻咽喉头颈外科的应用非常广泛，在咽喉微创领域为部分病例带来不一样的微创诊疗体验，但也存在一定争议。

随着对发音机制研究的逐步深入，发声障碍诊断水平及发音功能评价手段不断更新，麻醉学的进步，手术显微镜、显微手术器械及 CO_2 激光的临床应用推广，各种新的手术方法得以实践，推动了嗓音显微手术的发展[5]。到 20 世纪 90 年代"嗓音显微外科（phonomicrosurgery）"概念的提出，标志着咽喉微创手术的精度及广度进一步拓宽[6-7]。近 10 年来，Clark A. Rosen 和 C. Blake Simpson 等更是对咽喉嗓音微创技术的发展、规范及推广做出了杰出的贡献。

二、未来展望

随着过去 20 年微创外科手术技术的飞速发展，显微镜、喉内镜和激光在咽喉手术中广泛应用。经口激光显微外科、机器人手术等咽喉微创外科技术已广泛用于治疗绝大多数喉部良性病变、大部分的 T_1、T_2 期喉癌，甚至早期下咽恶性肿瘤。由于以上技术的引进，传统上依赖于开放性切除的喉癌手术向着微创化的方向发展。目前，微创手术治疗已基本取代传统开放手术成为早期喉癌的首选术式。由于五年生存率相近，T_3 期喉癌的病例也并非绝对禁忌证。手术中更多正常组织的保留，对喉功能的保护、重建和修复越来越完善，生存质量改善以及患者受益提升，均促使咽喉微创技术得到了极大的发展空间。频闪喉镜、喉肌电图以及窄带成像技术的发展，也使得嗓音外科治疗评估水平显著提高。咽喉专科医师越来越青睐以最小的手术创伤获得更好的疗效。咽喉微创手术具有手术视野清晰、术中出血少、损伤轻微等特点，因而具有良好的临床疗效；同时避免了传统手术的不足，有效解决咽喉部病变的同时减少了并发症的发生。上述器械、设备、方法、技术的完善为咽喉专科医师提供了一个稳定、放大、立体的咽喉部图像，医师可以双目观察、两手操作，使得手术更加精细。

随着微创治疗理念的深入实施，新的思维、新的手段为学科发展不断注入活力，融合数字化、数字化三维重建（3D）、虚拟现实（virtual reality，VR）、大数据、人工智能等先进技术的咽喉部手术将前途无限。在硬件设备方面，智能可穿戴设备为临床实践带来极大的便捷。例如，目前在手术中还需要现场查阅一些资料，而在不久的将来，一副小小的眼镜就能解决问题。如果有配套的转播系统，该眼镜还会以佩戴术者的第一视角转播出去，观摩效果更直观、逼真，可用于教学、会诊等。3D打印技术能够把三维重建的立体构件打印出来，使医师更加精确地计划手术切除范围、使患者更多有功能的组织器官得以保留，充分体现了精准外科的内涵。未来3D生物器官打印将为咽喉部手术带来更大的飞跃。非常值得一提的是，随着医疗大数据和人工智能（artificial intelligence，AI）技术的发展，基于海量的高质量医疗数据，通过机器学习可形成多种人工智能系统辅助诊断和治疗，如基于喉功能大数据的咽喉微创手术安全评估和辅助决策系统等。

随着咽喉微创外科技术的纵深拓展，其手术器械设备要求更高，易学难精，学习曲线长。建议中华医学会或医师协会等成立相关安全应用管理协会，要求每个专科医师上岗前须接受严格、专业、系统和规范的培训，熟悉各种激光等器械的物理学特性和激光-组织相互作用的基本知识，减少不必要的组织损伤。系统掌握咽喉微创的理论知识和操作技巧，在有足够模拟实操训练时间的前提下，持证上岗，保障咽喉微创技术安全高效地发展。

（文译辉　雷文斌　黄志刚）

参考文献

[1] 雷文斌，徐扬，邓洁，等. CO_2激光在咽喉科疾病治疗中的应用进展. 临床耳鼻咽喉头颈外科杂志，2018，32（19）：1447-1450.

[2] 黄志刚，韩德民，于振坤，等. CO_2激光手术治疗声门型喉癌疗效分析. 中华耳鼻咽喉头颈外科杂志，2002，37（3）：219-222.

[3] 于萍. 嗓音疾病与嗓音外科学. 北京：人民军医出版社，2009.

[4] STRONG M S, JAKO G J. Laser surgery in the larynx: early clinical experience with continuous CO_2 laser. Ann Otol Rhinol Laryngol, 1972, 81(6): 791-798.

[5] 王丽. 走进困难声门. 北京：北京大学医学出版社，2016.

[6] 韩德民. 领悟肿瘤微创外科内涵 促进学科健康发展. 中华耳鼻咽喉头颈外科杂志，2008，43（10）：721-722.

[7] 乐慧君，陈思宇，李芸，等. 喉癌诊疗策略及进展. 临床耳鼻咽喉头颈外科杂志，2019，33（11）：1017-1021.

第二节 咽喉微创外科——以我之见

1987 年法国医师 Mouret 偶然完成第一例胆囊内镜手术，标志着微创外科的开始，医学新的里程碑出现。微创手术的理念是以尽可能小的创伤达到治愈疾病的目的，即以患者为主体，以先进的微创技术为手段，以相对有病器官为对象，实行有益的诊断与治疗，最大限度地减少在诊断和治疗过程中对患者的各种损伤。微创手术包括显微镜、内镜、介入、导航等多维立体微创技术的综合应用，以"小切口、微创伤、少瘢痕、轻神损（神经损伤）、快恢复和好疗效"作为临床追求，以注重心理、社会、生理（疼痛）、精神风貌、生活质量的改善与康复，最大程度地体贴患者，减轻患者的痛苦为目标。

近年来，医疗界各领域微创技术如火如荼地发展。在咽喉微创领域，美国宾夕法尼亚州匹兹堡的 Clark A. Rosen 及 C. Blake Simpson 就是最著名与杰出的专家代表，两位教授主编的 *Operative Techniques in Laryngology*（《嗓音外科手术技巧》）是业界公认的操作技术典范。不过，咽喉微创技术难度较大，器械种类繁多，设备依赖性高，学习曲线长，正规培训体系匮乏，技术规范和普及困难，从业的专家同道相对少，技术更新缓慢，远不如同一学科中鼻内镜、耳内镜或耳显微等微创技术那般发展迅猛、推陈出新。

微创精准是方向，患者最大获益才是目标。咽喉部属于狭窄的管腔结构，部位深在、结构较复杂，尤其是声带的精细构造更是影响发音功能的关键，其内的许多正常结构和病理改变难以通过直视观察。传统诊疗手段给患者带来较大创伤与痛苦，难以获得满意效果，随着内镜、显微镜、激光、等离子射频等设备的更新，支撑喉镜及开口器械等技术的改进，咽喉、嗓音手术获得较快发展。然而，值得注意的是，内镜微创技术可以使患者安全地接受高质量、高精度的微创手术，但也可能由于手术者操作不熟练，或者治疗方式不当给患者带来意外伤害。微创手术不等于小切口手术，也不是单纯为追求某一种先进设备或某一种高端技术而忽略了对患者的适用性。我们认为咽喉微创外科只是一种手段，目标应该是追求患者的最大获益。所谓微创是医疗技术的追求，应遵循医疗原则与规范，同时以个性化精准治疗为方向，各种器械和技术优势相组合，以达到患者受益最大化。譬如治疗对象是恶性肿瘤，那么肿瘤根治才是主要目标，微创技术带来的嗓音功能保留与创伤减少等是次要目标，那么治疗技术的选择不能以疗效下降作为代价。如果治疗声带良性病变，那么将嗓音的功能恢复放在第一位，选择最优微创技术是关键。因此，规范的微创精准个性化诊疗技术才有应用价值和推广意义。

如何做好咽喉精准微创技术的恰当应用、实施与推广，让广大患者获益是值得思考和讨论的问题，我们认为应处理好以下几个问题：①病变部位及范围精确判断；②注重多学科诊疗（multidisciplinary treatment，MDT）对疑难复杂病例的作用；③充分理解各种微创器械设备性能并熟练组合应用；④处理好遵循规范、共识、指南与患者最大获益原则的关系；⑤科学高效的随访与院后健康管理。

一、精确判断病变及范围

咽喉是重要器官，而声音更被认为是人的"第二张脸"。准确判定病变的性质、范围和扩散情况（TNM 分期）对治疗方式的选择极为重要。对良性病变要实现治疗后最大程度的功能保护或恢复，对恶性肿瘤则需要精准切除、疗效与功能兼顾。临床上要实现"不多一分不少一毫"的精准切除，必须要有精确的评估技术和策略保驾护航。比如，前连合受累喉癌是否适合接受显微镜激光微创手术一直是争论的热点和焦点，而如何在术前精准判断前连合受累的程度，更是选择激光微创手术还是开放手术的重要标准之一。CT 是喉癌术前诊断和临床分期的主要评价方法，MRI 对于甲状软骨受累的诊断特异性和敏感度高。笔者所在团队通过连续病理切片研究肿瘤侵犯特点，结合薄层 CT 扫描和增强 MRI 等判断肿瘤侵犯范围，提高了病例筛选的准确性，尤其是对甲状软骨和前连合是否受累判断的准确性显著提高（图 1-2-1）[1]。其次，精确判断要求术者在医院信息系统仔细阅读患者的影像资料，进行多平面分析或三维重建立体评估；反复观看电子喉镜或动态喉镜的录像资

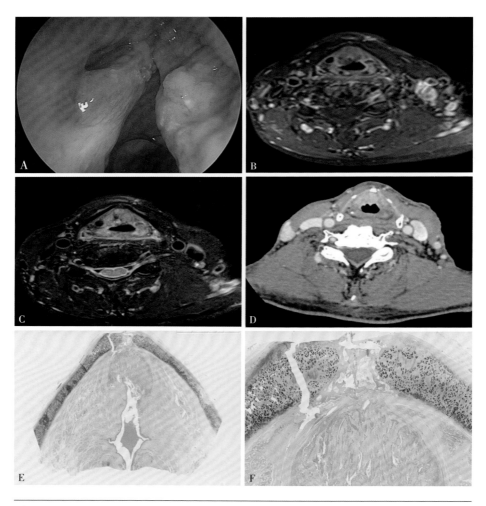

图 1-2-1　电子喉镜、CT、MRI 和组织病理学检查显示肿瘤范围

A. 电子喉镜显示肿瘤形态；B 和 C. MRI 提示有局部侵犯；D. CT 扫描未发现甲状软骨受侵犯；E 和 F. 术后连续组织病理切片显示甲状软骨局部轻微受累（HE，40×/200×）。

料，其中频闪喉镜或窄带成像技术（narrow-band imaging，NBI）的判读较为重要，前者可以通过黏膜波形态改变判断声带功能和病变累及深度，后者则可以在普通光喉镜的基础上，通过观察黏膜及黏膜下层上皮内乳头状毛细血管袢（intraepithelial papillary capillary loop，IPCL）的形态变化，判断肿瘤性病变的性质及其边界并引导活检（图 1-2-2）[2]。除了发现咽喉部早期病变、判断病变性质、观察病变范围外，NBI 内镜在手术计划制订、微小病灶判断、手术边界确定和术后定期随访等方面均表现出较大的价值。很多三甲医院已经配备了高清甚至 4K 超高清的电子喉镜系统，但是 NBI 技术作为新型无创的、准病理级的内镜评估技术尚未得到广泛普及和规范化临床应用，也借此书向广大读者推广笔者所在团队应用经验。此外，手术前需要评估和预判支撑喉镜病变暴露情况以及做好困难暴露的处理预案。具体的评估方法和支撑喉镜困难暴露的应对方法详见第三章第三节。最后，在病变切除前，使用高清多角度喉内镜再次评估病变范围、确定边界。手术过程中，不同单位可以根据配备的内镜系统，相应地使用 NBI 或 SPICE 功能显示肿瘤，从而对其范围和边界有清晰的印象；超高清内镜（联合 NBI 或 SPICE）和显微镜可以随时切换以联合判断病变范围[3]。

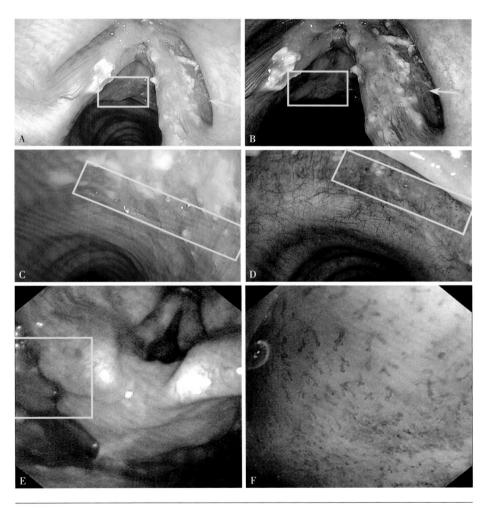

图 1-2-2　NBI 内镜可通过显示 IPCL 血管引导活检和判断肿瘤性病变及边界

A 和 C. 普通光喉镜图；B、D、E、F. NBI 内镜图。

二、多学科讨论及团队协助

咽喉微创手术患者不少是疑难复杂的，如内镜咽旁颅底纵隔手术，内镜气管、支气管、食管病变处理，以及早期复发咽喉恶性肿瘤微创挽救性治疗等。耳鼻咽喉头颈外科、影像科、病理科、肿瘤放疗科、肿瘤内科、口腔科、神经外科、整形外科等头颈部肿瘤相关学科组成的多学科团队，对肿瘤的综合评估及治疗是现代头颈肿瘤外科的基本特征。针对疑难复杂病例，多学科团队协作有利于科学合理诊疗方案的制订；有利于保证其科学性、合理性及安全性；有利于咽喉肿瘤微创手术更加凸显优势，并可最大限度地减少不必要的手术风险。

三、设备器械的选择与综合应用

对位于口咽、喉及下咽部位的肿瘤或者其他性质的病变，经口微创手术是耳鼻咽喉头颈外科医师经常采取的治疗方式，如经口直达喉镜下咽喉部病变切除、经口鼻咽部和咽旁间隙病变切除等。随着微创技术的进步、手术器械的改进以及新设备的大量涌现，经口微创手术在耳鼻咽喉头颈外科的应用不断发展。目前临床上常用的经口微创手术方式主要包括以下几种：冷器械显微手术、激光显微手术、等离子射频消融手术，以及新兴的经口入路机器人手术等[4]（详见第七章）。临床上如何选择上述几种手术方式及相应的设备器械，如何把握各自的适应证、相关手术技术和注意事项，都需要咽喉专科医师综合考量。

经口内镜微创手术的设备器械和术式众多，专科医师应掌握其利弊、手术指征、技术关键及注意事项，在具体选择时根据病变性质、部位、范围及程度，术野显露情况，经济条件等患者因素，以及所掌握的手术技术、临床经验、设备器械等医师因素综合考虑[5]。医师应该熟悉疾病的各种诊疗策略，结合自身技术水平、设备优势和患者诉求以优化方案选择，此举也促使自身技能不断提高。同时，尽早制订经口内镜微创手术相关诊疗规范可以提高咽喉微创手术的治疗效果。

临床所期盼和追求的是既降低手术难度又减少创伤，同时最大程度保护嗓音功能[6]。因此，多设备优势融合是趋势，患者最大获益才是目标（图1-2-3）。

我们认为，应该把显微（冷）器械、CO_2激光，甚至机器人等手术器械设备的优点用在刀刃上、体现在手术的各种关键步骤上，才能将其作用发挥到极致[7-8]。譬如声带囊肿是临床常见病变，其手术却不好做。不少专家强调保护黏膜，全程应用冷器械进行精细分离与完整剥除，以求减少黏膜损伤与瘢痕形成来保护嗓音质量。这是非常好的理念，但对手术技巧要求极高。由于囊壁菲薄，易在分离过程中穿破，导致无法完整剥除，残留复发临床常见。如果先选择冷器械切开黏膜，分离囊肿周围表浅较易分离部分，而深在甚至粘连的基底部分改用CO_2激光精准切除进行分离，则既可保证对正常黏膜组织的较小损伤，又能容易地实现囊肿的完整剥离。多设备优势融合不仅使棘手高难的手术变得简单、可重复，且不失精准微创，从而最大程度地保护嗓音功能，也便于临床应用推广，让广大患者真正获益[9]。

咽喉显微手术
的器械选择

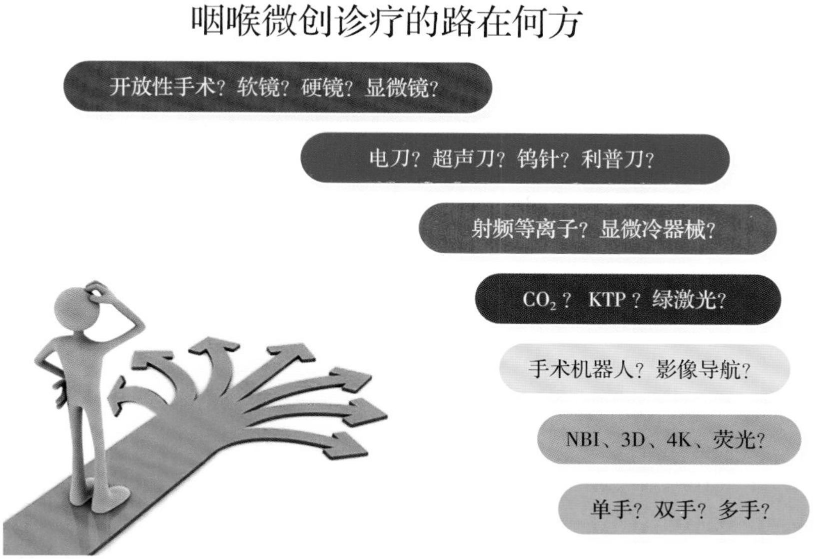

咽喉微创诊疗的路在何方

开放性手术？软镜？硬镜？显微镜？

电刀？超声刀？钨针？利普刀？

射频等离子？显微冷器械？

CO_2？KTP？绿激光？

手术机器人？影像导航？

NBI、3D、4K、荧光？

单手？双手？多手？

图 1-2-3　咽喉微创诊疗策略及技术设备优化选择

四、咽喉微创治疗原则、指南、共识等的遵循与患者获益最大化

咽喉微创治疗中各种原则、指南、共识等（肿瘤外科治疗原则、无菌操作原则、微创手术原则，AJCC、NCCN、ASCO 等）的遵循并不矛盾，反而是技术不断提升的动力源泉，也是医疗质量改善和患者最大获益的保障。

经典的恶性肿瘤外科原则可概括为尽可能连续地整块切除（en-bloc resection）肿物，手术由远及近，尽量避免对肿瘤的挤压，尽量锐性分离以及保证安全边界。一般来说，肿瘤微创治疗可以更好地保留器官结构与功能，提高患者的生存质量；而包含整块切除在内的肿瘤外科原则可以更好地降低肿瘤局部复发率，提高患者的生存率。目前认为，切缘阳性会增加头颈部肿瘤的局部复发率，获得干净的手术切缘是微创技术应用于头颈恶性肿瘤治疗所面临的最主要的挑战。兼顾头颈肿瘤微创手术操作与肿瘤整块切除原则，可以使患者从治疗中获益更多[10]。上述用于治疗头颈肿瘤的微创外科技术应遵循与开放手术相似的肿瘤外科原则，而这些技术的操作需经过专门的培训。

因此，术前病变组织的精准评估和暴露情况的准确预判，术中病变组织的充分暴露和规范操作缺一不可，日常规范科学的培训显得尤为重要。内镜微创手术与开放入路并不对立，但在恶性肿瘤的治疗中应统一遵守肿瘤外科原则，建立在规范基础上的微创精准的个性化诊疗技术才有应用价值和意义，归根结底还是使患者获益最大化。

五、科学高效随访

针对慢病及恶性肿瘤微创治疗患者，科学高效的随访是院后管理的重要环节，是疗效反馈与医疗质量的保障。例如，应用微信或互联网医疗等平台对患者进行管理，增加了联系、提高了沟通效率。如果没有科学规范高效的随访，谈何早期发现复发患者，更别说实施微创挽救性治疗。不少大型三甲医院已经开通网络医院及院后管理平台，更有医院开始建立临床科研一体化专病数据库赋能临床，支持肿瘤微创联合精准治疗，支撑跨学科、多中心、多组学的各种临床队列研究，实现数字化、可视化、智能化的管理和研究。大数据及人工智能（AI）的时代已经到来，养数据的临床时代即将来临，高质量患者管理、高价值科研数据支撑的真实世界研究必将促进咽喉微创技术及诊疗策略的迅猛发展。

（文译辉　雷文斌　苏振忠）

参考文献

[1] WU J H, ZHAO J, LI Z H, et al. Comparison of CT and MRI in diagnosis of laryngeal carcinoma with anterior vocal commissure involvement. Sci Rep, 2016, 6 (1): 30353.

[2] WU J, ZHAO J, WANG Z, et al. Study of the histopathologic characteristics and surface morphologies of glottic carcinomas with anterior vocal commissure involvement. Medicine (Baltimore), 2015, 94 (29): e1169.

[3] 乐慧君，陈思宇，李芸，等. 喉癌诊疗策略及进展. 临床耳鼻咽喉头颈外科杂志，2019，33（11）：1017-1021.

[4] 郑宏良，张才云. 经口微创手术方式的选择及其在咽喉科的应用. 中华耳鼻咽喉头颈外科杂志，2017，52（5）：395-400.

[5] 肖水芳. 经口咽喉肿瘤微创外科. 中华耳鼻咽喉头颈外科杂志，2017，52（5）：321-324.

[6] 郑宏良，陈东辉. 嗓音外科进展. 中国医学文摘（耳鼻咽喉头颈外科学），2011，26（6）：294-297.

[7] 雷文斌，刘其洪，柴丽萍，等. 成人喉乳头状瘤64例 CO_2 激光黏膜下完整剥离术. 中华耳鼻咽喉头颈外科杂志，2016，51（10）：727-732.

[8] 雷文斌，刘其洪. CO_2 激光手术治疗复发性呼吸道乳头状瘤. 山东大学耳鼻喉眼学报，2018，32（6）：8-12.

[9] 雷文斌，徐扬，邓洁，等. CO_2 激光在咽喉科疾病治疗中的应用进展. 临床耳鼻咽喉头颈外科杂志，2018，32（19）：1447-1450.

[10] LUO C L, LV K X, LIU Q H, et al. Comparison of laser microsurgery and open partial laryngectomy for T_{1-2} laryngeal cancer treatment. Ann Transl Med, 2021, 9(6): 464.

第三节　咽喉微创外科的技巧培训

上一节我们提到，如何做好咽喉精准微创外科技术的恰当应用、实施与推广，让广大患者获益是值得思考和讨论的问题。具体可细分为：如何实现微创技术规范的推广应用？如何吸引更多同道积极参与咽喉微创技术的应用与推广？如何缩短年轻医师的学习曲线以及进阶拓展提高（图 1-3-1）？这些问题促使我们思考，并开启了咽喉微创手术的系列培训。

一、咽喉显微手术模拟训练系统的应用

1. **开发背景** 近 20 年来，社会公众对医疗安全水平的要求越来越高，外科医师成长和患者安全成为矛盾体。嗓音显微外科是显微手术和内镜手术的综合体，对手术技巧要求很高。喉器官位置深在，解剖结构精细，发声生理复杂，而且声带组织结构精细脆弱，手术去除病变的同时需尽量保留正常嗓音功能或重建嗓音功能。此外，手术空间狭小，路径窄长，手术器械长度接近 30cm，在显微镜下操作时，稍许颤动将被数十倍放大，操作技巧高、难度大，对嗓音外科医师技术要求很高。传统的外科学习模式是低年资医师需长期当助手，掌握基本理论及操作步骤和技巧后，才有机会在上级医师指导下，通过实际病例的手术累积经验，实现外科技巧和能力的逐步提高[1]。但这样的模式学习周期长、费用巨大，尤其是患者与社会可能要为医师早期的不成熟付出沉重的代价；而上级医师出于医疗安全考虑，也不会完全放手在人体上的教学；除了观察电视录像，初学者难有操作的亲身体验，这大大延长了年轻医师的技术成熟时间（图 1-3-1）。因此，开发合理有效的手术模拟训练系统，临床需求巨大，且不论是从社会还是经济角度来说效益也是巨大的[2]。然而，目前尚无标准的咽喉显微手术模拟训练系统。

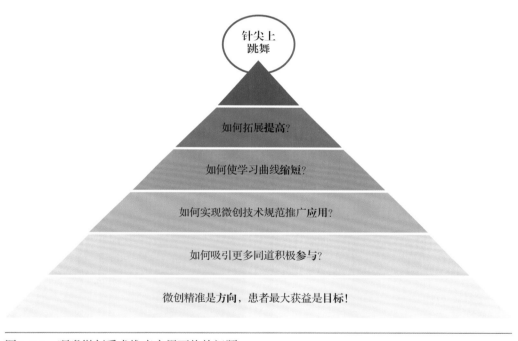

图 1-3-1　咽喉微创手术推广应用面临的问题

2. **咽喉显微手术模拟训练系统的组成** 笔者团队设计的咽喉显微手术模拟训练系统（专利号：ZL 2019 2 1028334.4）由四个可拆卸的部件组成：可调节铝铁合金底座、可伸缩旋转喉镜固定架、硬质 PVC 塑胶底板、可调节托手架（图 1-3-2）。

（1）可调节铝铁合金底座：底座上方为喉体固定圈，圈内贴附塑料胶管以调节内径从而固定不

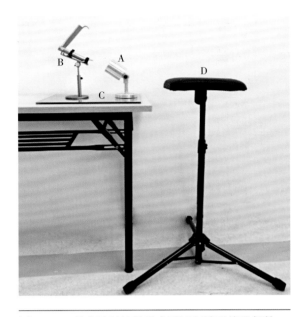

图 1-3-2 咽喉显微外科手术模拟训练系统的部件

A. 可调节铝铁合金底座；B. 可伸缩旋转喉镜固定架；
C. 硬质 PVC 塑胶底板；D. 可调节托手架。

同物种和尺寸的离体喉标本；底座中部旋转角在垂直方向上可以 180° 调节，在水平方向上可以 360° 调节；底座下方可通过贴附双面胶灵活固定于 PVC 底板上，亦可自由摆放。目前底座的设计主要针对猪喉，将猪喉置入固定圈内不易移动，连接直达喉镜后更加牢固，方便手术操作。

（2）可伸缩旋转喉镜固定架：固定架可以调节高度和倾斜度，在左右方向也可以 360° 调节方位；固定架上配备两个弹簧夹，可以直接安装不同型号、不同形状大小的喉镜；固定架底座可任意移动从而调整喉镜与标本、显微镜之间的距离，同样可以贴附双面胶以便固定支撑。

（3）硬质 PVC 塑胶底板：底板呈长方形，大小为 33cm×20cm，表面易清洗。底板既可以随意搬动又具有一定的支撑稳定性，保证操作时不容易发生位移，也能保证台面整洁。

（4）可调节手架：喉显微手术时外科医师手部悬空会导致稳定性不佳，也容易疲劳。本系统中的托手架可以根据台面和术者高度进行调节，置于操作台前方，可支撑前臂、增强稳定性和避免手臂疲劳。

本模拟训练装置还包括显微镜和喉镜。观测标本时，将离体喉标本放入底座喉体固定圈内，将喉镜通过固定夹安装在喉镜固定架上（图 1-3-3）。安装显微镜后，调节喉镜固定模块与喉体固定模块之间的距离，使显微镜清晰成像，即可开始离体喉标本的实际操作练习（图 1-3-4）。

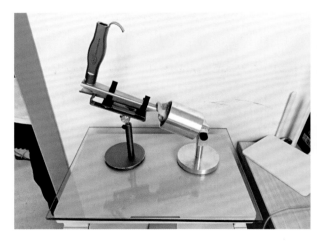

图 1-3-3 部件摆放展示

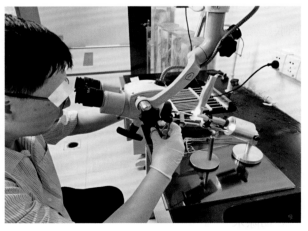

图 1-3-4 操作者正在猪喉内模拟喉显微外科手术训练

3. 咽喉显微手术模拟训练系统的优点及灵活性

（1）在具体训练中可以使用胶管代替喉镜：胶管质软可变形，长度可以自由切割，并有多种内径尺寸可供选择。相对于喉镜来说，胶管更适合刚刚开始接受训练的初级学员，从易到难的训练能帮助学员更好地提高操作技巧。比如，初级学员可以选用内径稍大的胶管进行训练，较大的操作空间使初级学员更容易上手；在取得一定成果后则逐渐缩小胶管内径继续训练，进一步提高操作技巧。

（2）喉镜固定模块适配于各种型号显微镜：喉镜固定模块能与训练场地或解剖室内的接墙显微镜配套使用，无须专门配备显微镜。

（3）离体喉标本采用猪喉：一方面猪喉结构与人体喉相似，采用猪喉进行训练能取得良好的训练效果；另一方面猪喉便宜、容易获取，有利于推广模拟训练装置。

二、咽喉显微技术模拟实操培训

由中山大学附属第一医院（以下简称"中山一院"）耳鼻咽喉头颈外科首创的"咽喉内镜微创手术"培训班，始于 2019 年，每年两期，每期实践课程持续 2～3 天；培训内容丰富精彩，实用性极强，包括理论讲授、现场观摩、标本解剖操作训练、手术示教等，已成为咽喉学科品牌标志和名片之一。

理论讲授内容包括咽喉内镜微创手术的历史和未来、咽喉内镜微创手术的适应证和设备的选择、喉解剖手术显微镜的调试和应用、喉显微外科手术模拟训练系统的应用、支撑喉内镜冷器械使用技巧、显微器械和设备的选择和应用、咽喉内镜微创手术（尤其是激光手术）的麻醉风险及手术配合注意事项、经口 CO_2 激光喉显微内镜手术器械的选择以及 CO_2 激光在咽喉微创手术的应用进展等等，均是非常实用的理论课程。

现场观摩时，培训班的指导老师演示了激光喉显微内镜处理咽喉部病变的常规方法和步骤。在最核心的标本解剖操作训练环节，培训班学员按照分组领取器械和动物喉标本，各就其位后开始在咽喉显微手术训练模拟器下进行咽喉内镜模拟操作训练。练习内容涵盖常规咽喉内镜手术操作，包括声带黏膜下注射、微瓣制作、声带不同层次病变处理和显微缝合等。此外，培训班还提供了 CO_2 激光、支撑喉内镜显微设备，供学员在动物喉标本上进行操作练习。培训班设有精确点线激光训练，在循序渐进推动激光操作的基础上也增添了学习的趣味性。学员独立实践时间充分，动物喉标本充足（图 1-3-5）。指导老师对学员在模拟操作过程中出现的困惑和问题进行解答，辅以现场演示、讲解，必要时手把手教学（图 1-3-6）。

手术示教内容包括显微支撑喉镜下声带白斑切除术和任克间隙水肿手术、显微支撑喉镜下声带囊肿切除术、显微支撑喉镜下杓状软骨部分切除术、显微支撑喉镜联合颈外入路的梨状窝瘘管切除术、显微支撑喉镜下喉乳头状瘤切除术、经口内镜咽喉肿瘤微创手术等，现场直播的手术演示结合

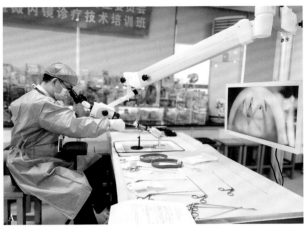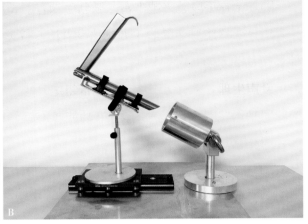

图 1-3-5　喉显微外科手术模拟训练

A. 学员有充分的器械及时间进行实操；B. 喉显微外科手术模拟训练系统。

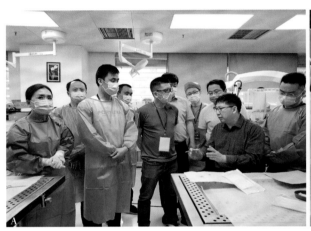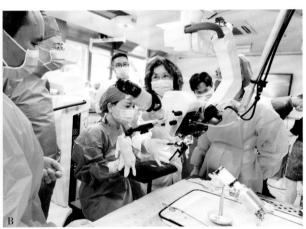

图 1-3-6　教学现场

A. 雷文斌教授为学员提供手把手教学；B. 柴丽萍教授现场指导。

深入浅出的手术讲解，学员们随时随地与术者及讲解专家进行现场交流。通过集中式培训和个体化辅导，学员们纷纷表示在短时间内对显微支撑喉内镜技术有了更深刻的体会和理解，操作能力得到迅速提高，不虚此行。

本培训活动为咽喉显微手术高仿真模拟训练，是一次大胆而成功的尝试，为咽喉微创技术专业人才的培养开创了一条崭新而高效的道路，将引领与推动咽喉微创技术迅速推广与发展。

三、学习曲线及专业人才培养

咽喉嗓音显微外科手术主要包括声带小结、声带息肉、声带恶性肿瘤等发生在声带上的嗓音相关病变和咽喉及其毗邻部位的病变，咽喉显微内镜外科手术常常结合显微镜和内镜等设备系统，通过自然腔道进行微创手术，技术精细，而嗓音相关手术要求更高。

随着治疗手段越来越丰富，微创手术有了长足的进步。早期喉癌可直接经过自然腔道，采用激光等微创手段将肿瘤切除干净。这种做法不仅创伤小、恢复快，还能更好地保留嗓音功能。然而，咽喉微创手术对医师的技术水平也提出了更高的要求。一方面，喉气管所在位置深、解剖结构精密、发声生理复杂；另一方面，声带组织结构精细脆弱、手术空间狭小、路径窄长，在手术去除病变的同时，需尽量保留正常的嗓音功能或重建嗓音功能，常常顾此失彼。

在显微镜下做咽喉手术，宛如在绣花针上跳舞。激光手术难以掌控，手术所用钳子长度超过20cm，在显微镜的放大效果下，对术者操作的稳定性要求极高。临床上出于对患者安全与治疗效果的考量，低年资医师少有机会在手术过程中"真枪实战"。一般情况下，年轻医师只能通过观察电视录像或者观摩上级医师手术进行学习，缺乏有效的实际操作训练，即使花费近10年也未必能真正"出师"，导致咽喉医师培养周期长、人才队伍缺乏。咽喉嗓音显微外科手术训练模拟器，让年轻医师拥有更多实战机会，及早成才，造福患者。

为了加速年轻医师成长，中山大学附属第一医院（简称"中山一院"）耳鼻咽喉头颈外科创新研究团队自主研发了咽喉显微手术训练模拟器，可高仿真模拟真实的手术场景。模拟器主要由两大部分组成，前半部分用于模拟喉镜支撑的过程，将标本暴露在显微镜下，所用的喉镜主要由硅胶制成，长约20cm；后半部分用于模拟真实的喉腔，主要采用动物喉标本，在练习过程中可上下左右调节。这种模拟方式与真实的手术场景相比，仿真程度高达90%。2019年7月7日—2019年7月8日，中山一院针对"咽喉内镜微创手术"开展了学习班训练活动，创下国内外先例（图1-3-7）。微创手术缝合难度高，学会容易学精难，将模拟器运用于练习各种常规的咽喉内镜手术操作，包括声带黏膜下注射、微瓣制作、声带不同层次病变处理和显微缝合等，可以快速有效地提高实操水平。一方面，让学员切身体验喉腔暴露的困难，另一方面，通过层层解剖加深学员对各层结构的认识，掌握激光手术的操作过程，提升缝合技巧。同时，中山一院耳鼻咽喉头颈外科创新研究团队精心打造出版《咽喉微创技术模拟培训标准示范及常见病例分析》（科学技术文献出版社，2023），联合上述自主研发的咽喉显微外科手术高仿真模拟训练专利装置，为学员提供专业理论与技术操作双重指导，有效缩短咽喉专科年轻医师的学习曲线，夯实人才培养基础，为我国耳鼻咽喉头颈外科专业人才培养筑牢基石。截至2023年，笔者团队已完成11期大型巡回培训及经验推广，足迹遍布全国各地（广州、海口、喀什、厦门……）。目前完成培训的学员已达300余名。

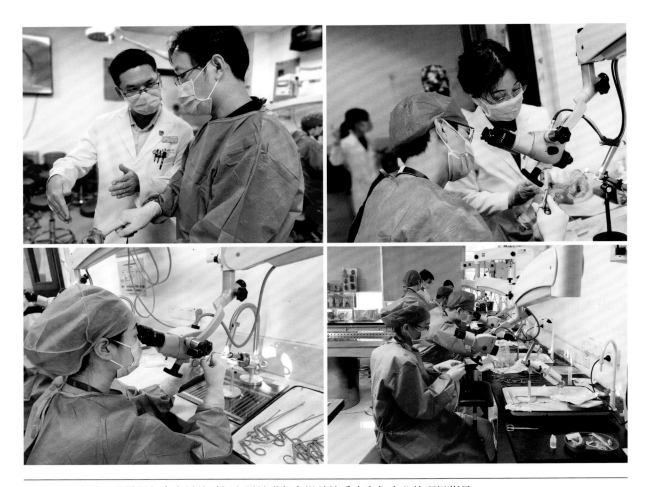

图1-3-7 在学习班学员们有充足的时间和器械进行实操并接受专家们专业的现场指导

（文译辉 李航 雷文斌）

参考文献

[1] PACZONA R. A cadaver larynx holder for teaching laryngomicrosurgery. J Laryngol Otol. 1997, 111(1): 56-57.

[2] DAILEY S H, KOBLER J B, ZEITELS S M. A laryngeal dissection station: educational paradigms in phonosurgery. Laryngoscope. 2004, 114(5): 878-882.

第二章　咽喉微创外科总则

第一节　解剖学基础

喉是以软骨为支架，由肌肉、韧带、纤维组织及黏膜等共同构成的一个锥形管腔状器官。喉腔内表面覆盖黏膜，与咽和气管黏膜相连续，具有呼吸、发声、保护、吞咽等重要生理功能（图 2-1-1）。

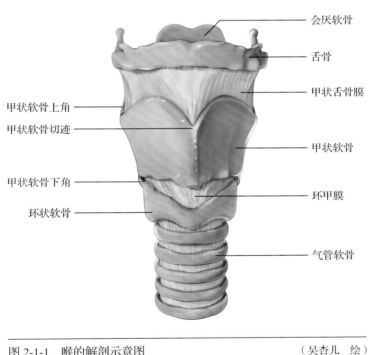

会厌软骨

舌骨

甲状舌骨膜

甲状软骨上角

甲状软骨切迹

甲状软骨

甲状软骨下角

环甲膜

环状软骨

气管软骨

图 2-1-1　喉的解剖示意图　　　　　　　　　　　　　　（吴杏儿　绘）

一、喉软骨

构成喉支架的软骨至少有 9 块，单个而较大的有甲状软骨、环状软骨及会厌软骨；成对而较小的有杓状软骨、小角软骨及楔状软骨。此外，尚有数目不定的籽状软骨及麦粒软骨（图 2-1-2）。

1. **会厌软骨**　会厌软骨位于喉入口前上方，上宽下窄，形如树叶。会厌结节是会厌黏膜及其下的结缔组织形成的隆起，位于会厌喉面根部，紧接室襞在甲状软骨附着处的上方。会厌舌面黏膜

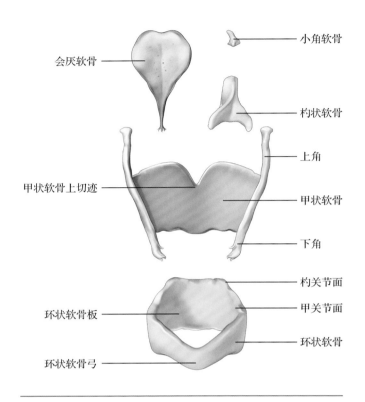

图 2-1-2　喉的软骨示意图　　　　（吴杏儿　绘）

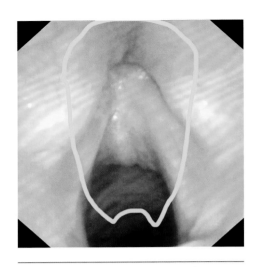

图 2-1-3　前连合手术切除范围示意

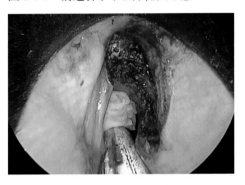

图 2-1-4　腔内垂直半喉切除

下组织疏松，易发生炎性充血水肿，严重时可挤压会厌后倾而影响呼吸。喉面黏膜与软骨附着较紧密，不易发生炎性水肿；一旦发生肿胀，更易堵塞喉腔而成喉阻塞。经口入路做支撑喉镜下喉部手术时，可将会厌抬起，暴露喉内区域。在做前连合手术时，有时会厌结节挡住前连合，需助手压喉进行术野的充分暴露，或者直接切开会厌结节贴着甲状软骨分离，以保证前连合处病变的完整切除（图 2-1-3、图 2-1-4）。

2. **甲状软骨**　甲状软骨是最大的喉软骨，甲状软骨上缘正中的 V 形切迹称甲状软骨切迹，可以此作为辨别颈正中线的标志。在行喉裂开或垂直半喉切除术时均从该切迹处做横行切口进入喉腔。用于治疗男声女调的甲状软骨成形术Ⅲ型的传统入路是平甲状软骨中点水平做横切口[1]。甲状软骨板后缘向上、下延伸，分别形成上角和下角。下角较短，其内侧面与环状软骨后外侧面小凹形成环甲关节。在行支撑喉镜手术时，可根据病变的具体情况，重点暴露甲状软骨内的各个结构，比如室带、声带、前连合、杓状软骨等。对于治疗单侧声带麻痹的甲状软骨成形术Ⅰ型，其入路为在患侧甲状软骨板声带水平做一大小适中的软骨窗（图 2-1-5）[2]。

3. **环状软骨**　其位于甲状软骨下方，下连气管，是喉部唯一呈完整环形的软骨，对保持喉腔形状、保证呼吸道通畅具有重要作用。若因病变或外伤而损伤其完整性，易形成喉狭窄，导致呼

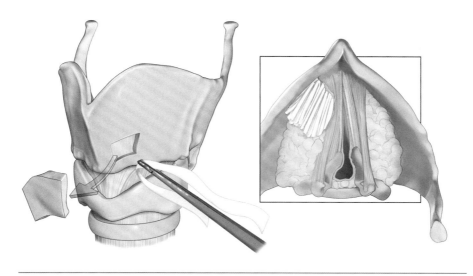

图 2-1-5　甲状软骨框架术之 Gore Tex 声带内移术示意图　　　　　（吴杏儿　绘）

困难。环状软骨弓的上缘与甲状软骨下缘之间为环甲膜，于此进行环甲膜切开术，鉴于环甲韧带长度在 8.5mm 以上，故放置 <8mm 的气管套管是安全的[3]。环甲膜前皮下有一淋巴结，称喉前淋巴结，可因喉癌转移而肿大。环状软骨弓是施行气管切开术的重要标志。在喉恶性肿瘤中，环状软骨（特别是环状软骨板）受累，常常是需行全喉切除术的标志之一。

　　4. **杓状软骨**　其为一对三角锥体形软骨，骑跨于环状软骨板后上部的外侧。底部和环状软骨相连而构成环杓关节，活动时可使声门关闭或张开。杓状软骨前角名声带突，外侧名肌突，大部分喉内肌起止于该软骨。对于双侧声带麻痹伴呼吸困难，可在支撑喉内镜下行声带后端切除术、杓状软骨部分切除术或杓状软骨次全切除术等（图 2-1-6）。

　　5. **小角软骨**　其为细小的软骨，位于杓状软骨顶部，左右各一。

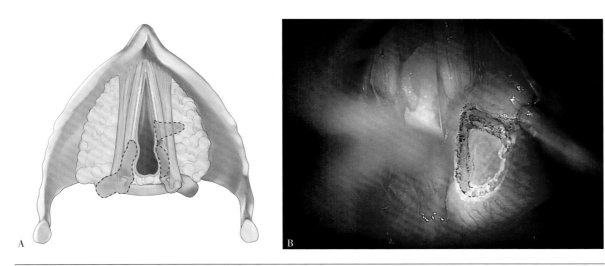

图 2-1-6　杓状软骨次全切除术（双侧声带麻痹）示意图和手术示例
A. 杓状软骨次全切除术示意图（吴杏儿　绘）；B. 杓状软骨次全切除术示例。

二、喉关节

喉有 2 对关节，一对环甲关节和一对环杓关节。对声门的开闭及声带的紧张度调节起重要作用（图 2-1-7）。

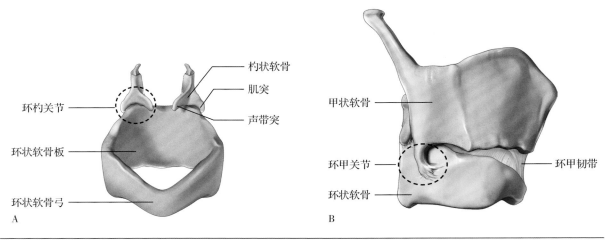

图 2-1-7　喉的关节示意图　　　　　　　　　　　　　　　　　　　　　　　　（吴杏儿　绘）
A. 环杓关节；B. 环甲关节。

1. **环甲关节**　其由环状软骨弓板相接处外侧的关节面和甲状软骨下角内侧面的关节面构成，属联动关节。在环甲肌牵引下，甲状软骨在冠状轴上做前倾。前倾使甲状软骨前角与杓状软骨间距加大，声带紧张；复位时，两者间距缩小，声带松弛。若环甲关节活动障碍，将会影响声带的弛张，使发声时声门闭合不全。

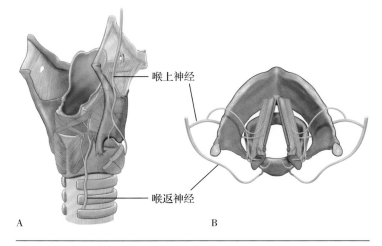

图 2-1-8　喉上神经与喉返神经示意图　　（吴杏儿　绘）
A. 后视图；B. 俯视图。

2. **环杓关节**　其由环状软骨板的杓关节面和杓状软骨底的关节面构成，属平面关节，可沿垂直轴作回旋运动以及向前、后、内侧、外侧的滑动运动。杓状软骨内旋（或内收）或向内侧滑动时，声门缩小；旋外（或外展）或向外侧滑动时，声门扩大；向前滑动时，声带松弛；外旋或向后滑动时，声带紧张。在临床上，麻醉插管导致环杓关节脱位的现象比较多见，主要为杓状软骨向前内侧移位，向后外侧移位少见。可在表面麻醉间接喉镜或电子喉镜辅助下行改良杓状软骨复位术[4]。气管食管沟、环杓关节后方还是喉返神经入喉的部位，是手术中查找神经的解剖标志之一。喉返神经的入喉位置及行走路径为临床上甲状腺手术、梨状窝瘘手术等提供了重要的依据及帮助（图 2-1-8）。

三、喉肌

喉的肌肉分为喉外肌和喉内肌两类。

1. 喉外肌 喉外肌连接喉与邻近组织，可分为舌骨上肌群和舌骨下肌群。舌骨上肌群包括二腹肌、茎突舌骨肌、下颌舌骨肌和颏舌骨肌；舌骨下肌群包括胸骨舌骨肌、胸骨甲状肌、甲状舌骨肌和肩胛舌骨肌。喉外肌可上升、下降喉体或使之固定于某一位置，对吞咽、发声起辅助作用。

2. 喉内肌 喉内肌的起止点都在喉部，收缩时使喉的有关软骨发生运动。按其功能又分为外展肌和内收肌（图 2-1-9）。

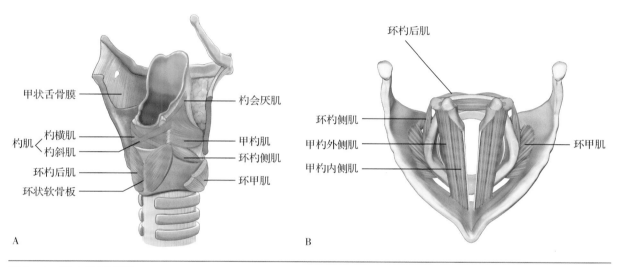

图 2-1-9　喉内肌示意图　　　　　　　　　　　　　　　　　　　　　　　　　（吴杏儿　绘）
A. 后面观；B. 俯视图。

（1）外展肌：即环杓后肌，使声门开大，声带紧张，是喉内肌中唯一的外展肌，如两侧同时麻痹可发生窒息。

（2）内收肌：环杓侧肌、杓斜肌和杓横肌收缩时可使声门闭合，声带稍弛缓；环甲肌收缩时使声带紧张度增加，声带稍内收；甲杓肌收缩时声带缩短松弛，声门裂关闭；杓会厌肌和甲状会厌肌能使会厌具有一定活动度，收缩时使喉入口收窄或扩大。

四、喉纤维弹性膜

喉弹性膜是宽阔展开的含弹性纤维的结缔组织膜，是喉黏膜固有层的一部分，分为上、下两部分。

1. 上部 自喉入口以下至声韧带以上为上部，较薄弱，室襞边缘增厚的部分称为室韧带，室韧带前端附着于甲状软骨交角内面，声韧带附着处的上方，后端附着于杓状软骨前外侧面的中部。

2. **下部**　下部称为喉弹性圆锥，是坚韧的圆锥形的弹性纤维膜（图 2-1-10）。起自甲状软骨前角后面，呈扇形向后止于杓状软骨声带突、向下止于环状软骨的上下缘。喉弹性圆锥的上缘两侧游离增厚，各形成一游离缘，紧张于甲状软骨前角后面至杓状软骨声带突之间，称声韧带。在甲状软骨下缘与环状软骨弓上缘之间，弹性圆锥前部可伸缩的、位于两侧环甲肌之间的部分，名为环甲膜，其中央增厚而坚韧的部分称环甲正中韧带。急性喉阻塞时，可在环甲正中韧带处进行穿刺，快速建立通气道，是环甲膜切开术入喉的地方。喉弹性圆锥是声门旁间隙的内侧界，可以在一定程度上阻挡肿瘤从黏膜向声门旁间隙扩散。因单侧声带麻痹行声带注射填充术时，脂肪等填充物可以注射至声带不同层次内或声门旁间隙内（图 2-1-11）。

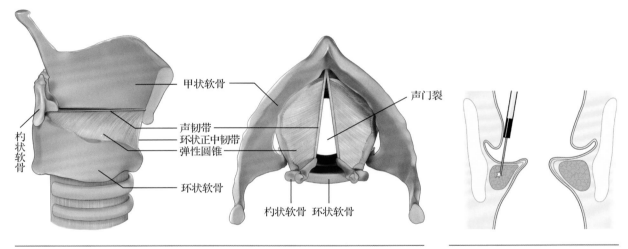

图 2-1-10　喉弹性圆锥示意图　　　　　　　　　　　（吴杏儿　绘）

图 2-1-11　声带脂肪注射示意图
（吴杏儿　绘）

五、声带的显微解剖结构

从显微结构上，可将声带分为五层（图 2-1-12），由浅入深依次为：①上皮层，为复层鳞状上皮；②固有层浅层，又称任克层，为疏松结缔组织；③弹力纤维层；④胶原纤维层，第 3、4 层构成固有层深层，即声韧带；⑤肌肉层，即声带肌，其走行有纵、横、斜三向。声带的 5 层组织各有不同的物理特性，1~4 层由喉肌被动控制拉紧、松弛，第 5 层声带肌除了本身可以主动收缩、放松外，还可以被环甲肌被动拉紧。声带在发声运动时构成分层结构振动。

黏膜波主要反映的是上皮层与任克层之间的关系，对嗓音质量起核心作用。若手术损伤在上皮层或任克层，对声音质量

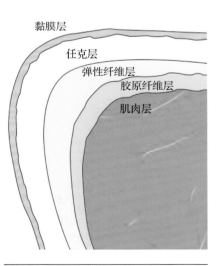

图 2-1-12　声带的显微解剖结构示意图
（吴杏儿　绘）

影响较小，若手术损伤深达声韧带乃至声带肌，则形成的声带瘢痕会影响声带的振动以及黏膜波的产生，进而严重影响声音的质量。因此，声带的良性病变，一般建议应用冷器械进行手术；在喉乳头状瘤手术中，目前临床比较常用的剥离法切除操作应在黏膜下任克层组织间隙进行，既切除肿瘤，又清除种植在基底膜层的病毒，减少复发；早期喉癌激光手术中要实现不多一分不少一毫的精确切割，声带的显微解剖也是非常重要的，Ⅰ型手术在任克层完整剥离病变，Ⅱ型手术在声韧带层完整切除病变，Ⅲ型手术切除范围深达声带肌层，Ⅳ型和Ⅴ型手术均涉及声带全层的完整切除[5]（图 2-1-13），既根治肿瘤又最大限度地保护嗓音功能。冷器械对声带没有热损伤，但不够精确，术野也不够清晰，常常难以按照声带层次进行病变精确切除；热器械可以很好地分层进行病变切除，但是控制欠佳热损伤会引起瘢痕增生，对声音质量影响较大。因此，临床上要基于对声带显微结构的充分认知，针对不同疾病各自的治疗目的，合理选择手术方式和器械，实现患者最大获益的目标。

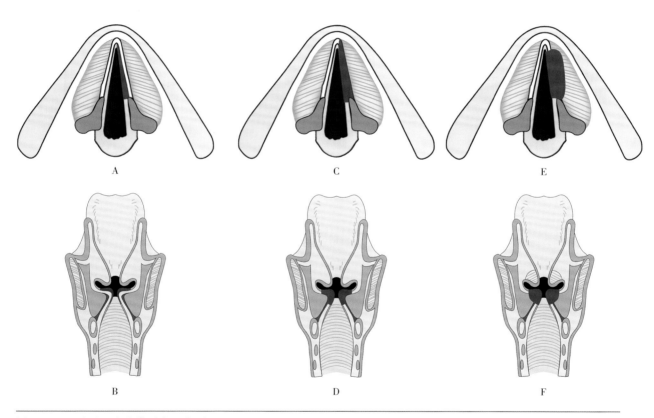

图 2-1-13　不同层次声带手术示意图　　　　　　　　　　　　　　　　　　　　　　　　（吴杏儿　绘）

A. 声带黏膜剥脱（水平位示意图）；B. 声带黏膜剥脱（冠状位示意图）；C. 声韧带切除（水平位示意图）；D. 声韧带切除（冠状位示意图）；E. 声带肌部分切除（水平位示意图）；F. 声带肌部分切除（冠状位示意图）。

（王丹　柴丽萍）

[1] 王丽萍. 正常及病态嗓音声学分析与男声女调手术方法的探讨. 临床耳鼻咽喉头颈外科杂志，2014，28（15）：1097-1100.

[2] FRIEDRICH G, DE JONG F I, MAHIEU H F, et al. Laryngeal framework surgery: a proposal for classification and nomenclature by the Phonosurgery Committee of the European Laryngological Society. Eur Arch Otorhinolaryngol, 2001, 258(8): 389-396.

[3] 陈其俐，翟浩，徐国，等. 喉的应用解剖与临床意

义. 解剖学杂志，2006，29（6）：777-780.

[4] 徐文，韩德民，胡蓉，等. 改良杓状软骨复位术治疗环杓关节脱位. 中华耳鼻咽喉头颈外科杂志，2013，48（6）：450-454.

[5] REMACLE M, ECKEL H E, ANTONELLI A, et al. Endoscopic cordectomy. A proposal for a classification by the working committee, European Laryngological Society. Eur Arch Otorhinolaryngol, 2000, 257(4): 227-231.

第二节　常用器械及其应用

一、传统（冷）器械及其应用

1. **特点**　传统的咽喉显微外科手术器械也称为（冷）器械，包括黏膜刀、黏膜剪、剥离器、显微钩、室带撑开器、组织持钳、持物钳、持针钳、推结器、各种黏膜钳、吸引管等（图 2-2-1）。其特点在于没有热效应，对组织损伤小，手术恢复快，对嗓音的保护较好。

2. **适应病种**　此类器械适用于改善声音质量的声带良性病变及配合激光、等离子射频技术手术。如声带息肉、声带小结、声带囊肿、声带沟、任克水肿等（图 2-2-2），也可以用于声带白斑及

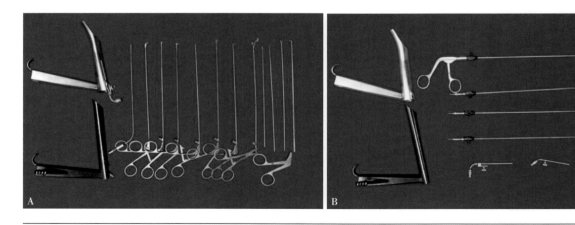

图 2-2-1　部分传统的咽喉显微外科手术器械

A. 咽喉显微外科手术器械；B. 咽喉显微外科手术器械（通用）。

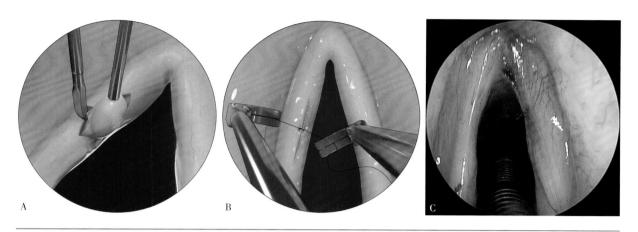

图 2-2-2　"冷"器械的应用举例

A. 声带囊肿切除示意图；B. 声带黏膜缝合示意图；C. 黏膜对位缝合示例图[1]。

轻度不典型增生等病变的治疗。

3. **注意事项**　手术时注意辨识病变与正常组织的分界，切除病变时要精细操作，尽量保留声带组织结构及黏膜；操作时要锐性切开黏膜或咬切钳除病变；直接钳取及撕脱会使组织及黏膜损伤过多，导致瘢痕形成或瘢痕过大；操作时不要强求一次到位，以免切除过多的黏膜组织；必要时可行黏膜微瓣复位或黏膜显微缝合，恢复声带黏膜解剖形态；术后针对病因治疗及嗓音训练，以得到满意的声音质量及防止复发，达到改善发声质量的目的。

二、显微喉吸引切割系统及其应用

1. **特点**　显微喉吸引切割系统在将病变吸引牵拉的同时切除病变，具有快速切割、不损伤深层组织、角度灵活、同时吸出血液、快速去除病变等优点。不存在热损伤，可适用于喉气管内有较多乳头状瘤的病例，但在切除病变时存在精确度较差、配合喉内镜使用操作空间受限、单手操作稳定性要求较高等不足。

2. **适应病种**　吸割刀头主要有无齿及有齿两种类型，并有直头和弯头等不同角度，口径大小有不同型号，可根据病变具体情况选择（图 2-2-3）。无齿吸割刀头适用于会厌、喉、气管等部位的乳头状瘤，会厌囊肿，部分巨大的声带息肉。喉、气管部位的瘢痕或局限的喉气管瘢痕并有乳头状瘤的病例可采用有齿的吸割刀头。

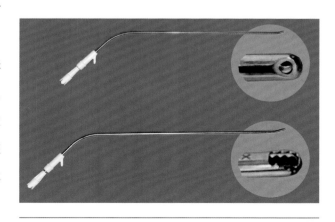

图 2-2-3　显微吸引切割器

3. **注意事项**　对于巨大的声带息肉，难以窥及基底部的情况，可以先用无齿刀头在息肉表面进行精准切割，减小息肉体积后，用显微剪刀及咬切钳切除残留息肉，再行黏膜瓣成形及显微缝合。对于喉乳头状瘤等良性病例，选择无齿吸割器一般不会切到喉乳头状瘤的深层基底部，可避免损伤声韧带；切割器在处理肿瘤同时，又可吸血，使手术术野保持清晰，进程更流畅；手术中可与 CO_2 激光结合使用，在吸割器切除喉乳头状瘤大体并充分止血，看清基底部后，用 CO_2 激光将肿瘤基底剥脱或气化切除。切割器对于声门下气管内病变，在内镜辅助下处理也有较明显优势。在使用有齿切割头时要采用点切的方式，以免损伤过深或损伤面积过大。

三、光纤激光技术及其应用

激光的高温既可切割、气化组织，又能封闭血管及淋巴管，达到切除肿瘤、灭菌、止血、防止肿瘤种植和转移的目的，并且有手术野清晰，操作精确，术后渗出、粘连、瘢痕形成少、患者恢复快等优点。

经光纤输出的激光属光纤激光，不同波长的光纤激光有不同的种类及特性，可通过显微镜、支撑喉内镜或纤维喉镜下进行操作，引导光纤的手可根据手术部位将激光光纤进行不同角度的塑形，有利于切除病变。在喉部，特别是声门下及气管部位的病变，光纤激光切除更具有优势。

1. **常用的光纤激光的特点** 耳鼻咽喉头颈外科常用的激光有 CO_2、TruBlue、KTP、半导体及 Nd：YAG，其中 CO_2 激光有耦合器和光纤输出两种，而 TruBlue、KTP、半导体及 Nd：YAG 为光纤激光。表 2-2-1 展示的是常用激光的比较。

表 2-2-1 常用激光比较表

激光种类	波长 /nm	特点	作用
CO_2	10 600	连续、脉冲，无/有光纤，穿透力好、热辐射较小、反应较轻微	切割、光凝固、气化、血管焊接
Nd：YAG	1 060	连续、脉冲，有光纤，吸收弱、易弥散、热量传递广且深	精度高的切割、气化、凝固
Er：YAG	2 942	ZrF_4 光纤、消融热损坏光纤，迅速气化、消融，热损伤极小	应用受到限制
Ho：YAG	2 120	脉冲，有光纤，热扩散小、穿透浅、损伤轻	良好的医用激光
KTP	1 064	有光纤，水肿反应小、创伤小、穿透性小、炎症反应小，不易形成瘢痕	血管较丰富的部位、切割速度快
半导体	980	有光纤，同时气化和凝固，对病灶深处正常组织的损伤小	临床应用安全性高
TruBlue	445	光纤，出血少、坏死区小，对深层组织损伤小，轻巧	血管成形，凝固，气化、精度高，接触式或非接触式切割

（1）光纤型CO_2激光：CO_2激光具有较好的穿透力，其能量易被水吸收，对喉部黏膜热辐射较小，术后组织反应较轻微。光纤尖头接近组织时光斑最小，有利于切割，远离组织时光斑变大达到止血及消融的效果。常用于切割、光凝固、气化、血管焊接等。

（2）Nd∶YAG激光：波长1 060nm，可产生连续或脉冲激光，在组织中吸收作用较弱且易弥散，产生的热量在组织中传递广泛且深，加之其能量输出采用连续方式，更易使热在组织中传递，易损伤周围组织，一般不适用于精度要求高的切割、气化手术，主要用于凝固、气化等。

（3）铒激光（Er∶YAG）：波长2 942nm，能被水极好地吸收，产生的热量迅速引起组织的气化、消融，周边组织的热凝固损伤极小。但因组织微粒易附着于光纤头，吸收光能产生大量热，导致激光弥散能量密度下降，难以达到消融、切割组织的效应，因此其应用特别是配合内镜应用时，受到极大的限制。

（4）钬激光（Ho∶YAG）：波长2 120nm，脉冲工作方式，能被组织的水分强烈吸收，故病变邻近组织的热扩散作用小，组织穿透浅，对周围正常组织损伤轻，组织穿透深度为0.5mm，可精雕细刻地操作。极易由低OH^-的石英光纤传输，与内镜配合使用，其用途大大扩展，是正在被推广使用的良好的医用激光。

（5）磷酸钛钾（KTP）激光：波长1 064nm，采用光纤传输，其水肿反应小，创伤小，组织穿透性小，炎症反应小，不易形成瘢痕。凝固作用强，可用于处理血管较丰富的部位。组织气化作用强，对周围组织的热效应极小，切割速度快。

（6）半导体激光：使用时组织表面温度可达150℃，能量集中，气化切割凝固速度快，温度随组织深度下降较快，在气化的同时具有良好的凝固功能。由于透热浅，无探头余热，临床上使用安全性高，对病灶深处正常组织的损伤小。

（7）蓝激光（TruBlue）：波长445nm，可接触式切割也可非接触式切割，操作精细，不易损伤深层组织，可透过黏膜，将肿瘤深部的血管破坏，凝固肿瘤组织，继而被人体内巨噬细胞吞噬和吸收，减少黏膜损伤及术后瘢痕。可用于血管成形，出血少，坏死区范围小，恢复快，应用广泛，机器重量轻，方便携带。

耳鼻咽喉头颈外科常用激光的穿透深度对比如图2-2-4所示。

光纤CO_2激光有2m长光纤，需使用专用的光纤保护套在纤维喉镜下进行操作，更多是使用手持专用的引导管（又称手具）在喉内镜及显微镜下进行手术，手具分为硬性和可弯曲的两种。硬性手具有不同的固定角度和不同长度，在使用中由于角度固定不能根据术中手术部位任意改变手具前端的角度，因此有一定局限性。可弯曲的手具最大弯曲角度可达90°，但需要专用的弯曲工具改变光纤手具的角度，在支撑喉镜暴露困难时，可配合不同角度的喉内镜，清楚地暴露前连合、喉室及声门下的病变，使切除病变更完全。光纤CO_2激光具有较好的灵活性及精确性，可用于下咽、喉及气管内的手术。

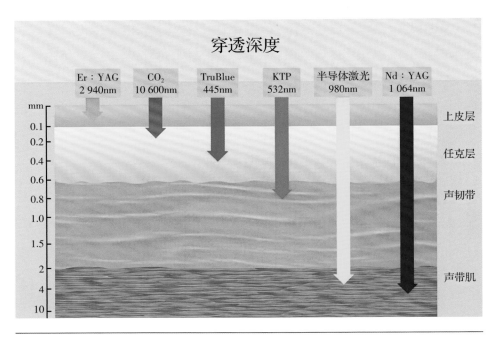

图 2-2-4　耳鼻咽喉头颈外科常用激光穿透深度示意图

　　其他光纤激光在手术中需要使用金属吸引管引导光纤，手持金属吸引管在显微镜下操作，更多时候是在喉内镜下操作。可根据病变部位采用相应长度的金属吸引管，前端可塑形为各种需要的角度。金属吸引管后端接负压吸引塑料胶管，在靠近金属吸管的塑料胶管上剪一小口，自这小口置入激光纤维，自金属吸引管末端穿出，激光操作时可同时切除病变及排出烟雾（图 2-2-5）。半导体激光光斑大小由光纤的粗细决定，切割为主时采用较细光纤，凝固及气化为主时采用较粗光纤。

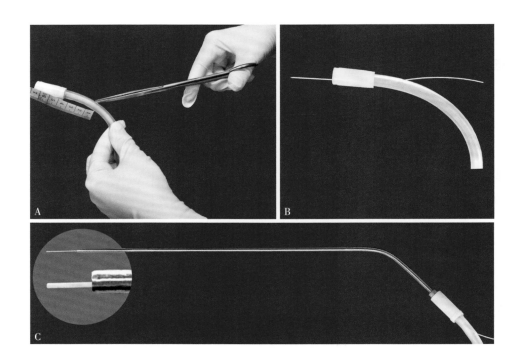

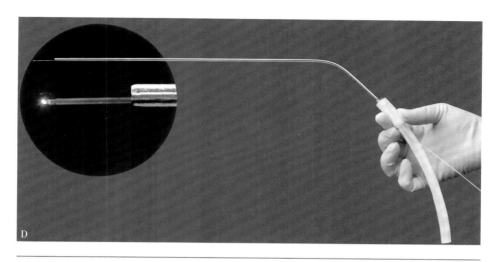

图 2-2-5　半导体激光操作过程示例图

A. 在塑料吸引管适当位置剪一小口；B. 经切口置入光纤；C. 将光纤导入金属吸引管，并露出适当长度，调整合适角度；D. 半导体激光工作时的状态。

2. 适用病种

（1）良性病变：①下咽的乳头状瘤、带蒂的血管瘤；②会厌囊肿、会厌乳头状瘤及其他适应支撑喉镜下手术的良性肿瘤；③喉、气管的良性肿瘤，包括喉、气管乳头状瘤、喉淀粉样变、声带接触性肉芽肿、部分声带任克水肿及较大的声带息肉；④双侧声带不完全性麻痹的一侧杓状软骨切除；⑤喉、气管瘢痕狭窄；⑥先天性及后天性的下咽瘘管。

（2）癌前病变：声带白斑及不典型增生。

（3）恶性病变：①T_1 的下咽癌、声门上型喉癌（其中会厌癌位于游离缘）；②T_{1a} 和部分 T_{1b}、T_2 的声门型喉癌，肿瘤浸润深度 <5.0mm、肿瘤及周边视野清楚、有足够的手术切缘（口咽、扁桃体及下咽癌切缘一般在 10.0~15.0mm，喉癌在 5.0mm 以上），同时利用 NBI 帮助判定病变范围。

3. 注意事项

（1）激光切割时出现的三种情况：①正常切割，激光切线呈现一层黄白色薄膜（凝固坏死层厚度常 <100μm），轻牵使之分离，切开组织；②气化，聚焦激光辐照组织，使之迅速变成蒸气和雾，形成空穴；③炭化，组织表面呈粗糙的黑焦炭样，为聚焦不正确。在使用过程中要尽量避免第三种情况的出现。其中 KTP 和蓝激光可透过黏膜，将肿瘤深部的血管破坏，凝固肿瘤组织，继而被人体内巨噬细胞吞噬和吸收，减少黏膜损伤及术后瘢痕。

（2）激光的止血作用：CO_2 激光对内径 0.5~1.0mm 的血管能有效止血，在阻断血流的情况下，内径 2mm 的血管也能被热凝封闭。Nd：YAG 激光对内径 3~4mm 血管也能产生凝结作用，但组织贯穿深，破坏性大。

（3）采用适当的激光功率：手术中，应采用适当的激光功率，合适的能量，合适的光斑大小。初起时功率不宜太大，在治疗中逐渐调整，若激光能量过大，组织损伤过深易引起瘢痕增生。部分患者手术初期疼痛轻而后期会加重，主要原因是早期导致的热损伤，后期神经末梢进行修复，疼痛加重。

（4）避免激光在气道内燃烧：手术中要特别注意避免激光在气道内燃烧的发生，一旦发生后果极其严重，甚至有危及生命的可能。因此，要严格控制呼出氧浓度在30%以下，确保气管插管气囊不漏气，用湿盐水纱布条置于麻醉插管气囊与声门下之间。当气管插管影响手术操作时，可拔出麻醉插管，再行激光治疗。具体应在密切监测经皮动脉血氧饱和度（SpO_2）及血二氧化碳分压（PCO_2）变化下，先过度通气降低血PCO_2，用呼吸机吸去气道内残留氧，拔出麻醉插管，进行激光发射操作。当PCO_2升高、SpO_2在95%时，即刻停止发射激光，置入麻醉插管并恢复供氧及呼吸机控制呼吸，当PCO_2恢复下降及SpO_2达99%~100%时可再次重复操作。肺功能良好的3~4岁儿童可耐受暂停氧3min，成人可耐受6min左右。若发生气道内燃烧应行气管切开术，适当应用激素，防止感染。

（5）其他激光常见并发症及处理：其他激光常见并发症包括出血、局部感染、喉水肿、肺水肿、呼吸和吞咽困难、吸入性肺炎等。以出血及局部感染最为常见，激光切除达声门旁时常有明显的出血，术中备带吸管电凝进行止血；手术切除范围大的病例术后易有感染及饮水呛咳，应用抗生素预防感染，呛咳在一段时间后可好转；手术开始时应用激素（如地塞米松）以预防喉水肿，同时备气管切开。

四、CO_2 激光技术及其应用

1. 特点　CO_2 激光是咽喉科主要应用的激光，属于不可见光。一般应用的是通过耦合器输出激光，它特有的10 600nm波长被软组织中的水分吸收，减少组织损伤，显著减轻术后肿胀。CO_2 激光发出连续或者脉冲波，聚焦为一细束时（直径为0.1mm）可像手术刀一样用于精确切割（图2-2-6）。CO_2 激光与显微镜联合使用，能量通过激光臂镜片反射直线传送，这种非接触技术，双手操作可以提高稳定性及精确度，临床上得到较广泛的推广应用[1-2]。

2. 适应病种　适用于支撑喉镜下暴露良好的口咽及下咽、声门及声门上手术，对前连合暴露困难的病例手术难度大，不适用于声门下及气管内手术。

（1）良性病变：①口咽及下咽的乳头状瘤、带蒂的血管瘤；②会厌囊肿、会厌乳头状瘤及其他适应支撑喉镜下手术的会厌良性肿瘤；③喉的良性肿瘤，包括喉乳头状瘤、喉淀粉样变、声带接触性肉芽肿、部分声带任克水肿及大的声带息肉；④双侧声带不完全

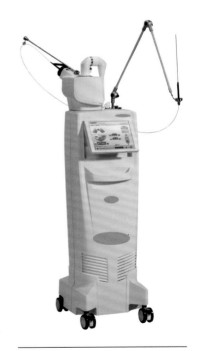

图2-2-6　光纤和导光臂二合一 CO_2 激光手术系统

性麻痹的一侧或两侧的杓状软骨切除；⑤喉瘢痕狭窄（声门及声门上）；⑥先天性及后天性的下咽瘘管。

（2）癌前病变：声带白斑及不典型增生。

（3）恶性病变：① T_1 的下咽癌、声门上型喉癌（其中会厌癌位于游离缘）；② T_{1a} 和部分 T_{1b}、T_2 的声门型喉癌，肿瘤浸润深度 <5mm、肿瘤及周边视野清楚、有足够的手术切缘（口咽、扁桃体及下咽癌切缘一般在 10.0~15.0mm，喉癌在 5.0mm 以上），同时利用 NBI 帮助判定病变范围。

3. 注意事项

（1）经耦合器输出的 CO_2 激光是直线性的，在体外发射，因此术中要确认激光光斑点在需要切割的部位后再进行激光操作。

（2）术前要充分评估支撑喉镜喉腔的暴露情况，手术时应用喉内镜检查病变的范围，恶性病变结合 NBI 协助评估。切除病变后再次应用喉内镜检查切除术腔的情况。

（3）CO_2 激光的直线性，需要良好的术野暴露，当前连合暴露不良时可采用较小的支撑喉镜及适当的压喉体，利于前连合暴露。也可联合角度喉内镜下使用光纤激光切除前连合病变。

（4）其他注意事项参照本节中"三、光纤激光技术及其应用"的相关内容。

五、等离子射频技术及其应用

物质存在的三种基本状态是固态、液态及气态，当物质的分子运动加剧，相互间的碰撞就会使气体分子产生电离，物质就变成自由运动并相互作用的正离子和电子组成的混合物，这种存在状态称为物质存在的第四种状态，即等离子体。

1. 特点 等离子射频刀头一般比较大，将等离子电极与组织之间的电解液转换成等离子体的离子蒸汽层，以 40~70℃ 的温度对病灶组织进行凝固、切除、消融及血管收缩和封闭，切割深度可控制到 0.4mm，一般不适于精确的点状切割，但可实现球面弧形的精确消融，达到治疗病变的目的。

2. 适应病种

（1）良性病变：①口咽、扁桃体及下咽的良性肿瘤；②会厌及声门上（不包括声门区）的良性肿瘤及其他适应支撑喉镜下手术的良性肿瘤；③气管内的良性肿瘤；④喉、气管瘢痕狭窄；⑤成人的喉乳头状瘤。

（2）恶性病变：T_1 的扁桃体癌、口咽癌、下咽癌及声门上型喉癌（其中会厌癌位于会厌边缘），肿瘤浸润深度 <5.0mm、肿瘤及周边视野清楚、有足够的手术切缘（口咽、扁桃体及下咽癌切缘一般在 10.0~15.0mm，喉癌在 5.0mm 以上），同时利用 NBI 帮助判定病变范围。

3. 注意事项 等离子射频技术具有良好的止血效果、消融效果好，而且等离子射频刀头可以在内镜辅助下进行一定程度角度的弯曲，达到切除不同地方病变的效果（图 2-2-7）。但同时，等离子射频术后的患者，术腔炎症反应较重，伪膜相对较厚，特别是创面较大时要注意预防感染及伪膜脱落时出血。由于等离子射频刀头较粗，切割的精细程度不够、影响术中对手术切缘的判断、切口较宽、损伤面相对较大，因此不推荐对儿童喉乳头状瘤及声门型喉癌使用，但可辅助激光行前连合消融。

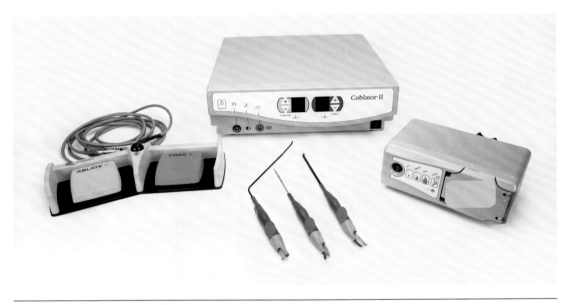

图 2-2-7　等离子射频手术器械

六、血管靶向激光技术及其应用

血管靶向激光是专门用于血管的激光，以血红蛋白为靶分子，相互作用产生光热效应，使血红蛋白受热凝固，血管内皮损伤，形成血栓等来破坏和封闭受照射的血管，以达到治疗目的。其主要应用于皮肤的血管性疾病，包括血管瘤、鲜红斑痣、蜘蛛痣、毛细血管扩张等。可用于该技术的光源包括：氩激光、氪激光、铜蒸汽激光、CO_2激光、染料激光、Nd：YAG 激光、KTP 激光、翠绿宝石激光以及半导体激光。其中，脉冲染料激光是治疗皮肤血管性疾病的首选，不同激光可适用于不同深度的血管性病变，在使用时应注意选择。

相对而言，血管靶向激光在耳鼻咽喉头颈外科领域应用较少。目前在临床上可应用于喉乳头状瘤、声带白斑、喉及下咽微血管性病变，对于咽喉部良性非血管性病变如声带肉芽肿、声带息肉、声带囊肿、任克水肿等的应用及效果还有待观察[3-4]。

（王丹　柴丽萍）

参考文献

[1] 雷文斌，刘其洪. CO_2 激光手术治疗复发性呼吸道乳头状瘤. 山东大学耳鼻喉眼学报，2018，32（6）：8-12.

[2] 雷文斌，徐扬，邓洁，等. CO_2 激光在咽喉科疾病治疗中的应用进展. 临床耳鼻咽喉头颈外科杂志，2018，32（19）：1447-1450.

[3] 楼浙伟，魏春生，蒋家琪. 血管靶向性激光在咽喉良性病变中的应用及发展前景. 中国实用医刊，2019，46（22）：118-123.

[4] 邹淑玲，黄秋艳，王玉芝，等. 血管靶向激光的特征和应用. 激光生物学报，2018，27（5）：385-392.

第三章　术前评估

第一节　概述

　　咽喉部具有吞咽、呼吸、发音、保护和防御等生理功能，是上呼吸消化道的重要组成部分。咽喉手术前对咽喉部病变的精准评估、制订准确和有效的治疗方案发挥着关键性的作用。随着微创理念和技术的广泛普及，咽喉微创手术已成为治疗咽喉部良、恶性肿瘤的一种重要选择，咽喉微创手术对保护咽喉等器官的生理功能、提高患者的生活质量具有重要作用。咽喉微创手术选择是否恰当以及手术是否成功有赖于治疗前对患者状况和肿瘤情况进行全面细致的综合评估[1-2]。

一、患者评估

　　1. **一般状况评估**　对患者的一般状况，特别是体力和营养状况进行评估，可以很好地了解患者耐受治疗的程度。体力状况通常采用 Karnofsky 评分（KPS，百分法）或 Zubrod-ECOG-WHO 评分（ZPS，5 分法）进行评估。若考虑实施化疗，KPS 评分一般要求 ≥ 70 分，ZPS 评分一般要求 ≤ 2 分。如患者出现短期体重明显下降（>10%）或进食困难，必要的营养支持治疗可以帮助其顺利接受后续治疗。

　　2. **重要脏器功能状况评估**　其主要包括心血管系统、脑血管及中枢神经系统和内分泌系统以及肺功能、肝肾功能的评估等。通过了解全身重要脏器功能状况与疾病性质的关系，明确目前全身状况对疾病本身及预计手术的影响，有助于了解患者治疗中和治疗后发生风险和并发症的可能性。

　　3. **其他情况评估**　治疗方式的选择可能会受到患者职业、生活习惯、精神心理状态、文化程度、宗教、家庭状况、经济条件、患者和家庭成员对疾病本身和治疗的理解以及治疗期望值等因素的影响，应认真对待、充分评估和反复沟通。特别是喉功能保留的意愿程度对治疗方案的选择影响较大，应详细说明不同治疗方案的利弊，以保证患者在接受后续治疗时的依从性和理解。

二、肿瘤评估

　　1. **临床总体评估**　详细的病史采集和体格检查是诊断疾病的首要环节。间接喉镜检查可以初步了解咽喉部情况。对锁骨上所有区域进行触诊，可依据喉体移位、颈淋巴结肿大等情况，初步判断肿瘤部位和颈淋巴结转移的可能。

2. **内镜检查及评估**　由于咽喉部各器官位置深在、隐蔽，解剖结构精细、复杂，不易直接窥及，内镜的出现极大地推动了临床医师对咽喉部疾病的认识，已成为咽喉部疾病最重要的诊断工具之一[3]。内镜检查是观察病变部位、肿瘤范围和生长方式最直接的方法[4]。内镜检查重点评估的内容包括：肿瘤部位、肿瘤范围、有无多原发病灶、肿瘤对周围组织结构的侵犯情况以及声带运动情况等方面。对局限在黏膜层的早期癌变，内镜检查较影像学检查有明显的优势，易于发现 CT、MRI 难以检测到的较小病灶，因此，对可疑早期咽喉癌的患者，影像学检查阴性者需进一步内镜检查。另外活检是判定肿瘤性质的最可靠依据，通常需要在内镜检查过程中采集活检标本。但喉镜只能作表面观察，无法窥及咽旁间隙、会厌前间隙、声门旁间隙等的情况，无法对浸润深度、喉软骨破坏、喉外浸润、淋巴结转移等情况进行观察。对于声门或声门上型喉癌，肿物较大阻塞喉口或肿瘤晚期累及范围广泛造成气道狭窄，声门下区有无病变成了喉镜观察的盲区。所以喉镜对咽喉癌分期的判断有明显的局限性，不能单独用于分期的判断。

3. **影像学评估**　影像学检查是判断肿瘤范围和临床分期的主要手段，可以提供重要的三维解剖学信息，主要包括 CT、MRI、PET/CT 及超声检查。

（1）CT 检查：CT 扫描是咽喉部肿瘤术前诊断和临床分期的主要评价方法之一，CT 可以很好地弥补喉镜的不足，能够清晰地显示肿瘤周围正常组织结构、肿瘤浸润程度及两者之间的关系，还可以同时发现颈部、咽旁间隙、咽后或上纵隔是否有转移的淋巴结。通过多平面重建，可较好地显示喉及下咽部结构的解剖标志，多方位观察肿瘤的侵犯范围，有助于评价会厌前间隙、声门旁间隙、咽后壁、下咽及食管入口受侵情况。CT 与 MRI 相比，对于甲状软骨受累的诊断特异度高，敏感度低。

（2）MRI 检查：MRI 具有较高的软组织分辨率和多方位成像的特点，可以清晰地显示肿瘤的部位、形态、大小、浸润范围以及颈淋巴结转移情况，对明确下咽癌在咽喉部软组织内的扩展和侵犯程度具有明显的优势，对肿瘤侵犯喉软骨的诊断也具有较高的敏感性，现已成为咽喉部肿瘤术前分期的重要检查方法。

（3）PET/CT 检查：PET/CT 对肿瘤原发灶的显示具有较高的灵敏度，并可发现同期或转移病灶，有利于指导制订治疗方案。但 PET/CT 价格昂贵，检查时使用放射性同位素，并且在检出位于黏膜层的早期癌上能力不足，故其应用仍具有一定的局限性。

（4）超声检查：具有操作简便无创、实时动态、价格低廉等优点，可以确定颈部肿瘤的起源部位、病变性质，能较准确反映颈淋巴结的大小、形状和范围，还可从横向、纵向或斜向观察肿瘤与血管的关系。

4. **病理学评估**　对于比较典型或诊断明确的良性咽喉部肿瘤，咽喉微创手术前可以不进行病理学检查。对于诊断不明确、疑似恶性病变的咽喉部肿瘤，建议在咽喉微创手术前，通过喉镜活检或术中活检，来提前确定病变的性质，根据病变性质制订微创手术治疗方案，尽量避免二次手术。

第二节 咽喉病变内镜评估

一、纤维 / 电子喉镜评估要点

（一）识别咽喉部内镜下的解剖结构

1. 咽部内镜下解剖结构 咽部位于颈椎前方，是上宽下窄、前后稍扁，漏斗形的肌性管道，上起颅底，下端相当于第6颈椎下缘平面或环状软骨的高度与食管相续，成人长约12cm。咽不仅是食物的必经之路，同时也是空气所必经的通道。咽部根据其位置，自上而下可分为鼻咽、口咽和喉咽三部分。

（1）鼻咽：鼻咽向前经后鼻孔通鼻腔，顶部位于蝶骨体和枕骨基底部下方，后面平对第1、2颈椎，向下至软腭游离缘经鼻咽峡续口咽平面，呈略不规则的立方形，横径和垂直径均为30～40mm，前后径20～30mm。鼻咽部有六个壁，即前、后、顶、左、右和底壁。其中顶壁向后壁移行，形似穹隆，与后壁之间无明显界线，常合称为顶后壁。鼻咽侧壁最为重要，左右对称，包含咽鼓管圆枕和咽隐窝两个重要标志，咽隐窝是最常发生鼻咽癌的部位。咽鼓管圆枕中央有咽鼓管咽口的开口。鼻咽顶后壁有丰富的淋巴组织集聚，称腺样体（adenoid），又称咽扁桃体（pharyngeal tonsil），是咽淋巴环（Waldeyer淋巴环）的一部分。鼻咽前壁的正中是鼻中隔后缘，两侧为后鼻孔，经此通鼻腔。鼻咽底壁由软腭背面（或称软腭鼻咽面）构成（图3-2-1）。

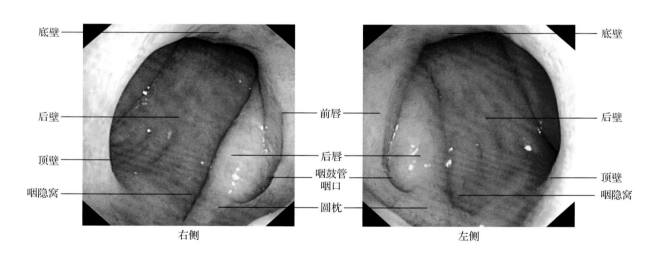

图 3-2-1 鼻咽部内镜下解剖示例图

（2）口咽：口咽是口腔向后方的延续，介于软腭游离缘与舌骨的上缘之间，口咽的侧壁由两侧腭舌弓、腭咽弓和扁桃体组成，口咽后壁相当于第2颈椎体、第3颈椎体前面，舌根和其上的舌扁桃体以及两会厌谷构成不完整的口咽前壁（图3-2-2）。

（3）喉咽：喉咽又称下咽，正位于喉的后面，从舌骨上界至环状软骨下缘水平，是一个肌性

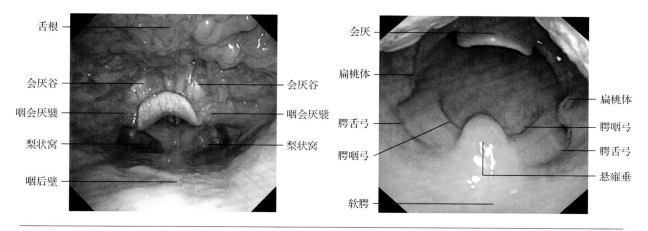

图 3-2-2　口咽部内镜下解剖示例图

的、连接口咽部和颈部食管的结构，长度为 5cm ～ 7cm，后壁平对第 3 ～ 6 颈椎。喉咽部分为三个解剖区：①梨状窝，位于喉两侧，上缘起自咽会厌襞，其内侧为杓状会厌襞外侧，外侧为甲状软骨板，向下移行至环后食管；②环后区，上自杓状软骨及杓间区，下至环状软骨下缘，与颈段食管相接，构成喉咽的前壁；③咽后壁，系覆盖于椎前的喉咽壁，自舌根上缘（会厌谷底）至环状软骨下缘平面（图 3-2-3）。

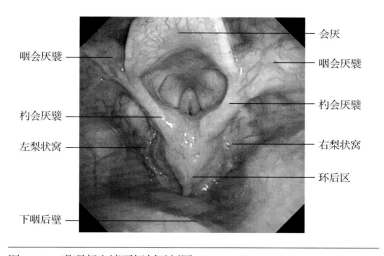

图 3-2-3　喉咽部内镜下解剖示例图

2. **喉部内镜下解剖结构**　喉腔是由喉支架围成的管状腔，上与咽腔相通，下与气管相连。它起于喉入口，止于环状软骨下缘。以声带为界，将喉腔分为声门上区，声门区和声门下区三部分。

（1）声门上区：位于声带上缘以上，可分为两个亚区：①上喉区，包括舌骨上会厌（包括会厌尖、会厌舌面、会厌喉面）、杓状会厌襞喉面、杓状软骨；②上喉区以外的声门上区，包括舌骨下会厌、室带、喉室（图 3-2-4A）。

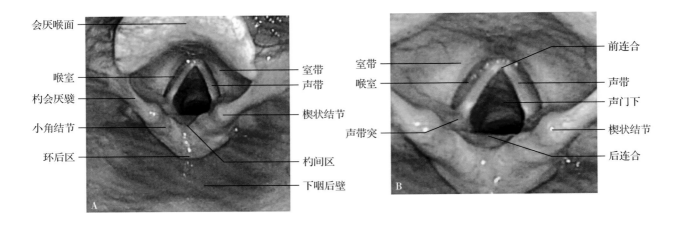

图 3-2-4　喉部内镜下解剖示例图

图中标注（左图 A）：会厌喉面、喉室、杓会厌襞、小角结节、环后区、室带、声带、楔状结节、杓间区、下咽后壁

图中标注（右图 B）：室带、喉室、声带突、前连合、声带、声门下、楔状结节、后连合

（2）声门区：位于声带之间，包括两侧声带、前连合和后连合（图 3-2-4B），占据喉室侧缘向下延伸的一个厚度约 1cm 的水平层面。它不仅是呼吸的必经之路，也是主要发音器官，故在功能上具有重要意义。成年男性的声带平均长度约为 21mm，成年女性声带长度约为 17mm。

（3）声门下区：声门下区（subglottic portion）为声带下缘以下至环状软骨下缘以上的喉腔，该腔上小下大。其前壁和两侧壁为甲状软骨板的下部、环甲膜及环状软骨弓，后壁主要为环状软骨板。

（二）规范化的咽喉内镜检查步骤

常规经鼻腔进镜，原则上先观察健侧，再观察患侧，发现病变后应确定其部位、范围、与邻近结构的关系，并拍照记录，可以视病情需要进行活检等操作。检查时嘱患者放松，头部摆正，建议操作者左手握内镜操作部，右手持内镜前端；首先将内镜前端置于鼻前庭处，观察鼻甲及鼻道，选择较宽敞的鼻腔（沿鼻底在鼻中隔和下鼻甲之间或沿下鼻甲和中鼻甲之间）插入内镜；随后向前推进，尽量无阻力经后鼻孔进入鼻咽部；之后嘱患者闭口经鼻吸气，充分暴露鼻咽部；继续向下进入口咽部，观察双侧扁桃体下极、舌根、双侧咽会厌襞；嘱患者伸舌，暴露并观察会厌谷。鼾症患者应重点观察自然状态下软腭后气道和舌后气道间隙狭窄程度，还可嘱患者闭口、捏住鼻翼、用力吸气，观察气道狭窄程度的变化和咽壁软组织塌陷情况；继续沿咽后壁向下，到达会厌缘水平，嘱患者发"i"音，观察下咽和喉部的结构及双侧声带的运动情况。对于会厌抬举不良的患者，可嘱其抬下颌；内镜前端向下到达杓区水平时，嘱患者做吹气球的动作（改良 Valsalva 法），或配合使用颈前皮肤牵拉法，显露下咽后壁和环后区，然后内镜向两侧探入双侧梨状窝，观察梨状窝内部黏膜情况，并注意观察双侧梨状窝是否对称；如果要贴近喉部及探查到声门下，常需要在喉部喷洒局麻药，待麻药起效后可贴近观察声带及探查到声门下区；如果鼻道明显狭窄，内镜无法通过时，可选择经口途径观察。经口进镜观察时，可嘱患者自行拉舌或放置牙垫，先观察口腔内结构，然后嘱患者发"i"音，重点观察软腭和双侧扁桃体的情况；检查完毕后，缓慢退镜，再次对以上各个解剖分区进行再次观察，以免漏诊（图 3-2-5）。

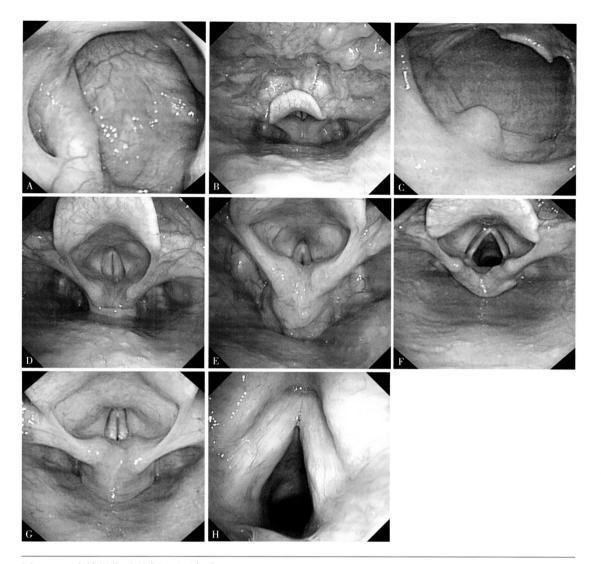

图 3-2-5　喉镜操作时观察及显示部位

A. 鼻咽；B. 口咽及下咽；C. 软腭和扁桃体；D. 下咽和喉部；E. 下咽部充分显露；F. 喉部（吸气相）；G. 喉部（发音相）；
H. 声带近景。

（三）电子喉镜评估要点

1. **病变位置**　电子喉镜操作时应该按照规范化的观察顺序进行检查，发现病变时要按照内镜
下的标志解剖部位首先对病灶进行定位，电子喉镜对咽喉腔内病变位置判断的准确性要优于影像学
检查，借助参照物，可初步评估病灶的大小。对一些影像学检查无法发现的浅表病灶，内镜检查具
有明显的优势。

2. **病变范围**　明确病灶位置后，需要进一步评估病灶的具体侵犯范围。下咽癌要重点评估的
是肿瘤向前对喉部的侵犯情况、环后区的情况以及食管入口的情况。声门型喉癌要重点评估的是肿
瘤对声门上、前连合和声门下的侵犯情况，声门上型喉癌要重点评估的是肿瘤对声带的侵犯情况，
以及肿瘤向前与会厌谷和舌根的关系，向后与下咽部的关系等[5]。

3. **有无多原发病灶** 咽喉部的恶性肿瘤多为鳞状细胞癌，与吸烟和饮酒关系密切，易出现多原发癌的情况，另外发生在咽喉部的乳头状瘤也具有出现多灶的特点，所以术前一定要评估好有无多原发灶的可能性。多原发灶易于漏诊，主要是由于病灶主体可能较大和明显，将操作者的注意力吸引，而多发的病灶常隐蔽或浅表，难于发现，导致漏诊。内镜在多原发灶的检出上具有重要的作用，发现病灶主体后，仍要按照规范化的观察顺序，对其他解剖部位进行仔细排查，明确有无多原发灶。

4. **可能的病理性质** 内镜不仅具有发现病变，尤其是发现浅表病变的重要作用，而且还可以通过活检获取组织进行病理学诊断，对诊断不明确或怀疑有恶性可能的病灶，建议术前进行活检确诊。

5. **声带运动情况** 喉镜可直观地观察到双侧声带的运动情况，咽喉部肿瘤术前喉镜检查时，要记录双侧声带的运动情况，有助于临床 T 分期的制订。

二、窄带成像喉镜评估要点

（一）NBI 内镜工作原理

普通电子内镜的照明光源为氙气灯，氙气发出白色可见光，波长在 400～700nm，白光透过快速旋转的红/绿/蓝（RGB）三原色滤光片照射到被摄物体上，反射的光线被内镜先端部的电荷耦合装置（charge coupled device，CCD）图像传感器接收，通过图像处理中心最终还原出彩色图像显示在屏幕上。与普通电子内镜相比，窄带成像（narrow band imaging，NBI）系统中采用的是带宽为 30nm 的蓝/绿滤光片，当氙灯产生的白光照射到滤光片上时，它只允许中心波长分别为 415nm 及 540nm，带宽为 30nm 的蓝绿复合光通过，其他波长的光线全部截止。通常情况下，光波越长，其穿透性越好，光线被反射得越少，散射得越多。图像的清晰度与反射光的多少有关，波长缩短后，穿透深度变浅，光线散射得少，反射得多，可以使图像变得清晰。此外，光谱的吸收、反射还受到组织结构与血流的影响。光照射到生物体组织表面后部分反射，非反射光进入组织中主要被血管内血红蛋白吸收。血红蛋白对可见光的吸收峰位于 415nm（蓝光），同时对 540nm（绿光）的光谱也有较强吸收，而对波长较长的红光基本上不吸收。NBI 内镜系统通过从普通宽带光波中分离出的那些能被血管强烈吸收而不发生广泛、深入散射的窄带光作为照射光，使内镜成像特点产生了新的变化，能够强化显示黏膜表浅的微血管形态和微细表面结构，并提高成像的对比度，从而有助于内镜检查时发现发生在黏膜表层的早期癌变事件。

（二）NBI 模式下咽喉部病变黏膜微血管的特点

NBI 内镜通过滤光片，释放出短波长的绿光和蓝光，照射在黏膜表面，能够突出对黏膜表面纹理和表浅微血管的显示，这些黏膜表面纹理和微血管的形态是 NBI 内镜诊断病变性质的基础，也是掌握 NBI 技术的关键技能。NBI 内镜最初是在被覆鳞状上皮的食管黏膜中进行研究的，而咽喉部多

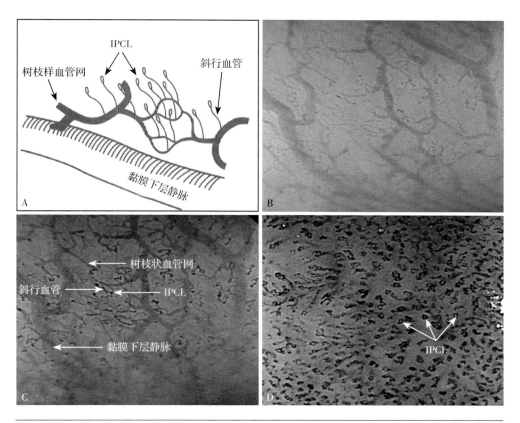

图 3-2-6　普通光内镜和 NBI 内镜下正常食管和食管鳞状细胞癌时的表现

A. 黏膜表面血管分支示意图；B. 普通光内镜下观察正常食管黏膜表面血管形态；C. NBI 内镜下观察正常
食管黏膜表面血管形态；D. 食管鳞状细胞癌，病变侵至黏膜固有层时黏膜表面血管形态，上皮内乳头状
毛细血管襻（intra-epithelial papillary capillary loops，IPCL）扩张呈斑点状。

数区域都是鳞状上皮，因此借鉴和学习食管黏膜在 NBI 内镜下的表现，有助于提高 NBI 内镜在头颈部肿瘤中的诊断能力（图 3-2-6）[6]。

1. **喉部病变 NBI 模式下微血管特点**　喉部病变从正常→不典型增生→癌的过程中，黏膜表面的 IPCL 形态发生动态变化，我们根据对喉部从正常到癌变过程 IPCL 形态的观察，总结了喉部的 NBI 分型（图 3-2-7），供临床医师喉镜检查时参考[7]。

（1）Ⅰ型：IPCL 形态几乎不可见，斜行血管和树枝状血管走行清晰可见，但管径较细。主要见于正常黏膜和声带息肉、囊肿、肉芽及瘢痕的黏膜。

（2）Ⅱ型：IPCL 形态几乎不可见，斜行血管和树枝状血管走行清晰，管径明显粗大，充血明显。主要见于炎症，尤其是放疗后常出现这种异常扩张的血管。

（3）Ⅲ型：IPCL 形态不可见，黏膜呈白色。白斑薄时，斜行血管和树枝状血管走行隐约可见。白斑厚时，斜行血管和树枝状血管走行不可见。主要见于声带白斑，病理多为上皮增生、角化等。

（4）Ⅳ型：IPCL 形态可见，排列基本规则，密度较稀疏，末梢分叉或轻度扩张，表现为小的棕色斑点，斜行血管和树枝状血管走行不可见。病理类型多为鳞状上皮轻 - 中度不典型增生。

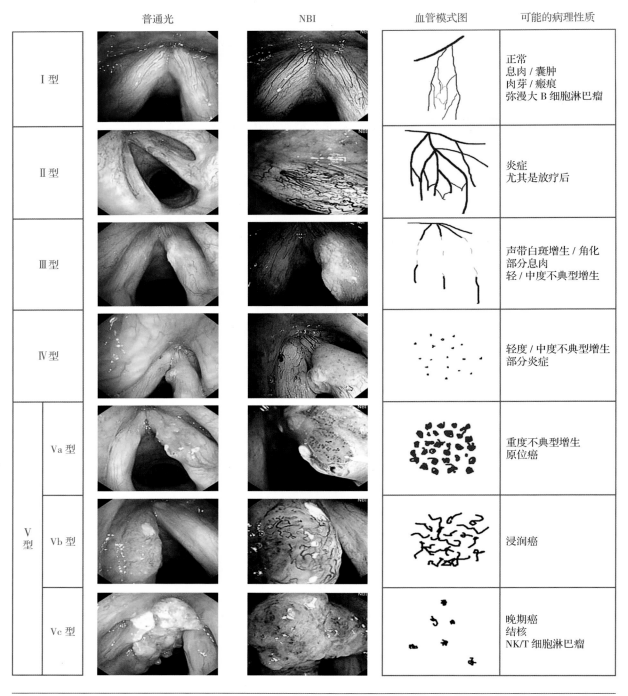

图 3-2-7 喉部病变 NBI 分型

（5）V型，又可以分为Va、Vb、Vc 三型。

1）Va 型：IPCL 管径增粗，密度增加，表现为形状不规则的实心或空心较粗大的棕色斑点。病理类型多为重度不典型增生和原位癌。

2）Vb 型：IPCL 形态破坏，扩张、延长、扭曲，形态上由不规则的点状延长为形状扭曲的线条形，表现似呈蛇形、蚯蚓、蝌蚪形或树枝形。病理类型主要为浸润癌。

3）Vc型：IPCL结构消失，出现新的肿瘤血管，肿瘤表面可见形状各异（点状、扭曲的线条状等）、杂乱无规则、疏密不均的异常血管。病理为浸润癌。另外结核、NK/T细胞淋巴瘤等坏死性病变的表面也常表现为此型。

2. 口咽和下咽部病变 NBI 模式下微血管特点 口咽和下咽部的黏膜表面被覆的是复层鳞状上皮，发生癌变时的黏膜表面微血管的形态与喉癌相似，因此在诊断上可以参照喉部病变的 NBI 诊断分型，但较少出现白斑覆盖引起的微血管不可见的Ⅲ型。尤其是下咽部，黏膜表面出现轻度或中度不典型增生时，就可见 IPCL 有扩张，病灶区虽可见斑点，但相对较小、排列较稀疏、规则、边界不清楚，表现为背景颜色征阴性。进展到重度不典型增生与原位癌时，黏膜表面可出现排列紧密的棕色斑点，并且病变的边界能够较普通光喉镜下显示得更加清晰。口咽部的舌根与扁桃体区，由于有丰富的淋巴组织，有时表现得很典型，但有时候会受增生的淋巴滤泡影响，并不出现斑点状表现或见到肿瘤扭曲扩张的微血管。当病变进展，侵犯到黏膜下层时，可见病灶区毛细血管由斑点状转变为扭曲的线条样（如蛇形、蚯蚓形或蝌蚪形）表现（图 3-2-8）。晚期较大的恶性肿瘤表面常伴有坏死，这时黏膜表面的微血管结构变形甚至被坏死组织覆盖而缺失。我们研究发现口咽和下咽早期鳞状细胞癌表面在 NBI 内镜下可见边界清晰的棕色斑点（图 3-2-9），通过识别这种黏膜表面微细血管的形态变化能够提高对早期下咽癌的检出率[8]。

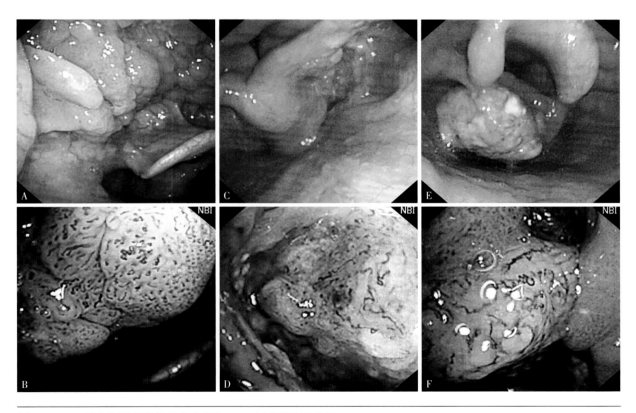

图 3-2-8 口咽癌和下咽癌普通光内镜和 NBI 内镜下喉镜表现

A 和 B. 舌根癌；C 和 D. 右侧梨状窝癌；E 和 F. 左侧梨状窝癌。

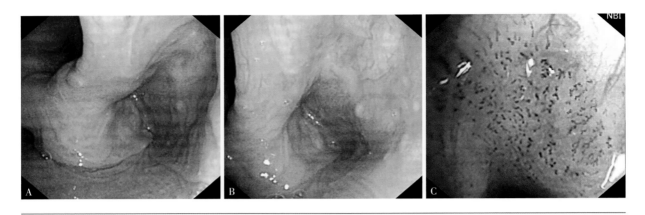

图 3-2-9 右侧梨状窝早期癌普通光和 NBI 内镜下表现

A 和 B. 普通光模式下可见右侧梨状窝黏膜充血，表面尚光滑；C. NBI 内镜下可见右侧梨状窝表面有明显的斑点状表现，活检病理为鳞状上皮原位癌。

3. 鼻咽部病变 NBI 模式下微血管特点 鼻咽部不同性质病变黏膜表面的微血管在 NBI 模式下分为 5 型（图 3-2-10）[9]：

（1）Ⅰ型：IPCL 形态不可见，斜行血管和树枝状血管走行隐约可见，管径纤细，呈褐色，有时可见粗短的黏膜下层血管，呈墨绿色。主要见于正常鼻咽部黏膜以及鼻咽部囊肿黏膜。

（2）Ⅱ型：IPCL 形态不可见，斜行血管和树枝状血管走行隐约可见，较Ⅰ型更不清楚，黏膜下层血管基本不可见。增生的组织之间被白色亮条带分割，表面呈鱼鳞状或叠瓦状。主要见于淋巴组织增生、淋巴瘤。

（3）Ⅲ型：IPCL 形态不可见，斜行血管和树枝状血管走行清晰可见，呈褐色，黏膜下层血管扩张明显，显露清晰，呈墨绿色。主要见于放疗后炎症。

（4）Ⅳ型：IPCL 形态可见，表现为褐色斑点，分布可较密集，斜行血管和树枝状血管走行不可见。主要见于放疗后炎症。

（5）Ⅴ型：IPCL 形态破坏，延长、扭曲，与斜行血管和树枝状血管一起扩张，可见清晰的呈褐色的新生血管，表现似呈蛇形、蚯蚓形或形状扭曲的线条形。黏膜下层血管基本不可见或不清楚，呈墨绿色。主要见于鼻咽癌。

（三）咽喉部病变 NBI 喉镜的评估要点

NBI 内镜在操作过程上与常规内镜相似，但是对操作者有更高的要求。由于咽喉部是敏感部位，在检查时一定要做好充分的局麻，让患者充分配合检查过程，如果患者反应较大，是很难做好 NBI 检查的。NBI 内镜下的光线由于去掉了较亮的红光，所以光线是比较暗淡的，要想观察到黏膜表面的微细血管形态，必须将内镜贴近可疑黏膜的表面，做到"靠近但不接触病变"的操作境界，这样才能够观察到异常变化的微血管形态。如果不能贴近病变，将会是非常暗的黏膜背景，无法看到黏膜表层细微结构和血管的变化，就无法对病灶的性质进行判断。另

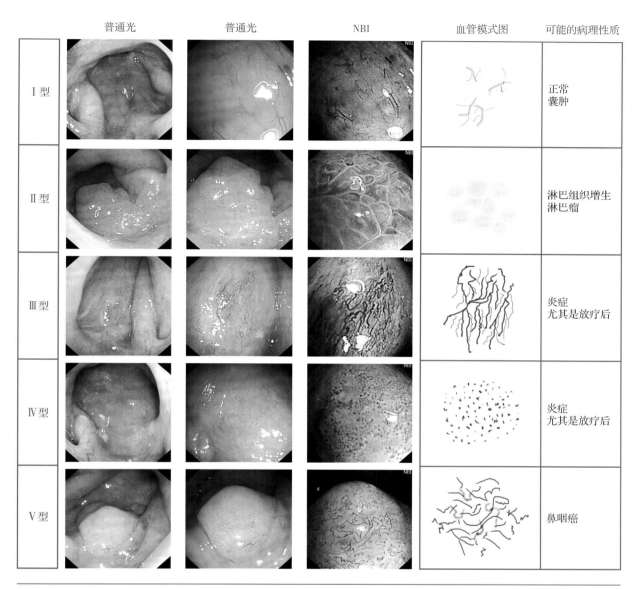

	普通光	普通光	NBI	血管模式图	可能的病理性质
Ⅰ型					正常 囊肿
Ⅱ型					淋巴组织增生 淋巴瘤
Ⅲ型					炎症 尤其是放疗后
Ⅳ型					炎症 尤其是放疗后
Ⅴ型					鼻咽癌

图 3-2-10　鼻咽部病变 NBI 诊断分型

外，NBI 内镜检查时需要操作者耐心细致，因为 NBI 所展现的就是细微的黏膜变化，检查时要将咽喉部的黏液及分泌物冲洗干净，要有一个干净清晰的视野，这样才能够在贴近病变时观察到黏膜的微血管，如果黏膜表面被污物或黏液覆盖，将会明显影响 NBI 的观察效果，甚至会出现误判。

　　NBI 喉镜对喉部病变的诊断和鉴别诊断有较高的准确性，进行评估时，首先要将内镜前端抵近病灶表面，重点观察黏膜红区，根据黏膜表面的微血管形态判断病变可能的病理性质，可疑为癌前病变或恶性病变时，重点评估前连合位置是否受侵犯，以及声带上下解剖分区是否受侵犯，对保障微创手术切除的彻底性具有重要的辅助作用[10]。NBI 喉镜在下咽癌的术前评估中也具有重要作用[11]。下咽癌早期诊断难，易出现多原发灶，检查时，要将下咽部充分暴露，NBI 喉镜有助于判断下咽癌在黏膜面的侵犯范围，能够与影像学检查相互补充，同时 NBI 喉镜还具有发现多原发浅表癌的优势，可提供更精准的病变信息，为制订准确的手术切除范围提供帮助。

（倪晓光）

参考文献

[1] 中华耳鼻咽喉头颈外科杂志编辑委员会头颈外科组，中华医学会耳鼻咽喉头颈外科学分会头颈学组. 喉癌外科手术及综合治疗专家共识. 中华耳鼻咽喉头颈外科杂志，2014，49（8）：620-626.

[2] 中华耳鼻咽喉头颈外科杂志编辑委员会头颈外科组，中华医学会耳鼻咽喉头颈外科学分会头颈外科学组. 下咽癌外科手术及综合治疗专家共识. 中华耳鼻咽喉头颈外科杂志，2017，52（1）：16-24.

[3] NI X G, CHENG R R, LAI S Q, et al. Novel laryngoscopic strategies to improve evaluation of the site and extent of primary hypopharyngeal tumors. J Laryngol Otol, 2013, 127(9): 882-889.

[4] 倪晓光，程荣荣，赖少清，等. 喉咽癌内镜检查时显露方法及其对病变侵犯范围的评价. 中国耳鼻咽喉头颈外科，2012，19（3）：121-125.

[5] 倪晓光，程荣荣，赖少清，等. 内镜活检孔道注气法用于显露下咽癌患者食管入口处的临床研究. 中华耳鼻咽喉头颈外科杂志，2012，47（7）：545-548.

[6] NI X G, HE S, XU Z G, et al. Endoscopic diagnosis of laryngeal cancer and precancerous lesions by narrow band imaging. J Laryngol Otol, 2011, 125(3): 288-296.

[7] NI X G, ZHANG Q Q, WANG G Q. Classification of nasopharyngeal microvessels detected by narrow band imaging endoscopy and its role in the diagnosis of nasopharyngeal carcinoma. Acta Otolaryngol, 2017, 137(5): 546-553.

[8] 倪晓光. 窄带成像内镜在早期下咽癌诊断中的应用. 中华耳鼻咽喉头颈外科杂志，2016，51（2）：104.

[9] 倪晓光，程荣荣，高黎，等. 窄带成像内镜在鼻咽癌诊断中的价值. 中国耳鼻咽喉头颈外科，2012，19（2）：57-61.

[10] 倪晓光，贺舜，徐震纲，等. 窄带成像内镜在喉癌诊断中的应用. 中华耳鼻咽喉头颈外科杂志，2010，45（2）：143-147.

[11] Ni X G, Wang G Q. The role of narrow band imaging in head and neck cancers. Curr Oncol Rep, 2016, 18(2):10.

第三节　支撑喉镜暴露困难的评估及应对策略

一、分级

支撑喉镜手术中，一般根据术中声门区暴露情况对暴露难易程度进行分级，分级标准如下[1]。

（1）1级：支撑喉镜下完全暴露声门区，可直视前连合。

（2）2级：支撑喉镜下声门区部分暴露，经按压喉体可暴露前连合。

（3）3级：支撑喉镜下暴露会厌，经按压喉体可暴露部分声门，但不能暴露前连合。

（4）4级：支撑喉镜下仅见会厌，不能暴露任何声门区结构。

通常认为，1级、2级为支撑喉镜无暴露困难，3级、4级为支撑喉镜有暴露困难。

二、影响因素（解剖特点等）

支撑喉镜暴露困难由多种因素综合影响所致。

1. **头颈部解剖因素**　头颈部因素包括：颈项粗短、上颌牙齿外凸、舌体肥厚、咽腔狭窄、会厌倒伏、小下颌以及颈椎伸展受限等。各种解剖学参数测量，包括颈围、过伸位舌颏间距（舌骨与下颌骨颏下角的距离）、甲颏间距（甲状软骨上切迹与下颌骨颏下角的距离）、胸颏间距（胸骨上窝与颏下角距离）、甲状软骨上切迹与舌骨的垂直距离、舌骨下颌骨颏下角距离、舌背高度等，均与支撑喉镜暴露难易程度直接相关。

2. **其他因素**　除此以外，肥胖老年男性患者相较其他成年人群更易发生支撑喉镜困难暴露，反映了年龄、性别、体重及 BMI 对支撑喉镜困难暴露亦存在不同程度的影响。

三、评估方法

1. **改良 Mallampati 分级**　1985 年加拿大学者 Mallampati 等首先提出口咽分级标准用于术前评估麻醉插管困难程度。受检者取端坐位、头位于正中，用力张口伸舌至最大限度（不发音），检查者双目与患者口腔位于同一水平，根据所能看到的咽部结构，给患者分级，共为 3 级：① 1 级，腭咽弓、软腭和悬雍垂均可窥及；② 2 级，仅可窥及腭咽弓、软腭，悬雍垂由舌根阻挡不可窥及；③ 3 级，仅可窥及软腭。1987 年，Samsoon 等在 Mallampati 法的原有三级基础上增加了Ⅳ级（即软腭无法窥及），从而形成改良 Mallampati 分级。改良 Mallampati 分级级别越高，困难暴露可能越大。改良 Mallampati 分级作为一项综合指标，其结果受到患者的张口度、舌的大小和活动度以及上腭等其他口内结构和寰枕关节运动的影响（图 3-3-1）。改良 Mallampati 法在临床上被广泛应用于困难气

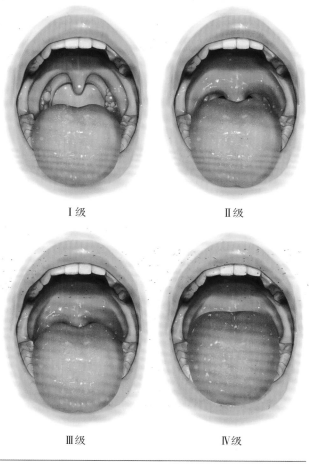

Ⅰ级　　　　　　　Ⅱ级

Ⅲ级　　　　　　　Ⅳ级

图 3-3-1　改良 Mallampati 法示意图

道的评估，其敏感性中等，但阳性预测值偏低。通常认为Ⅲ级、Ⅳ级为支撑喉镜暴露困难的危险因素[2-3]。

2. Yamamoto 分级法　受检者接受间接喉镜检查，按照 Yamamoto 预测困难气道的分级法[4]，将间接喉镜检查结果分为 4 级（表 3-3-1），其中，Ⅱ级及Ⅳ级预测有支撑喉镜困难暴露的可能。Yamamoto 分级法的分级标准如图 3-3-2 所示。

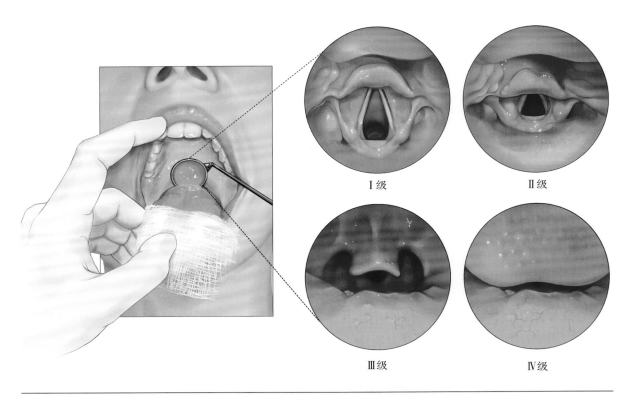

Ⅰ级　　　　　Ⅱ级

Ⅲ级　　　　　Ⅳ级

图 3-3-2　Yamamoto 分级法示意图

两种改良方法的对比如表 3-3-1 所示。

表 3-3-1　改良 Mallampati 法和 Yamamoto 法分级对比

分级	改良 Mallampati 法 （受检者张口伸舌）	Yamamoto 法 （使用间接喉镜观察）
Ⅰ级	可见软腭、咽腔、悬雍垂、咽腭弓	可窥见声门全部
Ⅱ级	仅见软腭、部分悬雍垂	仅见声门后连合
Ⅲ级	仅见软腭	仅见会厌
Ⅳ级	看不到软腭	看不到任何喉结构

3. **其他方法**

（1）咬上唇试验（upper lip bite test，ULBT）：该试验最初于 2003 年由 Khan 等报道，用来预测

插管和喉镜暴露困难程度[5]。

1）分级：患者端坐位，下颌尽力前伸，用下切牙尽力向上唇咬合。根据下切牙上缘与上唇线间的位置关系分为 3 级：① 1 级为下切牙可咬至上唇的唇红缘以上；② 2 级为下切牙可咬至上唇的唇红缘以下；③ 3 级为下切牙不能咬到上唇。此法兼顾了对颞下颌关节和下颌骨半脱位等因素的评估，并且分级划分清晰，不同观察者检查所得分级结果高度一致。

2）优缺点：国内外研究[6]报道普遍认为 ULBT 3 级可预测为声门暴露困难。通过比较 ULBT 评分和改良 Mallampati 法的准确度、灵敏度、特异度、阳性预测值和阴性预测值，认为前者有更高的敏感性、特异性和准确性，可作为临床其他评估气道方法的补充[7]。但是，ULBT 并非适用于所有人群，例如部分患者可能存在无牙情况。并且，人类颌骨的形态存在显著的种族差异。因此，该法同样存在局限性，其对支撑喉镜困难暴露的预测能力应在每个人群中独立进行讨论。

（2）Friedman 分级：Friedman 分级标准与改良 Mallampati 法相同，均为四级，检查时要求患者在不伸舌的情况下尽量张口进行口咽部检测。此法更加自然且贴近睡眠打鼾时的生理状态，最初于 1999 年由 Friedman 等提出应用于预测阻塞性睡眠呼吸暂停的严重程度[8]。2004 年，Hsiung 等[9]将 Friedman 分级用于预测支撑喉镜下声门暴露困难程度，结果显示该指标在声门暴露困难组与无困难暴露对照组间的差异有统计学意义，但经统计分析并未被筛选作为支撑喉镜困难暴露的危险因素。

（3）术前超声气道评估：随着超声技术的进步，近年来国内外学者开始尝试使用超声技术评估气道。受检者取仰卧头正中位，由有经验的医师利用超声技术对咽喉颈部解剖结构距离进行测量，辅助判断支撑喉镜困难暴露程度。其测量指标包括会厌 – 皮肤距离、舌骨 – 皮肤距离、舌根厚度、前连合 – 皮肤距离等[4]。

（4）标准化术前评估方案——Laryngoscore 评分：目前国内外尚没有建立统一的支撑喉镜下声门暴露困难综合预测系统。Piazza 团队提出标准化的术前评估方案[10]，纳入 11 个参数指标来预测困难喉镜暴露，通过评估每个参数以获得总分，这一评分体系命名为 Laryngoscore。评估参数包括切牙间距、甲颏间距、上腭牙齿状态、牙关紧闭、下颌前突、巨舌、小下颌、颈部屈伸程度、既往开放颈部手术和 / 或放疗史、改良 Mallampati 评分，以及体重指数（BMI）。其中，切牙间距即受检者最大程度张口时上下牙齿间距离，无牙齿者该数值则为上下牙龈间距离；下颌前突指下切牙在上切牙之前的位置；巨舌是指舌体充满整个口腔的情况；颈屈伸度是指患者头部后仰至最大限度后，再做最大限度屈颈对应的头颈部活动角度。报道指出，采用 Laryngoscore 评分体系时，当总得分 < 6 时，超过 90% 患者不存在困难暴露。而当得分 ≥ 6 时，约 40% 患者有支撑喉镜困难暴露。当分值 ≥ 9 时，困难暴露的风险提升到 67%。

四、对微创手术的影响及应对策略

1. 对微创手术的影响　支撑喉镜为直管硬镜，手术中要求上切牙、会厌、声门区成一条直线。

大部分患者均能顺利完成手术，个别患者可能由于自身头颈部解剖的特点等因素致使支撑喉镜下完全暴露声门困难，手术难以进行，需要取消手术或术中改变手术方式。如果强行进行支撑微创手术，可能会造成不必要的损伤，亦无法达到完整切除病变的手术目的，严重者容易出现并发症，例如过分调节支撑架，可导致上切牙松动、脱落、撕裂；反复调整支撑架的角度，喉镜长时间挤压舌体易引起舌肌缺血、舌神经损伤致舌背麻木；术中喉镜反复刺激会厌可引起迷走神经兴奋的症状，血压下降、心率减慢或拔管后出现喉痉挛等。

2. 应对策略

（1）术前：术前要充分评估、预测暴露困难的可能性。对于术前预测为声门暴露困难的患者，可进行充分沟通，制订预案，例如对术中因暴露困难不能完成手术者，改为开放喉裂开等手术方式处理病变，避免发生严重的手术并发症；对术前预测有可能出现暴露困难的患者（改良 Mallampati 分级和或 Yamamoto 分级Ⅲ～Ⅳ级者），应充分预估术中可能发生的并发症或意外情况，作好相应的术前准备及术中的应对措施，必要时使用纤维喉镜或鼻内镜经支撑喉镜的方法，或者改用咽喉颈部开放性手术的方法来完成手术。

（2）术中：术中可以通过改变患者体位、选择合适的喉镜型号、喉外加压、麻醉配合、更换角度喉镜及改变手术方式等方法进行相应的处理。

1）患者体位：为了便于暴露声门，术中应尽可能使患者的口、咽、喉保持在同一水平，目前主要有 3 种体位，胸颈 - 寰枕关节仰伸位（extention-extention，E-E 位）、胸颈关节屈曲 - 寰枕关节仰伸位（flexion-extention，F-E 位，即经典嗅式位或 Boyce-Jackson 体位）、胸颈 - 寰枕关节屈曲位（flexion-flexion，F-F 位）[11]。F-F 位虽然有利于最大程度地暴露声门，但此时喉镜管腔置于垂直位置，并不适合进行显微喉镜检查或手术操作。目前绝大部分学者认为嗅式位（F-E 位）是最适合支撑喉镜检查及手术操作的体位，即肩胸下垫枕，使胸颈关节屈曲，头下垫圈使寰枕关节仰伸，该体位更有利于声门特别是声门前部的暴露[12]。

2）喉镜型号：目前临床常用的支撑喉镜大致可分为两种，挑舌根会厌谷的喉镜和前连合喉镜，前者可较好地兼顾暴露下咽、喉，甚至食管入口，后者往往较局限于喉内，对前连合暴露有较明显优势。每种喉镜可分大、中、小或大、小不同型号（图 3-3-3、图 3-3-4）。虽然内径广阔的喉镜及大号喉镜提供了较大的喉端视野，但在声门暴露困难的病例中，使用小号喉镜可以更加深入喉部，促使声门的进一步暴露。因此术中一般先以大号普通型或前连合型喉镜暴露声门，如遇到声门暴露困难，可改为使用小号前连合型喉镜暴露声门。

3）喉外加压：术者或助手通过用手按压喉体或邻近部位，以辅助暴露声门前连合或其他目标区域。

4）麻醉配合：支撑喉镜手术对麻醉要求较高，强调麻醉肌松配合，确保手术能够在良好的肌松条件下进行。遇到暴露困难的情况，应积极与麻醉医师沟通，排除麻醉肌松相关因素而导致喉镜

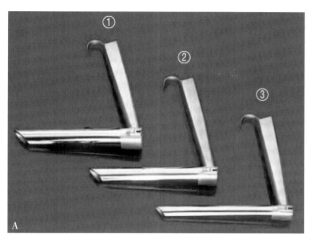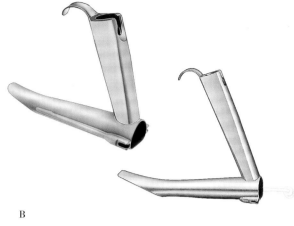

图 3-3-3　临床成人用不同型号喉镜示例图

A. 前连合型喉镜：① Kleinsasser 手术喉镜，大号，长度 17cm，自带吸烟通道；② Kleinsasser 手术喉镜，中号（常用型号）自带吸烟通道；③ Kleinsasser 手术喉镜，小号，不带吸烟通道（用于复杂的解剖结构或困难暴露时）；B. 挑舌根会厌谷的喉镜。

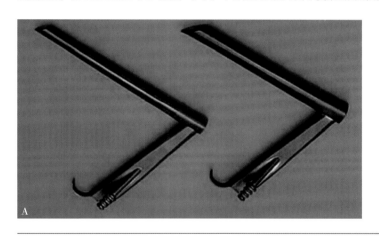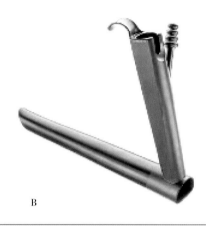

图 3-3-4　临床激光专用不同型号喉镜

A. Steiner 手术喉镜，左侧为大号，右侧为中号，成人用，带内置排烟吸引管，长度 18cm；B. Steiner 手术喉镜，小号，用于解剖结构复杂或困难暴露的成人或儿童患者，长度 19cm。

置入困难和暴露困难。

　　5）不同角度的喉内镜：若声门前 1/3 或前连合暴露仍不满意，此时可辅以 0°、12°、30° 或 45° 等不同角度的硬性内镜连接显像系统，经支撑喉镜侧通道置入，斜面朝上至声带前端及前连合部位，同时选用带角度的喉显微器械进行手术。除此以外，配合使用软通道内镜，如电子喉镜或纤维气管镜进行手术，可避免强行暴露声带前连合。近年来，部分学者尝试了使用弯曲内镜配合弯曲可调的器械进行手术，解决暴露困难的问题，取得了一定的效果。

　　6）手术术式调整：对于恶性肿瘤或有恶变倾向的咽喉病变，当支撑喉镜检查明确为困难暴露后，为充分完整切除病变，达到预期手术治疗效果，应及时调整手术方式，视具体情况改行喉裂开或喉部分切除手术，根治性切除肿物[13]。

（吴杏梅　罗春林　雷文斌）

参考文献

[1] ROH J L, LEE Y W. Prediction of difficult laryngeal exposure in patients undergoing microlaryngosurgery. Ann Otol Rhinol Laryngol, 2005, 114(8): 614-620.

[2] MALLAMPATI S R, GATT S P, GUGINO L D, et al. A clinical sign to predict difficult tracheal intubation: a prospective study. Can Anaesth Soc J, 1985, 32(4): 429-434.

[3] SAMSOON G L, YOUNG J R. Difficult tracheal intubation: a retrospective study. Anaesthesia, 1987, 42(5): 487-490.

[4] YAMAMOTO K, TSUBOKAWA T, SHIBATA K, et al. Predicting difficult intubation with indirect laryngoscopy. Anesthesiology, 1997, 86(2): 316-321.

[5] KHAN Z H, KASHFI A, EBRAHIMKHANI E. A comparison of the upper lip bite test (a simple new technique) with modified Mallampati classification in predicting difficulty in endotracheal intubation: a prospective blinded study. Anesth Analg, 2003, 96(2): 595-599.

[6] 石景辉, 严海燕, 刘宜平. 咬上唇试验与改良的 Mallampti 气道评估方法的比较. 国际麻醉学与复苏杂志, 2010, 31（5）: 417-420.

[7] RICHA F, CHALHOUB V, GEBRAYEL W B, et al. Upper lip bite test versus modified Mallampati classification in predicting difficult laryngoscopy and/or intubation among morbidly obese patients. J Clin Anesth, 2020, 63: 109761.

[8] FRIEDMAN M, TANYERI H, LA ROSA M, et al. Clinical predictors of obstructive sleep apnea. Laryngoscope, 1999, 109(12): 1901-1907.

[9] HSIUNG M W, PAI L, KANG B H, et al. Clinical predictors of difficult laryngeal exposure. Laryngoscope, 2004, 114(2): 358-563.

[10] PIAZZA C, MANGILI S, BON F D, et al. Preoperative clinical predictors of difficult laryngeal exposure for microlaryngoscopy: the Laryngoscore. Laryngoscope, 2014, 124(11): 2561-2567.

[11] HOCHMAN I I, ZEITELS S M, HEATON J T. Analysis of the forces and position required for direct laryngoscopic exposure of the anterior vocal folds. Ann Otol Rhinol Laryngol, 1999, 108(8): 715-724.

[12] EL-ORBANY M, WOEHLCK H, SALEM M R. Head and neck position for direct laryngoscopy. Anesth Analg, 2011, 113(1): 103-109.

[13] LUO C, LV K, LIU Q, et al. Comparison of laser microsurgery and open partial laryngectomy for T_{1-2} laryngeal cancer treatment. Ann Transl Med, 2021, 9(6):464.

第四章 围手术期管理

第一节 围手术期注意事项

一、咽喉微创显微手术的时机选择

咽喉微创显微手术，根据其主要手术目标，主要分为两类：一类是以改善和提高嗓音质量为目标、主要针对良性嗓音疾病的嗓音显微手术；一类是以根治性、完全切除咽喉部病变为主要目标的其他咽喉部微创显微手术。其中，嗓音显微手术涉及的最常见嗓音疾病包括：声带息肉、声带囊肿、任克水肿等；此外，声带乳头状瘤、良性声带白斑、声带接触性肉芽肿等其他良性病变，以及声带麻痹、声带沟等所导致的嗓音疾病，也可通过嗓音显微手术来改善嗓音质量。

咽喉微创手术时机的选择需综合考虑病变的性质、范围、严重程度、既往治疗史、患者全身基础情况、全麻风险评估等多个方面。

1. **良性病变**

（1）呼吸、吞咽功能正常，无明显出血风险者：无临床症状者一般可临床随访或保守治疗，无须手术。以会厌囊肿为例，若体检发现会厌舌面小囊肿，而受检者无明显不适，此类情况无须手术处理；当受检者同时伴有咽异物感的临床症状，排除咽炎等其他疾病影响的可能，或经保守观察及治疗咽炎后症状无改善，可考虑择期行手术切除会厌囊肿。声带小结的发生、复发多与不合理用声习惯相关，一般经保守治疗、嗓音矫治及正确发声训练可得到满意效果，因此不首推、不强调手术治疗。声带囊肿、声带息肉大多需行择期手术，配合病因治疗及嗓音训练，达到最大程度地改善发声的目标。咽、喉乳头状瘤发现时即有手术指征。

（2）呼吸或吞咽功能受影响，或有出血风险者：根据症状严重程度行限期或急诊手术。任克水肿的手术时机一般界定为针对病因治疗效果不明显或有轻度吸入性呼吸困难。既往已有咽喉乳头状瘤手术病史的患者应当定期复查，或在声音出现改变时即行纤维喉镜检查，避免在出现呼吸困难才再就诊治疗，这样会增加麻醉插管的难度及手术风险。

2. **恶性病变** 综合评估病变的临床分期（TNM），排除远处转移（M_1），以手术为首选治疗手段的患者，应当尽快进行限期手术，比如考虑可经咽喉微创手术达到根治性切除原发灶（cT_{1-2}）的患者；如果为声门上型喉癌或合并淋巴结转移的患者可行微创手术处理原发灶联合开放颈淋巴结清扫。

3. 全身基础情况

（1）一个前提：张口度、颈椎活动及后仰度等头颈解剖因素可满足经口支撑喉镜辅助暴露病变（具体参考第三章第三节）。

（2）全麻手术前评估：术前需要评估患者全身基础情况，一般择期全麻手术需排除急性上呼吸道感染、饱胃、结核活动期或未行规范抗结核治疗、半年内心肌梗死发作史、二度Ⅱ型房室传导阻滞、三度房室传导阻滞、病态窦房结综合征、频发室性期前收缩、心衰、未纠正的呼吸衰竭、严重肺部感染、哮喘持续状态、糖尿病酮症酸中毒等。

对于基础情况多或复杂，考虑需行限期或急诊手术者，应请相关专科、麻醉科协同评估手术风险。

二、麻醉及气道管理的注意事项

喉部位于颈前正中、舌骨下方，上通咽喉，下接气管，后邻食管入口，有呼吸、发声、保护、吞咽等功能，位置极其重要。喉部特别是声门区病变直接影响呼吸，常常会迅即造成危及生命的事件。随着耳鼻咽喉头颈外科手术的发展，手术范围扩大，难度增加，显微外科技术已广泛应用于耳鼻咽喉头颈外科，许多喉部病变（如声带息肉、声带小结、声带囊肿、喉部乳头状瘤等）可以通过经口支撑喉镜 CO_2 激光、冷器械、等离子射频技术等进行手术治疗。

（一）咽喉微创手术麻醉的特点

喉内镜手术大都需要接受全身麻醉，由于病变的位置处于麻醉气道管理的关键区域，因此其手术麻醉有以下特点[1-2]。

1. **麻醉医师与手术医师共用同一气道** 为确保气道通畅，在麻醉和手术的全过程中，要防止鼻、咽、喉部的血液、脓液和其他分泌物吸入肺内。但为了配合外科医师手术操作，麻醉科医师常需远离气道。麻醉期间保持气道通畅和保证足够的气体交换量是这类手术麻醉处理的关键。手术操作和体位改变可导致气管内导管扭曲或位置改变。因此，术前应与手术医师探讨沟通围手术期的气道管理、气管内导管的口径以及放置位置、患者体位等问题。

2. **病变累及气道影响气道通畅** 先天性解剖异常、感染、肿瘤、损伤、瘢痕和异物等均可累及气道。肿瘤向气道内生长或由邻近部位压迫气道，以及气道组织创伤、出血、水肿、脓肿形成或解剖畸形等，均可引起不同程度气道阻塞。喉头受手术操作刺激、咽喉部血液分泌物积聚或其他反射性因素也可使支配喉头的迷走神经兴奋性增强，诱发喉痉挛，以致不同程度地阻塞气道或影响通气。

3. **麻醉诱导、维持及复苏需要反应迅速** 咽喉部手术涉及舌根、会厌、声门等解剖部位，术前可能存在呼吸困难或睡眠呼吸暂停，在建立气道时容易发生意外。大部分喉部手术时间短，而支撑喉镜操作需要深镇静、深肌松，术后要求快速苏醒观察自主呼吸是否通畅，需要由对不同术式具有深刻理解的高年资麻醉医师主持，对患者进行精准用药调控和快速反应处理。

（二）麻醉前评估及注意事项

在决定麻醉方案前，需询问病史及进行体格检查，尤其应关注潜在的气道问题，尽可能对困难气道进行充分识别并做好预案处理。

1. **困难气道** 现有文献中并无关于困难气道的标准定义。最新版指南[3]将困难气道定义为经验丰富的医师预知或遇到面罩通气、气管插管或声门上气道使用困难，或者认识到需要紧急建立外科气道。面罩通气难度的分级如下：①1级，面罩通气没有问题；②2级，使用口咽通气道或其他辅助装置的面罩通气有可能实现；③3级，面罩通气困难，其定义为通气不充分、不稳定或者需要双人辅助通气；④4级，面罩通气不可能实现。

2. **气道检查** 气道检查主要包括如下要点[4-5]。

（1）检查头颈活动度、寰枕关节及颈椎的活动度是否直接影响头颈前屈后伸，尽可能使口、咽、喉三轴线接近重叠，这对插管操作至关重要。正常头颈屈伸范围在90°~165°，如头后伸不足80°即可能存在插管操作困难。

（2）甲颏间距的正常值在6cm以上，＜6cm可能存在喉暴露困难。

（3）正常人张口度为三横指，当张口度＜3cm时可能存在喉镜置入困难。

（4）术前的气道分级方法（请参考第三章第三节）。

3. **评估气道病变及其对气道管理的影响** 标准的气道评估可以预测通气的难易、喉入口的视野大小、气管插管是否实施顺利。因此术前应该评估气道病变以及它对气道管理的影响。

（1）最常见的喉乳头状瘤对气道影响尤为显著：①出现声音嘶哑或声音改变，提示声带轻微损伤；②出现吞咽困难，提示声门上阻塞；③出现呼吸随体位的改变，提示存在气道局部阻塞；④出现不能平卧或睡眠时呼吸困难，提示严重的气道阻塞；⑤出现明显的喘鸣，则表明气道阻塞，气道内径减少＞50%。

（2）成人气道直径15~20mm。若出现喘鸣，则提示明显的气道狭窄，暗示气道内径小于4~5mm。但没有喘鸣并不能排除气道狭窄。活动度非常大的病变如巨大声带息肉，麻醉诱导后可能会引起气道部分受阻，但全气道阻塞很少见。

（3）有自主呼吸的患者阻塞严重时口咽、舌咽声门下支撑张力消失。这种情况下，麻醉医师与耳鼻咽喉头颈外科医师的沟通显得格外重要。在气管导管型号的选择上，应该在保证呼吸通气及生命体征平稳的情况下，尽量选择直径较小的气管导管，便于插管的同时，满足喉部手术与气管插管共用气道的特点。

（4）声门上的病变可能会阻塞气道或使得喉的入口难以看见；声门下病变，喉的入口虽易见，但气管导管通过可能存在困难；声门病变的大小和严重性可术前通过间接喉镜、电子喉镜、胸部X线、CT、MRI等检查进行判断。

4. **麻醉诱导前需明确的问题** 即便完成了术前气道评估，在麻醉诱导前仍需明确两个问题：

一是该患者是否可给予面罩正压通气；二是该患者是否可使用传统喉镜或可视喉镜进行气管插管（图4-1-1、图4-1-2）。若不能同时满足以上两个条件，那么需考虑使用纤维支气管镜（图4-1-3），在清醒状态下行气管插管或局麻下行气管切开后再行诱导[6]。

5. **药物的使用**　严重上呼吸道梗阻患者术前应谨慎使用镇静药物。术前1h肌内注射格隆溴铵0.2～0.3mg可减少分泌物，增加气道可视性[7-8]。

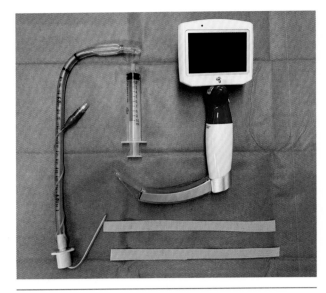

图4-1-1　可视喉镜及插管所需物品

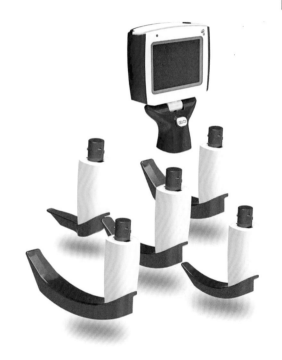

图4-1-2　可视喉镜

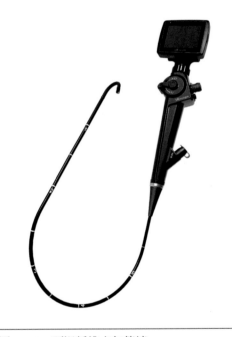

图4-1-3　可视纤维支气管镜

（三）术中麻醉及气道管理

喉内镜手术要求足够的麻醉深度抑制咽喉反射、充分肌松使咬肌松弛，从而保证支撑喉镜的置入并保持术野的静止，同时要求在进行手术操作时保证气道通畅及充分的氧合，维持血流动力学稳定。

1. **普通内镜手术**

（1）肌松药物的选择：为保证足够的肌松，术中可间断或持续地输注中效非去极化神经肌肉阻滞药如罗库溴铵、维库溴铵、顺阿曲库铵等，或者持续输注琥珀胆碱。由于内镜手术的特殊性，整个手术过程均要求充分的肌松，而内镜手术常为日间手术，术后快速恢复十分重要。因此，琥珀胆碱是其较好的选择。近年来非去极化肌松药中的罗库溴铵，凭借其快速起效的特点被广泛应用，高效拮抗药舒更葡糖钠可以与氨基甾体类肌松药物（如罗库溴铵）特异性结合，迅速清除血浆中的游离的肌松药，4～8mg/kg 的舒更葡糖钠逆转罗库溴铵的深度阻滞作用只需要 3min，极大地缩短了麻醉复苏时间，满足日间手术快速恢复的要求 [9-10]。

（2）气管导管的选择：喉内镜手术过程需保证足够的氧合与通气，最常见的是选用较小内径的气管导管进行气管插管机械通气。但管径过小的气管导管，对于成人气道来说过短，并且套囊容量过小，对气道黏膜压力更大。专业喉显微气管导管与成人气管长度一致，有 4.0mm、5.0mm、6.0mm 等多种型号，具有高容量低压套囊，且与传统气管导管相比韧性更佳，不容易被压扁 [8]。

（3）喉喷射通气技术：在某些情况下（如涉及后连合或者声带的手术），气管插管可能会影响术者的视野或手术操作，可行喉喷射通气技术 [11-12]。分为声门上喷射通气技术和声门下喷射通气技术。为了增加心血管的稳定性，增强肺内通气的有效性，喷射通气技术多采用 100～150 次 /min 的高频通气（>60 次 /min）频率。适用于大多数声门良性病变和还未发生气道阻塞的早期恶性病变。手术结束时，可使用肌松拮抗剂，并可考虑在静脉麻醉药停止前更换喉罩维持通气，以利于平稳恢复，但该方法不能准确监测呼气末二氧化碳分压，且存在重建气道失败以及肺内误吸的风险。

（4）术中维持血压、心率

1）术中血压、心率波动较大的原因：内镜手术过程中，患者心率、血压不稳定性往往较大。其主要原因主要有两方面，一方面是此类患者年龄偏大且多具有长时间的嗜烟嗜酒史，更容易罹患心血管疾病，另一方面是手术过程中刺激的强度不断变化，如置入支撑喉镜、隆突部位操作刺激等可导致强烈的迷走反射，而某些时期的手术刺激又较为轻微，如压迫止血期。因此试图保持恒定水平的麻醉深度必将导致心率和血压的大幅波动。除了手术部位的特殊性，患者术前禁食禁水时间长，血容量不足引起的血管升压素分泌增加，导致血管对牵拉刺激敏感。麻醉过浅，镇静镇痛不足，置入喉镜时动作粗暴，均可引起迷走神经张力升高，反射性增强迷走神经活性，导致周围血管扩张，血压降低，心率减慢甚至心搏骤停。

2）应对策略：鼓励使用可控性强、起效与代谢迅速的镇静、镇痛药物（如丙泊酚、瑞芬太尼，图 4-1-4）或交感神经拮抗剂（艾司洛尔）；局部阻滞舌咽神经及喉上神经也有助于减少术中血压的波动 [13]。术前可预防性使用足量的抗胆碱能药物如阿托品，在进行操作时保证足够的麻醉深度，避免过度牵拉。术中严密监测患者生命体征，一旦出现心率减慢，立即予以阿托品静脉推注，同时提醒外科医师暂停操作，一般均可恢复。若发生严重迷走神经反射，心率下降的同时伴有血压下降，且重复推注阿托品无效，可追加多巴胺等强心药物，加速补液，维持有效循环血量，在维持血压心率平稳的同时，加深麻醉，若出现心搏骤停，立即实施心肺复苏 [14-15]。

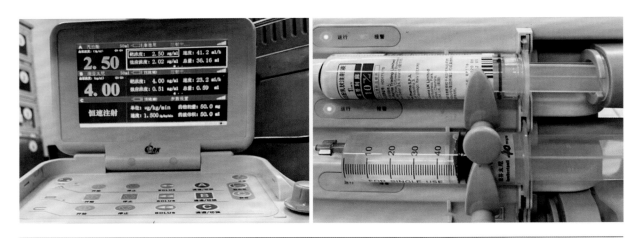

图 4-1-4　术中使用丙泊酚和瑞芬太尼靶控输注

2. CO₂ 激光手术

（1）激光手术的优势：激光与普通光源的不同之处主要体现在三个方面，单色性（只有一个波长）、相干性（同相振荡）和方向性（光束窄而平行）。这些特性提高了手术的精确度，有利于止血，并减少术后血肿及疼痛的发生，对早期喉癌的治疗具有明显的优势[16]。激光手术的麻醉方法与内镜检查的麻醉方法相似，对麻醉的要求包括提供充分的手术视野、防止气道燃烧、拔管前恢复保护性气道反射等。

（2）气道激光手术的风险及应对策略

1）风险：气道激光手术最大的风险是气道着火（在使用气管内插管时），其次是手术室内工作人员和患者有遭受激光辐射的危险。这就要求工作人员在做好防护的同时，使用可见示踪光线校准二氧化碳激光器，并且对患者头面部未保护区域予以覆盖湿纱布。

2）应对策略：气道着火的发生必须有三个因素存在[1,7]——火源（即激光源）、易燃物（即气管导管）、助燃剂（如 O_2、NO_2 等）。因此，为了将气道着火风险降到最低，外科医师应尽量选择低功率和脉冲式激光发射，避免高功率和连续发射，且激光束应准确聚焦于治疗部位，在病变周围和激光照射的远端应用盐水浸湿的棉片覆盖，避免散射光束对周围组织的影响。同时提醒外科医师，若在显微镜下的激光照射野中发现局部点燃征象，应该第一时间暂停操作并做后续处理，杜绝继续发射激光而导致燃爆发生。

麻醉过程中，最低限度降低吸入氧浓度，吸入氧浓度在 25%～30% 时是安全的，待呼气末氧分压降至 21%～30% 时，可告知手术医师进行操作。密切关注气道压力及手术的变化，烧灼过程中避免使用高背景气体流量及吸入麻醉药物，避免使用氧化亚氮这类助燃气体（图 4-1-5）。维持患者血氧饱和度在正常范围即可。

但值得注意的是，部分患者不能长时间耐受。在该类手术中，应在气道中使用不可燃材料（如不可燃的管路或导管）。气管导管则需耐激光打击，使用抗激光双套囊气管导管是更好的选择

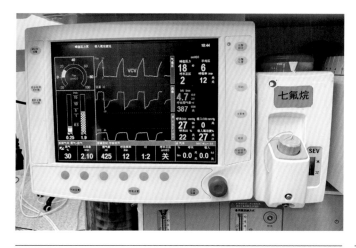

图 4-1-5 CO₂ 激光手术中的气体监测

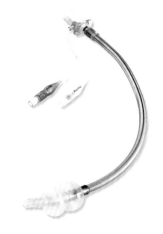

图 4-1-6 Laser-Flex 抗激光双囊气管导管

（图 4-1-6）。双囊气管导管的气囊比较大，管相对较长，在型号选择上 5.5 号或 6 号气管插管更佳，满足通气的情况下，可保证充分暴露喉部病变、足够的操作空间以及激光手术的顺利进行。

值得注意的是，CO_2 激光手术要求气管插管的深度更深，以便填塞保护脑棉，尽量避免操作中激光打破气囊。双套囊气管导管填充时应使用生理盐水而非空气，目的是更好地吸收热能并降低着火风险。如果近端的套囊被激光击穿，生理盐水漏出，远端的套囊能够继续密封气道。也可在套囊中注入亚甲蓝作为套囊破裂时的信号。水囊破裂时，可浇灭一些的小火苗，避免发生大面积的气道灼伤[17]。若远端套囊密闭性良好，可在严密监测下尽快完成手术。若两个套囊同时破裂，应暂停手术，及时更换气管导管。特制的可弯曲的不锈钢耐激光气管导管为首选，而目前仍没有完全可靠的防护激光的气管导管。因此，应做好以上的防护，尽可能限制激光的强度与时长，在气道中填塞饱和的生理盐水纱布，保护邻近组织并减少气管导管失火风险，同时应在手边随时备好水源（如装有 60mL 生理盐水的注射器），以防失火。

最重要的是手术医师与麻醉科医师的密切沟通与配合，手术医师应随时清晰地告知麻醉科医师将要进行的操作，而麻醉科医师同样给予清晰的回复和及时的提示，原则上该类手术应由具有 5 年以上临床经验的主治医师进行操作，术者与麻醉者双方的熟悉与默契是手术安全最大的保障。

但即便如此，仍不能完全消除燃爆的隐患，应保持高度警惕。一旦发生了气道着火[7-8,18]，应立即停止通气，拔除气管导管。迅速关闭麻醉机上的氧气或空气供给，切断麻醉环路。这样可以去除明火和导管内的热气，并降低吸入气氧浓度。同时将燃烧物浸没在常规备用的水槽里，予面罩通气维持麻醉。气道内注射生理盐水灭火。并仔细检查患者气道，确保可燃物的残余部分全部被清理干净。随后在喉镜和硬支气管镜下评估上、下呼吸道的损伤情况，如果导管内有吹气样火焰着火，应进行支气管灌洗，然后再使用纤维支气管镜探查远端支气管。如存在明显的气道损伤，应重新气管插管，必要时行低位气管切开。

气道着火造成的损伤以上呼吸道最为严重，当外科操作接近或通过隆突水平时，燃烧造成的损伤反而较轻。必须仔细检查患者咽喉部和面部，并行胸部 X 线检查。对热气或者烟雾吸入造成的肺损伤有必要延长气管插管和机械通气的时间，可短程应用大量糖皮质激素治疗。

（王钟兴）

参考文献

[1] 邓小明，姚尚龙，于布为. 现代麻醉学. 4 版. 北京：人民卫生出版社，2014.

[2] 郭曲练，姚尚龙. 临床麻醉学. 4 版. 北京：人民卫生出版社，2016.

[3] HEIDEGGER T. Management of the difficult airway. N Engl J Med, 2021, 384(19): 1836-1847.

[4] GREEN S M, ROBACK M G. Is the Mallampati score useful for emergency department airway management or procedural sedation? Ann Emerg Med, 2019, 74(2): 251-259.

[5] CORMACK R S, LEHANE J. Difficult tracheal intubation in obstetrics. Anaesthesia, 1984, 39(11): 1105-1111.

[6] APFELBAUM J L, HAGBERG C A, CAPLAN R A, et al. Practice guidelines for management of the difficult airway: an updated report by the American Society of Anesthesiologists Task Force on Management of the Difficult Airway. Anesthesiology, 2013, 118(2): 251-270.

[7] 米勒. 米勒麻醉学：第 7 版. 邓小明，曾因明，译. 北京：北京大学医学出版社，2011.

[8] 巴特沃斯，麦基，沃斯尼克. 摩根临床麻醉学：第 5 版. 王天龙，刘进，熊利泽，译. 北京：北京大学医学出版社，2015.

[9] HUNTER J M. Reversal of residual neuromuscular block: complications associated with perioperative management of muscle relaxation. Br J Anaesth, 2017, 119(suppl_1): i53-i62.

[10] MURPHY G S, AVRAM M J, GREENBERG S B, et al. Neuromuscular and clinical recovery in thoracic surgical patients reversed with neostigmine or sugammadex. Anesth Analg, 2021, 133(2): 435-444.

[11] RONTAL M, RONTAL E, WENOKUR M. Jet insufflation anesthesia for endolaryngeal surgery. Laryngoscope, 1980, 90(7 Pt 1): 1162-1168.

[12] JAQUET Y, MONNIER P, VAN MELLE G, et al. Complications of different ventilation strategies in endoscopic laryngeal surgery: a 10-year review. Anesthesiology, 2006, 104(1): 52-59.

[13] RAMKUMAR R, ARORA S, BHATIA N, et al. Ultrasound guided superior laryngeal nerve block as an adjuvant to generalanesthesia during endoscopic laryngeal surgery: a prospective, randomized, double-blind trial. Am J Otolaryngol, 2019, 40(1): 30-35.

[14] 陈红. 支撑喉镜术中迷走神经反射的相关因素分析. 中国实用神经疾病杂志，2014，17（18）：11-13.

[15] 刘昌荣，金剑明，徐世伦. 咽喉部手术中迷走神经反射的观察及处理. 中国实用神经疾病杂志，2015，18（18）：137-138.

[16] RESULIA S, CANSIZ H. Advantages of transoral endoscopic Diode laser microsurgery for the treatment of early-stage glottic laryngeal cancers. Int J Cancer Manag, 2020: e97928.

[17] MARINOV T, BELITOVA M, POPOV T, et al. Anesthetic challenges during laser surgery of the larynx part 2. operating room fire. International Bulletin of Otorhinolaryngology, 2019, 15(3): 14.

[18] 皮诺. 麻省总医院临床麻醉手册: 第9版. 王俊科, 马虹, 张铁铮, 译. 北京: 科学出版社, 2018.

三、手术室设备器械管理

（一）仪器设备管理

显微支撑喉镜手术相关仪器设备的管理，应在遵照手术室仪器设备管理制度基础之上，细化建立健全、兼具专科特色的管理流程，确保管理制度化、作业程序化[1-2]。

1. **一般管理要求**　针对各项仪器设备分别设立专门档案管理、指定相应管理责任人，由责任人对相应的仪器设备进行日常检查及记录，护士长、巡回护士及仪器设备管理责任人三级负责管理。

2. **使用管理要求**　仪器设备首次使用前应认真阅读相关说明书，掌握使用方法。对显微镜等精密贵重仪器，使用前均应由专业工程师进行培训，操作者充分掌握设备的操作规范流程后方可使用。操作时须严格遵守操作规范流程。

3. **术后处理管理要求**

（1）分类放置：根据患者是否有传染病定点分类放置设备；

（2）设备消毒：根据传染病种类选择对应消毒方法对设备进行消毒；

（3）日常管理：定期检查、保养及归类定点放置设备。

支撑喉镜手术相关常规设备及手术间设备布局如图4-1-7、图4-1-8所示。

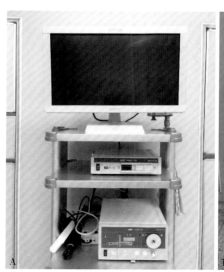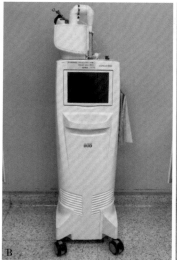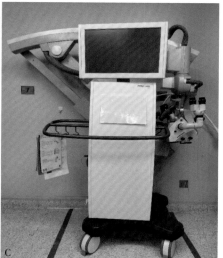

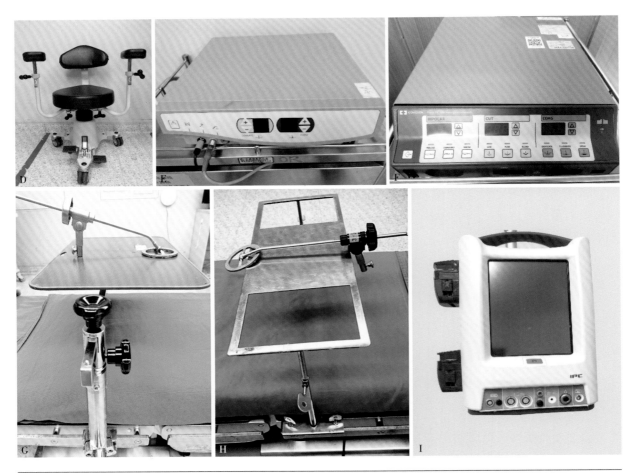

图 4-1-7　支撑喉镜手术相关常规设备

A. 内镜 + 显示录像系统；B. CO$_2$ 激光仪；C. 显微镜；D. 激光椅；E. 等离子射频设备；F. 电外科设备；G. 成人支撑喉镜架悬吊装置；H. 儿童支撑喉镜架悬吊装置；I. 切割器。

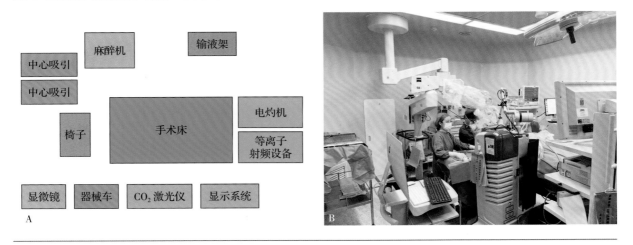

图 4-1-8　支撑喉镜手术间设备布局

A. 术间设备布局示意图；B. 术间场景图。

（二）精密手术器械管理

1. **器械归类**　依据显微支撑手术应用场景的特点及异同，将相应器械进行归类放置，一般可

分为成人支撑器械、儿童支撑器械、显微支撑器械和喉内镜。注意采用胶套保护精密器械头端（图
4-1-9）、专用内镜保护盒放置内镜。

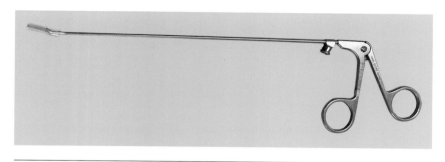

图 4-1-9　器械保护

2. **器械选择**　为达到术野暴露充分的目标，应结合手术具体要求配备相应度数、内径大小的
喉镜以供术者选择，常用支撑喉镜度数为 0°、12°、30°、45°，其他常用器械如图 4-1-10 所示[3]。

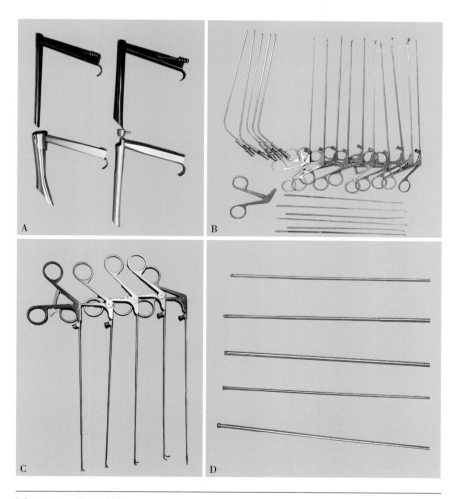

图 4-1-10　常用器械

A. 手术喉镜；B. 显微器械；C. 精选显微器械；D. 吸引器。

3. 器械摆台 手术中标准化的器械摆台可以提高手术效率（图 4-1-11）。

4. 器械使用管理 要求上台助手（医师 / 护士）熟悉手术步骤，准确传递器械；术中及时清洁器械，防止堵塞。

5. 器械消毒管理 整理→浸泡→清洗→消毒→保养→包装→灭菌→存放。

（三）内镜的保养

1. 内镜防雾 理想的医用防雾剂须达到防雾时间长、透明无毒、无刺激性的目标，目前临床手术时常使用的防雾方法主要有以下两种。

（1）热灭菌注射用水法：准备无菌小型热水壶，注入灭菌注射用水加热。或准备一圆碗盛装热灭菌注射用水。以上述热水给镜头加热来防止雾气的产生。该法相较其他内镜常用防雾剂而言，其防雾效果更为理想、持续防雾时间较长，使用时注意安全、避免误溅、意外烫伤。

（2）0.1% 安多福溶液：将镜头在进入术腔前予以 0.1% 碘伏湿纱布擦拭后使用。此法简易，但防雾持续时间较短。

2. 吸烟 在施行激光操作、电凝止

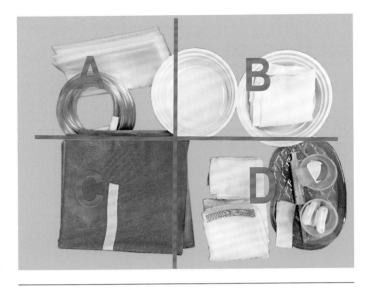

图 4-1-11 标准化摆台
A. 吸管、腔镜套；B. 一个圆碗装 0.9% 生理盐水，一个装灭菌注射用水（热水防雾用）；C. 铺巾一次性敷料；D. 纱球、脑棉、注射器、夹纱、纱条。

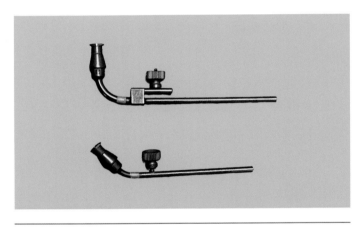

图 4-1-12 手术喉镜吸烟装置
吸头处可接负压吸引。

血等情况时，为及时吸除术野内烟雾，保证术野清晰，可从以下几方面进行配置。

（1）手术喉镜内置排烟吸引管（图 4-1-12）。

（2）手术喉镜搭配转接器及吸引管：对于无内置排烟吸引管的手术喉镜，可搭配吸引管（可固定于手术喉镜内侧边缘）。

（3）吸引管吸烟：主刀 / 助手医师根据手术需要，采用器械包内配备的吸管吸除术野内烟雾。

3. 止血

（1）肾上腺素棉片止血：以肾上腺素注射液（1mg：1mL）与生理盐水按 1：10 配比，制备止血棉片备用。注意打开棉片包装、手术结束后清点手术棉片数目，防止遗留于术腔。

（2）喉电凝设备止血：进行咽喉微创手术治疗，尤其是恶性肿瘤或血供丰富的肿物切除手术

时，一般需配备喉电凝止血装置，以满足术中止血需要。

4. 显微缝合配合（缝合针、线、缝合器的选择）

（1）缝合针线的选择：一般需根据缝合部位的特点、结合主刀医师的习惯、缝线长短多方面因素进行选择。进行咽喉显微缝合，常规备用6-0至8-0的带针缝线以供选择。其中，不可吸收的缝线（如Prolene）在特殊情况下应用，一般建议用单股可吸收的缝线，张力较大的可参考使用PDS或可吸收缝线6-0（3/8）圆针，长度＞45cm；张力不大的、较精细的缝合，建议用眼科常用的可吸收缝线8-0（3/6）圆针可吸收缝线。

（2）缝合相关器械的准备：显微持针器、直鳄鱼钳、带角度鳄鱼钳、推结器，以及显微剪（图4-1-13）。

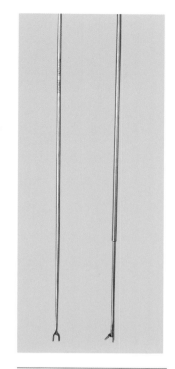

图4-1-13　推结器（左）与持针器（右）

（3）配合要点

1）紧抓缝线尾端：显微缝线较为细小，容易丢失。自操作开始之前，配合助手需手握缝线尾端（或血管钳钳住线尾），确保缝线未丢失。

2）配合腔外打结：如术者采用腔外打结法，需助手配合完成，应避免过于用力撕扯，注意缝线松紧程度，防黏膜撕裂或手术结松滑。

3）缝合针线点数：鉴于显微缝针细小，为避免丢失遗漏，一般台上放置吸针板，双人点数复核。建议术者在打结前，可先将缝针剪断，交给台上护士计数，避免缝针丢失。

（朱映霞　吴杏梅　龚凤球　雷文斌）

参考文献

[1] 斯诺，瓦基恩. 耳鼻咽喉头颈外科学：第17版. 李大庆，译. 北京：人民卫生出版社，2012.

[2] 迈尔斯. 耳鼻咽喉头颈外科手术学：第2版. 倪道凤，陶泽章，张秋航，等译. 天津：天津科技翻译出版有限公司，2017.

[3] 罗森，辛普森. 嗓音外科手术技巧. 方锐，译. 上海：上海科学技术出版社，2017.

第二节　围手术期护理

一、术前护理

1. **术前干预**　指导患者术前 1~2 周应该避免任何会引起声带暂时性水肿的情况。避免在女性经前期（经期之前 5 天）和月经期安排嗓音显微手术，因为这些时期声带水肿和血管脆性增加将影响手术效果。避免食用辛辣刺激性食物，戒烟、戒酒。

2. **药物管理**　术前要及时治疗伴随疾病，如咽喉反流性疾病、鼻腔鼻窦过敏性疾病、上呼吸道感染等，其中咽喉反流会不利于声带伤口的愈合，因此建议患者术前预防性用药治疗咽喉反流；如患者正在使用抗凝药物，术前 7~10 天应停用抗凝药物。

3. **嗓音训练**　对于从未接受过嗓音训练的患者，术前应进行 1~2 个阶段的嗓音训练，以纠正患者不良的发声习惯，指导术后发声方式，以获得更理想的手术效果。

二、手术当天护理

1. 术前禁食 8h、禁清饮料 2h，如因其他系统疾病，术前有常规口服药物，应视具体情况评估是否需要继续服用。如确需口服的，可用少量水送服。

2. 了解有无生理、病理变化，如发热、感冒、女性月经来潮等。

3. 检查各项检验报告是否齐全，检验结果是否正常，有无心血管方面疾病或其他全身性疾病，有无手术禁忌证。

4. 检查手术野皮肤，确认手术部位，有左右侧之分的，确认已按相关规定做好手术标记。

5. 术晨测量生命体征，嘱排空大小便，贴身穿病号服，取下所有贵重物品，仔细检查牙齿有无松动，取下活动义齿及眼镜，不可涂口红或指甲油。

6. 重视对患者的心理安慰，包括家属的陪伴，医护人员的鼓励。

三、术后护理

1. **声带休息注意事项**

（1）声带休息时间：多数情况下，嗓音显微外科手术后需声带休息（以下简称"声休"）一段时间。声休时间长短以及是否需要绝对声休尚有争议，典型的声休方案是术后先严格声休 1~2 周，之后 2 周相对声休；但也有学者推荐术后只需相对声休 2 周。具体的声休期需结合术中切除病变的大小、性质、切除程度、患者的依从性来决定。

（2）声休期间限制的行为：声休期间要限制耳语、唱歌、喊叫、吹口哨、Valsalva 动作、咳嗽、打喷嚏、清喉等行为。声休期间可用纸笔、可擦拭写字板、手机信息等替代方式进行交流。

（3）指导患者进行无声咳嗽：嗓音术后患者会经常出现黏液滞留感，无声咳嗽可以减少对声带的损伤。无声咳嗽是指患者深吸气后快速用力呼气，且呼气时不发出任何声音，患者呼气结束后立即收缩下颌，尽力做吞咽动作，配合不断的小口喝水能解决患者的黏滞感和咽喉部黏液聚集的问题，从而避免对嗓音有损害的清喉动作[1,2]。

2. 术后嗓音护理

（1）指导术后患者使用适当的呼吸支持、气流、发共鸣音，以及尽量减少使用耳语声和假声的情况。患者由绝对声休过渡到发声可能会存在心理方面的问题，应及时沟通，给予协助。

（2）可应用硬性频闪喉镜评估声带手术部位的愈合情况。如有足够的上皮覆盖，患者可少量说话，每小时发声 5~10min。接下来几周，在专业指导下，发声次数可逐渐增加，从声休过渡到轻微发声再到正常发声。

（3）嗓音显微术后 7~14 天是开始嗓音治疗的最佳时间。艺术嗓音治疗无论对歌者还是非歌者的声带恢复都是重要的辅助治疗，不同的患者开始的时间差异很大，但通常可在术后 3~4 周开始。

（4）围手术期避免辛辣刺激性食物和浓茶、咖啡、碳酸饮料，必须禁烟。如果患有咽喉反流性疾病，术后继续予质子泵抑制剂治疗，并且继续咽喉反流的行为矫正疗法，如晚餐清淡，避免高脂肪、高纤维素的饮食，餐后适当运动，晚上睡前 3h 应避免进食，睡眠时可抬高床头 15~20cm。

（5）鼓励患者多饮水，水可以保持声带湿润，对声带运动有润滑作用。建议正常人每日饮水量为 1.5~2.0L，可以饮用白开水、淡茶或适量苏打水等，减少酸性饮料的摄入。

（6）10%~20% 的患者舌神经可能受到损伤，出现舌体麻木，味觉改变等，患者可能因此出现焦虑的情绪，应及时进行心理疏导，告知损伤为喉镜压迫所致，只是短暂性的，症状通常会在 4 周内消失。

（许薇　郑莹）

参考文献

[1] 李翠娥，周涛，屈季宁，等. 声带息肉患者术后声休方案探讨. 听力学及言语疾病杂志，2013，21（5）：497-500.

[2] 晏婷，沈志莹，王芳. 声带息肉患者术后声休方案研究现状. 护理学杂志，2019，34（7）：107-110.

下篇

策略与技巧

第五章 常见术式与技巧

第一节 声带良性病变嗓音显微手术

一、概述

随着耳鼻咽喉头颈外科的不断发展，专业分科的不断深化，人们对发音结构解剖、生理功能的认知不断提高，嗓音显微外科应运而生。从最初单纯声带或喉肿物的彻底切除导致术后患者的嗓音质量很差，到现在的以最大程度地改善或恢复嗓音为主要治疗目的，嗓音显微外科逐渐开展。

（一）嗓音显微外科的发展历史

近几十年来，随着麻醉技术的进步，手术显微镜、喉显微器械及二氧化碳激光器（carbon dioxide laser）广泛应用于临床，极大地推动了嗓音显微外科的迅速发展。20 世纪中期，Zeiss 推出 400mm 的聚焦显微镜，使术者可以使用喉显微器械进行精细手术。随后 Jako 将显微镜进行改良，使术者可以双目观察，双手进行手术操作。1962 年 Jako 设计出第一套喉显微器械，进一步提高了手术的精细程度。20 世纪 70 年代，CO_2 激光应用于上呼吸道手术中，使喉显微外科手术范围大大拓宽。1975 年 Hirano 结合声带的组织学研究及发音生理功能，提出了关于声带振动的体层 – 被覆层理论（body-cover theory），即声带具有独特的分层结构及相应的精细运动功能。20 世纪 90 年代 Reinke 等发现了位于声带上皮层与声韧带之间的间隙即任克层。1982 年 Sataloff 提出应用外侧黏膜微瓣技术切除声带内侧面的局限性病变，但是由于术中分离的黏膜瓣范围过大，损伤了声带振动的精细结构，导致手术创面瘢痕形成，严重影响术后嗓音效果。后来逐渐演变为内侧黏膜微瓣技术切除声带内侧面的局限性病变，术后嗓音效果良好。这些都为嗓音显微外科手术的发展奠定了坚实的理论和实践基础[1]。

（二）手术目的和手术原则

1. **手术目的**　嗓音显微外科手术的主要目的是提高嗓音质量。

2. **手术原则**　充分暴露病变区域，显微手术切除病变时，避免损伤正常的声带结构，关键是最大限度地将切除范围限制在浅层，尽可能保留上皮层，笔者所在团队的经验是保证手术创面有完整的黏膜覆盖，术后一期愈合，从而实现术后声带黏膜振动的最大恢复。

（三）手术适应证和禁忌证

1. **适应证**　手术适应证包括声带良性增生性病变（声带小结、声带息肉、声带囊肿、声带肉芽肿、喉淀粉样变性等）、声带血管性病变、喉良性肿瘤（喉乳头状瘤等）、声带白斑、声带沟、单侧或双侧声带麻痹等。

2. **禁忌证**　手术禁忌证包括严重的颈椎病、严重的心脑血管疾病等。

（四）嗓音功能的评估

嗓音功能的评估，包括主客观方面的评估。频闪喉镜检查在明确声带病变的同时，可以评估声带振动特性。术前还要关注患者有无吸烟饮酒史、咽喉反流史、变态反应史、内分泌、心理因素等的影响，并于术前进行治疗。另外，对肥胖、甲颏间距短、颈部粗短、下颌后缩及既往插管困难的患者重点关注插管及喉腔暴露有无困难。

（五）焦点

在嗓音显微外科手术中，手术的时机和手术方式的选择经常是临床上的焦点问题。

1. **手术时机选择**　嗓音外科手术是一种择期手术，应结合患者意愿进行手术。对于个别患者甚至歌手来说，有时候病理性的嗓音反而是患者的特色发音方式，医师的眼中不能只看到病变，还要关注患者有无改变或改善嗓音的诉求。术前应详细告知患者病情、保守治疗方案、发音训练方案、手术获益、手术风险等，强调可能会发生包括嗓音质量无改善甚至变差的情况（发生率1%~2%）。术前发音训练（1~2个疗程）对于嗓音显微外科手术的准备是非常重要的，有助于患者做好手术的心理准备、改正不良的发声习惯。当正规保守治疗或发音训练无效或效果不佳时，才适合进行嗓音显微外科手术。

2. **手术方式选择**　手术方式是选择冷器械操作还是CO_2激光呢？应用冷器械进行手术操作，对病变周围组织无热效应作用，损伤小，术后恢复时间短，常用于病变范围局限的良性增生性病变的切除。而CO_2激光手术利用激光的热效应来凝固、气化、炭化、切割病变组织，术中用于封闭小血管，保证术野清晰，术中精确切除病变，通过调整激光的光斑大小、输出功率及作用时间，把激光的热损伤减轻到最低水平，适用于病变范围广泛的任克水肿、喉良性病变及良性肿瘤等的切除。一般来讲两者结合是最佳的选择，包括提高了嗓音显微外科手术的广度和精度、降低了手术的难度、减轻了手术损伤、确保术后最佳的疗效。

二、手术设备

嗓音显微外科手术是精细手术，准确地选择手术设备和手术器械有助于声带良性病变的精准切除、术后嗓音功能的最大改善。

1. **支撑喉镜**　首先需要支撑喉镜（临床上多用）或悬吊喉镜，在患者因素允许的情况下喉镜越大对手术暴露越有利。此外，根据患者病变的特点选择喉镜也很重要，比如声门后部暴露困难时选用后连合喉镜，前连合病变暴露欠佳时选用专门的前连合喉镜。

2. **显微镜**　显微镜能给外科医师提供清晰放大的喉内视野。手术显微镜的焦距为400mm，这样在喉镜近端与显微镜之间有足够的空间操作器械，放大 6~40 倍，并配备示教镜、照相、录像设备，显微镜还有 CO_2 激光耦合器。

3. **喉内镜**　具有多种角度的喉内镜越来越多地被应用到嗓音显微外科手术中，它们可为手术医师提供声带和相关病变的"三维视角"。在手术前用直径 4~5mm，长 30cm 的 30° 和 70° 内镜探查病变，术中和手术结束时也常被用来确认病变组织是否已被完整切除。

4. **手术器械**　嗓音显微外科手术中，手术器械分为喉显微"冷器械"和喉显微"热器械"（CO_2 激光）。

（1）CO_2 激光：CO_2 激光可被水吸收，组织穿透能力为 0.1mm，对周围组织的损伤仅限于 5~10 个细胞层厚，可凝固 0.5mm 以下的血管，术中通过调控激光的输出功率、光斑大小及作用时间对病变组织有良好的切割、气化、炭化及凝固作用，因其方向性好、能量高、精准切除、对周围精细组织结构损伤小等特点在声带良性病变的手术中应用越来越广泛，也极大地拓展了嗓音外科的手术范围，但其同时也具有热损伤风险以及成本高等缺点。近年来，Nd：YAG 激光和 KTP 激光也被应用于嗓音显微外科手术，或许它们可以成为处理血管病变合并其他声带病变（比如声带囊肿、声带息肉）的补充。

（2）喉显微手术器械（"冷器械"）：主要包括微型剥离子、杯状钳、剪刀、鳄鱼钳和吸引管。另外还有多用于微瓣牵拉的三角钳，缝合器械等：①微型剥离子必须是钝性的，且有不同的角度，这样外科医师能在声带不同位置以不同角度操作，尤其适用于微瓣下剥离声带病变；②微型杯状钳具有锐利的边缘，但切面很小，只有钳子最远端 180° 的部位能切割，最实用的微型杯状钳向上成角，直径 1mm，有上翘、左弯、右弯多个角度的微型卵圆钳；③显微手术剪，有直的、上翘的；④鳄鱼钳，有弯鳄鱼钳（分为左和右）和直鳄鱼钳；⑤微型喉吸引管；⑥三角钳，分左和右；⑦显微喉刀。

以笔者的经验，结合黏膜微瓣及缝合技术，喉显微器械能胜任大部分声带良性增生性病变的手术，比如：声带小结、声带息肉、声带囊肿等。对于声带任克水肿，显微器械和 CO_2 激光联合应用获益最大。喉部良性肿瘤如喉乳头状瘤、血管瘤、纤维瘤，喉淀粉样变等，CO_2 激光可精准切除病变，创伤小，可最大程度地保全发音功能。双侧声带麻痹导致呼吸困难者，用 CO_2 激光行杓状软骨切除多可解决通气问题。因此术中要结合术者经验、患者病情综合判定是用冷器械、热器械，还是两者结合使用 [2]。

三、手术步骤与技巧

声带良性病变的嗓音显微外科手术是在全身麻醉气管内插管后，置入支撑喉镜或悬吊喉镜充分暴露喉腔及病变部位，通过手术显微镜放大病变，用喉显微手术器械和 / 或 CO_2 激光进行的手术操作 [3]。

1. **手术步骤**

（1）选择较小口径的麻醉插管。麻醉成功后，巡回护士给患者贴眼贴以保护眼部及周围。

（2）使用酒精消毒患者口周。双层铺巾，第一层包裹患者面颊部、眼部及额部，第二层平铺，避免使用巾钳以免损伤患者眼部，连接吸引器。

（3）选择适当的喉镜及器械，对于喉腔前部病变暴露欠佳者，选用前连合喉镜，充分暴露。

（4）浸湿纱布块垫于上切牙，保护患者上唇及牙齿。右手持支撑喉镜，左手推开患者上唇，沿口腔置入支撑喉镜，依次暴露舌根、会厌、声门区，注意避免压迫气管插管。

（5）充分暴露声门区及肿物后，连接支撑器械并根据暴露程度调整角度及松紧度。

（6）连接激光部分，根据手术范围及肿物性质调整激光光斑大小。

（7）如果显微镜下病变暴露得不是非常清楚，可以根据需要，分别选用 0°、12°、30° 或 70° 喉内镜在手术前再次检查病变范围，避免遗漏病变。

（8）置入一根浸湿生理盐水的棉片或小纱条，保护气管插管以及声门下区域。

（9）三角钳牵拉病变部位黏膜，做黏膜微瓣切口，遵守喉显微器械和 / 或 CO_2 激光的操作规范，精准切除病变，切除范围限制在固有层浅层，保证创面的黏膜切缘对合整齐或创面黏膜无张力缝合后有被覆上皮的完全覆盖，以保证创面一期愈合（图 5-1-1）。

（10）术腔彻底止血，取出声门下填塞物，缓慢退出喉镜，注意查看有无软腭撕裂伤及活动性出血，必要时进行止血。

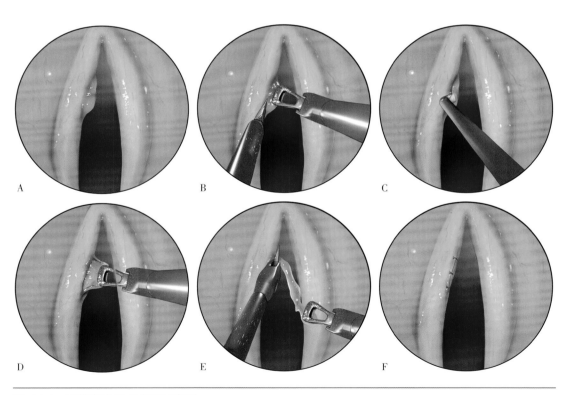

图 5-1-1　声带息肉手术步骤示意图

A. 充分暴露声带病变；B. 用三角钳牵拉病变部位黏膜，用显微剪切开黏膜；C. 剥离子黏膜下分离病变组织；D. 牵拉病变组织；E. 用剪刀去除息肉病变；F. 对位缝合黏膜瓣。

2. 手术技巧

（1）麻醉：嗓音显微外科手术对麻醉的要求较高。手术需要全身麻醉，静脉麻醉诱导后实施气管内插管。可视喉镜下气管插管非常重要，避免了声带损伤及对病变的干扰。手术多选择小的（5.0号、5.5号或6.0号）气管导管进行插管，既能完全控制气道，又有足够的手术操作空间。另外，插管及拔管时耳鼻咽喉头颈外科医师必须在场。

（2）喉镜置入：把尽可能大口径的喉镜置入喉腔内，争取最大程度地获得术腔的暴露及手术操作空间。会厌反折时喉镜进入喉腔的空间缩小，会厌亦受损，此时可用喉钳轻拉会厌向前，即可顺利置入喉镜。通常，喉镜应靠近声带病变上方（避免接触）放置。

（3）喉部周围按压：术中病变暴露欠佳时，可请助手协助按压甲状软骨或在颈前皮肤覆盖纱布块后用透明胶带下压固定喉部，尤其有助于暴露声带前部病变。

（4）喉内镜下评估声带病变：如果显微喉镜下不能完全暴露声带或者需要评估的区域，可以选择性使用0°、12°、30°、70°喉内镜，可以呈现喉腔病变的"三维"视野，还可以为喉室、声门下、前连合、后连合提供绝佳的视野。

（5）稳定支撑前臂：嗓音显微外科手术中，如果前臂能够获得稳定的支撑，比如手术椅上自带的支撑臂，将更利于术中操控器械。腕部是精确控制的关键部位，术者通过支撑架支撑前臂，从而使手腕运动更稳定。我们为了术中更灵活地操纵手术器械，习惯不使用支撑臂，但前臂自我稳定支撑是需要长期训练的。

（6）黏膜微瓣技术：微瓣技术是嗓音显微外科手术操作的关键部分[4]。

1）外侧黏膜微瓣技术：初期的黏膜微瓣技术是外侧黏膜微瓣技术，手术切口位于声带上表面的外侧、接近喉室处，应用显微器械将病变与声带黏膜及声韧带分离，病变切除后复位黏膜微瓣。由于术中破坏了声带振动的精细结构，术后患者的嗓音效果并不理想，因此它逐渐被内侧黏膜微瓣技术取代。外侧黏膜微瓣技术现在主要应用于声带弥漫性病变或手术中病变与声韧带很难辨别时。

2）内侧黏膜微瓣技术：其核心原则包括——①距黏膜下病变尽可能近的位置经上皮层做切口；②最低限度地破坏病变周围的声带组织；③操作层次尽可能在浅层及其以内；④保留被覆于浅层的正常黏膜（上皮层及固有层浅层）；⑤从黏膜下病变小心而缓慢地分离微瓣时，必须特别谨慎以免其撕裂或者穿孔。

（7）黏膜微瓣显微缝合技术：声带病变完全切除后常遗留较大的手术缺损和创面，形成声带瘢痕，影响患者嗓音质量，而黏膜缝合技术对声带创面予以黏膜回覆和缝合，消除了创面，减少了瘢痕的形成。我们采用的是在显微镜下支撑喉镜内打结，打结的整个过程完全在显微镜监视下连续进行，用时短，而且不会造成声带黏膜的撕脱。另外，在打结时，要注意打结的力度，要保证黏膜对合良好[4]。

四、术后护理、术后并发症及防治

1. 术后护理 嗓音显微外科手术后给予雾化吸入每日 2 次，连续 1 周；术后声带休息，短则数日，长则 2 周。此外，还要鼓励患者多饮水，咽喉反流者继续以质子泵抑制剂规范治疗。声带休息结束时，以频闪喉镜评估声带的愈合程度，如果上皮组织覆盖良好，患者可过渡到"轻微用声"，即以一种"轻柔的"嗓音说话（不是耳语声），1h 内可用 5 ~ 10min，轻微用声一般为 7 ~ 10 日。术后 1 个月、3 个月、6 个月门诊复查。

2. 术后并发症及防治

（1）门齿的松动或脱落：术中注意保护牙齿，术后于口腔科检查修复。

（2）咽喉部黏膜损伤：术后注意软食，加强漱口。

（3）舌体肿胀、麻木及运动受限：多数术后 1 个月内自行恢复。

（4）出血、感染：根据情况予以对症用药。

（5）激光手术并发症：麻醉插管燃爆，气管灼伤，眼睛、皮肤等部位被激光灼伤。防范措施——声门下放置生理盐水纱条；气管套囊不充气，套囊内注射生理盐水；激光操作时嘱麻醉科医师把氧浓度控制在 30% 以下。

（6）创面瘢痕、声带粘连、喉狭窄导致声音质量下降：对于双侧声带广泛病变者，可以分期手术，待一侧声带创面愈合后再行另外一侧手术；对于双侧声带小结或声带息肉患者，术中避免损伤前连合，最少保留单侧声带前端 2mm 黏膜组织。

（7）黏膜微瓣坏死：术中应减少对黏膜瓣的骚扰。

五、总结

1. 嗓音显微外科手术是功能外科手术，不仅要切除病变组织，同时要保证术后嗓音功能的恢复。

2. 嗓音显微外科手术运用精细的手术器械在显微镜下精准操作以获得最佳的嗓音效果。

3. 保留声带正常被覆上皮和固有层浅层组织的同时切除病变组织，以黏膜覆盖消除手术创面，保证术后达到最佳嗓音质量。

4. 黏膜微瓣技术是嗓音显微外科手术的重要组成部分。

5. 熟练掌握黏膜缝合技术是非常必要的。

（任妍妍　何双八）

参考文献

[1] UMENO H, HYODO M, HAJI T, et al. A summary of the clinical practice guideline for the diagnosis and management of voice disorders, 2018 in Japan. Auris Nasus Larynx, 2020, 47(1): 7-17.

[2] 雷文斌，徐扬，邓洁，等. CO₂激光在咽喉科疾病治疗中的应用进展. 临床耳鼻咽喉头颈外科杂志，2018（19）：1447-1450.

[3] KUMAR S, PRASAD B K. A comparison of surgical outcomes of carbon dioxide laser versus conventional cold instrument excision of benign vocal cord lesions. Indian J Otolaryngol Head Neck Surg, 2019, 71(Suppl 1): 992-996.

[4] 何双八，孙国燕，张庆翔，等. 支撑喉镜显微镜下微瓣显微缝合技术在喉良性病变中的应用. 中国耳鼻咽喉颅底外科杂志，2017，23（5）：427-430.

第二节　直接显微喉镜下声带注射填充术

一、概述

声门闭合不全（glottic insufficiency）是指声带在无占位性病变的前提下，发声时双侧声带闭合度不够，导致气体"漏出"，表现为声音嘶哑、发声无力、饮水呛咳等症状，常见的病因包括声带麻痹、声带沟、声带萎缩（主要是年龄相关性嗓音障碍）、喉肌无力、声带瘢痕等；除原发病的治疗以外，这些疾病治疗的共同之处为缩小发声时的声门缝隙。

声带注射填充术（injection augmentation laryngoplasty）是指根据声门闭合不全的原因及特点，将自体或者异体物质注射或填充至声带不同层次或者声门旁间隙，改善声带形态、声带容积、声带闭合以及声带振动，最终恢复或者改善患者的嗓音质量和吞咽功能，是适用于多种嗓音疾病的一种非常有效的治疗方法。与开放式喉部手术（如喉框架手术）相比，声带注射填充术的优点是可在显微喉镜下进行以及微创性，还可以更加直接观察所需处理的声带病变情况。

根据解剖位置，注射填充可具体分为两类，并有不同的适应证、注射材料和注射方法。浅层及中层声带注射可用于治疗声带瘢痕或固有层局灶性缺失。声带深层或声门旁间隙注射用于填充声带，治疗由于以下原因引起的声门闭合不全：声带完全性麻痹、声带不完全性麻痹、声带萎缩、声带沟、声带软组织缺失等。

二、术前评估

手术前应对患者进行全面评估，以明确诊断、制订治疗方案、进行材料的选择以及术后疗效的预测等。除了常规术前检查，还应该针对嗓音做一套全面检查。

1. **嗓音质量的主客观评估** 发音质量主客观分析及气流动力学评估既有利于术前诊断又可作为治疗前后对比依据。发音质量的主观评估主要应用 GRBAS 分级标准。发音质量的另一主观判定方法为与生活质量相关的患者的主观满意度，最常应用的为嗓音障碍指数（voice handicap index，VHI）。嗓音主观评价对于患者自我评价发音障碍的严重程度较为有效、可靠。

2. **喉镜检查** 电子喉镜检查可以评估声带的大体情况，如声带运动情况、闭合情况以及有无声带缺陷等。频闪喉镜检查有助于进一步评估声带振动特性及声带闭合程度，确定手术填充部位、填充物质及填充量。单侧声带麻痹、声带肌萎缩等原因引起的声门闭合不全，声带黏膜层及固有层可能完全正常，声带振动特性不受影响。而对于声带瘢痕、声带沟等病变，由于黏膜层或固有层缺失或异常，导致受累声带僵硬度增加，除伴有声门闭合不全外，还表现为声带黏膜波振动明显减弱或消失。室带过度内收可以看作机体恢复声门闭合的代偿性努力，检查中也应特别注意。对于不能耐受频闪喉镜检查或频闪喉镜检查无法明确诊断时，还可通过全麻显微喉镜下进行探查以辅助诊断，特别是对于声带沟分型的判定。

喉镜检查具有一定的主观性，许多弓形声带引起的声门闭合不全患者仅根据喉镜下表现不能明确病因，需进行进一步检查。

3. **喉肌电图检查** 喉肌电图及诱发肌电图检查是诊断喉神经肌肉（运动）性发音障碍的重要手段，对于临床上病因不明的声门闭合不全的诊断具有其独特的价值。通过喉肌电图检查，可以确定神经源性、肌源性、神经肌接头病变或机械性等原因引起的声门闭合不全，排除功能性发音障碍，从而明确病变性质利于治疗方案的制订及评价预后。

4. **其他诊断性试验** 其包括杓状软骨触诊、甲状软骨手指按压试验、生理盐水黏膜下灌注试验等。此外还可以选择性进行影像学检查、肺功能检查等进一步明确诊断及评估预后。

5. **焦点** 声门闭合不全表现为持续性声音嘶哑、发音无力、易疲劳、误吸及呛咳等，可引起明显的发音和吞咽障碍，影响患者的日常交流和生活质量，严重的可能会危及生命[1]。

目前用来治疗声门闭合不全的方法有许多种，包括喉框架手术、喉神经修复手术以及声带注射填充手术等。其中声带注射填充手术是一种微创治疗方法，可以在显微镜或内镜引导下进行[2]。由于其能够避免开放手术所带来的创伤，降低术后恢复时间及并发症的发生率，声带注射填充术在治疗声门闭合不全方面起着越来越重要的作用。随着技术的进步，越来越多的新型材料应用于临床工作，但是如何找到最适合、最优化的材料，还需要大量细致而深入的研究。目前临床工作中最常选用的材料为自体脂肪，但是随着注射治疗后时间的延长，传统注射术中提取的自体脂肪存在一定程度的吸收，从而影响远期疗效[3-5]。脂肪干细胞胶（stromal vascular fraction gel，SVF-gel）是通过物理方法从脂肪组织中提取的凝胶状浓缩脂肪提取物，其中含有大量的 SVF 细胞和细胞外基质，在被自体移植后其远期存有率明显高于传统脂肪组织[6]。笔者团队通过大量的临床研究及应用，发现

SVF-gel 声带填充注射治疗效果好，取材容易，术后反应轻，长期疗效稳定，最大程度地避免了自体脂肪吸收的问题，可长期明显改善患者嗓音质量[7-8]。总之，声带注射填充术已成为治疗声门闭合不全最重要的方式，新型材料的开发选取值得重视和进一步探究。

三、材料选择

理想的声带注射材料应该容易获取、价格低廉、使用方便、有良好的生物相容性。人们寻找这种材料已经持续了近 100 年的时间。过去 10 年里，声带注射材料的获取和设计取得了显著进展。原来使用的材料是石蜡，这种材料会造成显著的异物排斥反应。类似的反应也出现在硅胶注射，以及最近的氟聚合物注射中。未来会进一步要求所有注射材料的生物力学特性与声带浅层（固有层浅层）或深层（声带肌、甲杓肌和环杓侧肌）的生物力学特性相匹配。目前适用于声带注射的材料包括：自体脂肪、自体脂肪干细胞胶、羟基磷灰石钙（Radiesse）、氟聚合物（Teflon™）、明胶、羟甲基纤维素、牛胶原蛋白产品、人胶原蛋白产品（Cymetra、Cosmoplast、Cosmoderm）、透明质酸产品、自体筋膜等，除 Cymetra 和其他胶原蛋白产品外，都已计划用于声带深层注射。牛胶原蛋白、自体胶原蛋白以及人胶原蛋白都已用于声带浅层注射。

四、手术设备

1. 标准嗓音显微外科手术器械参同本章第一节。

2. 声带注射针头以及 18G 和 19G 针头或脂肪注射设备。

3. 吸脂设备（大直径、低压力）或开放手术小型整形器械包。

4. 无菌过滤器。

5. 高膨胀止血海绵。

五、手术原则和手术步骤

（一）手术原则

1. 注射点应位于两个解剖标志的交会点——声带突水平和从声带表面到喉室的过渡区（上弓状线）。这两个解剖位置的交界处是声带深层注射的最佳位置。

2. 注射针头应略向外侧倾斜，注射前置于黏膜下 3～5mm。分次或逐步注射，同时观察对声带大小、体量、位置和声门闭合情况的实时影响，如注射后即可看到声门下水平起效，可认为进针位置佳。声门下水平注射至适当程度后，继续在声门水平于声带浅层进行注射，或将针头退出 1～2mm 后，在声带膜中部区域注射。

3. 通常第 2 次注射应在声带膜中部区上弓状线进行。

4. 声带深层注射的最佳区域位于声带外侧面，注射时针头要略微带有角度，不要与喉镜长轴完全平行，可有意将喉镜置于声带喉室外侧面，而不是声门中线，以进一步开阔视野。

（二）注射过程大体手术步骤

1. 声带填充前回顾喉镜和 / 或频闪喉镜录像。

2. 麻醉团队实施全身麻醉，肌肉完全放松后，固定支撑喉镜，以大口径喉镜完整暴露声带。

3. 用角度镜（0°、12°、30°和70°）查看整个喉部，完整评估声带体量缺失程度以及需要通过声带填充矫正的病理情况。

4. 声带深层填充应在注射点黏膜下 3～5mm，喉镜下针头尽可能靠外侧倾斜，为保证侧面注射，可将支撑喉镜向外侧倾斜。

5. 声带注射过程中监测声带，观察注射过程中及注射后声带形态的实时变化情况，有助于确定理想注射量和注射点。

6. 手术中注射需过量矫正。

7. 注射后将利多卡因喷于喉部，预防术后喉痉挛。

（三）声带脂肪注射填充注射步骤

声带脂肪注射填充是通过声带深层 / 外侧面注射自体脂肪达到声带内移和填充的目的，可在显微喉镜径路下进行。鉴于脂肪黏稠的特性，注射时选择加压注射设备，如 Brunings 注射器或 Instrumentarium 设计的脂肪注射装置。脂肪移植物可以通过开放切口取皮下脂肪或通过吸脂器获取。推荐使用吸脂器，因其侵入性小，可提供完美尺寸的脂肪注射材料。皮下脂肪较少的患者推荐开放式手术，最佳获取位置是脐下或腹部原有的切口上。前者通常有较多脂肪，切口也较为不明显，可在局部麻醉或全身麻醉下进行。

1. **开放取脂肪**

（1）腹部消毒铺巾。

（2）利多卡因及肾上腺素局部注射作区域性阻滞麻醉，或全身麻醉下注射于切口部位可减少切口出血。

（3）在肚脐凹的侧壁做弧形切口，大约 4 点至 8 点方向。

（4）向下分离皮下组织，游离真皮下的皮下脂肪组织。

（5）用冷器械取脂肪，注意不要损伤皮肤及腹膜。

（6）必要时双极电刀止血，深部缝合切口。

（7）将取下的组织去除纤维结缔组织，并用剪刀切成约 1mm×2mm×1mm 的小块组织。

（8）脂肪移植物按吸脂法获取的脂肪处理步骤进行处理备用（详见下述"3. 脂肪注射的脂肪准备"）。

2. **吸脂法脂肪注射**　吸脂应采用大口径、低压技术。吸脂可以在全身或局部麻醉下进行。

（1）腹部皮肤消毒铺巾。

（2）腹部右上方做约 5mm 的切口。

（3）吸脂管经皮插入皮下间隙，接负压吸引装置。

（4）将吸脂管在患者腹部横向的皮下间隙内快速移动。注意控制套管尖的平面和位置，避免刺入腹膜或上腹部的皮肤。夹捏提起皮肤可提供吸脂的安全间隙。

3. 脂肪注射的脂肪准备 通过任何方法获取的脂肪移植物都有游离脂肪酸、血液等物质。游离脂肪酸来自破裂的脂肪细胞，如果注射前不清除掉会诱发强烈的炎症反应。这种炎症反应会降低移植物的存活率。注射脂肪前一定要仔细彻底地冲洗干净，以最大限度地保证移植物的存活率。

（1）将通过开放式手术或吸脂器获得的脂肪放置在衬有高膨胀止血海绵的无菌漏斗中。

（2）将吸管与漏斗嘴相连。用 0.9% 生理盐水冲洗脂肪表面的血液和脂肪酸。

（3）将脂肪转至小碟中，浸入 100U 胰岛素中 5min（相关文献报道称胰岛素可以稳定脂肪细胞膜，在移植过程中提高细胞成活率）。

（4）将脂肪放置在高膨胀止血海绵上吸干多余的水分，风干数分钟。

（5）将处理好的脂肪移植物装入注射器。

4. 声带脂肪注射填充 声带注射的方法和部位与声带深层注射相似。特别注意不要把移植物注射到以下部位：①喉室；②声门下；③固有层浅层。脂肪注射填充时要过量注射，因为在注射填充过程中会有脂肪流失。如患者有声带麻痹及对侧声带外展不佳，则不宜进行单侧声带脂肪注射填充。如果双侧声带运动良好，则可安全进行脂肪注射填充。通常双侧声带运动良好的患者，双侧声带注射填充完成后，双侧声带可完全靠拢。

（四）脂肪干细胞胶的提取及注射步骤

1. 患者仰卧，全麻下在大腿内侧进行肿胀麻醉。肿胀液的配制：500mL 生理盐水 +2% 利多卡因 15mL+ 肾上腺素 0.3mg。肿胀麻醉约 5min，麻醉完全起效后采用 20mL 螺口注射器连接直径为 2.5mm 的抽脂针进行手动负压抽脂。

2. 将抽取的脂肪静置后去除下层液体，放置于低速离心机，1 200r/min 离心 3min。去除下部的液体后，将上层脂肪通过内径为 1.4mm 的双向螺口转换头连接的注射器来回推注后使脂肪乳化。

3. 乳化后的脂肪用直径为 500μm 的过滤网进行过滤，去除内部残留的纤维组织，再次离心，2 000r/min 离心 3min，中间层的黏稠状物质即为 SVF-gel（图 5-2-1）。

4. 采用 27G 钝针连接 1mL 注射器进行注射。以

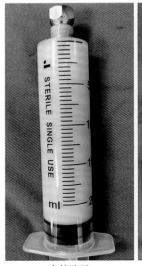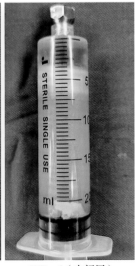
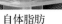

自体脂肪　　　　　　　SVF-gel（中间层）

图 5-2-1　制备好的 SVF-gel

支撑喉镜暴露声带，在显微镜下进行注射。将注射针刺入患侧声门旁间隙及声带肌内，注射量一般为 2～5mL，注射后使患侧声带膨隆，膜部体积增大，游离缘内移并越过中线 1.0～1.5mm。

5. 患者清醒后拔除麻醉管，监测生命体征。术后声休 7～10 天，雾化治疗 1 周。术后抽脂区以弹力绷带加压包扎固定 3 天。术中、术后随访喉镜图片见图 5-2-2。

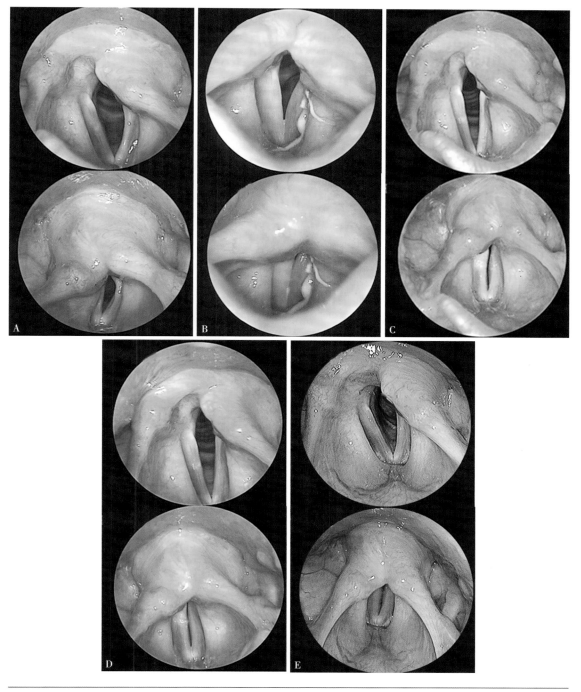

图 5-2-2　手术前后频闪喉镜检查示声带外展与闭合图像

A. 术前；B. 术后 1 天；C. 术后 1 个月；D. 术后 12 个月；E. 术后 18 个月。声带外展状态（上），声带闭合状态（下）。

六、围手术期注意事项及技术要点

1. 术前对声带振动特性、声门闭合程度、手术填充部位、填充物质及填充量进行仔细评估和筛选，可最大程度地提高术后嗓音质量。

2. 术中对填充物需进行过量注射，预防术中填充物的流失以及术后填充物的坏死吸收造成的手术效果的减弱。

3. 对于术中无法良好暴露术区的患者，可结合纤维喉镜或者带有角度的硬性喉镜进行辅助注射填充。

4. 术后严密监测患者生命体征，预防呼吸困难。

（黄栋栋　何双八）

参考文献

[1] 徐文，韩德民. 声带注射填充喉成形手术. 中国医学文摘（耳鼻咽喉头颈外科学），2006，21（5）：271-272.

[2] 胡建道，张建耀，江涛，等. 内镜下微创外科技术在声带疾病的临床应用. 中国微创外科杂志，2010，10（8）：697-699.

[3] UMENO H, CHITOSE S, SATO K, et al. Long-term postoperative vocal function after thyroplasty type I and fat injection laryngoplasty. Ann Otol Rhinol Laryngol, 2012, 121(3): 185-191.

[4] STRONG A L, CEDERNA P S, RUBIN J P, et al. The current state of fat grafting: a review of harvesting, processing, and injection techniques. Plast Reconstr Surg, 2015, 136(4): 897-912.

[5] LACCOURREYE O, PAPON J F, KANIA R, et al. Intracordal injection of autologous fat in patients with unilateral laryngeal nerve paralysis: long-term results from the patient's perspective. Laryngoscope, 2003, 113(3): 541-545.

[6] ZHANG Y, CAI J, ZHOU T, et al. Improved long-term volume retention of SVF-gel grafting with enhanced angiogenesis and adipogenesis. Plast Reconstr Surg, 2018, 141(5): 676-686.

[7] 黄栋栋，孙国燕，严敏，等. 脂肪干细胞胶在单侧声带麻痹中的临床应用. 临床耳鼻咽喉头颈外科杂志，2021，35（5）：395-399.

[8] SUN Z, HUANG D, CAI M, et al. Clinical application of stromal vascular fraction gel in unilateral vocal fold paralysis. J Voice, 2021, S0892-1997(21): 00090-00094.

第三节 喉肉毒毒素注射

一、肉毒毒素的作用机制

肉毒毒素是由肉毒杆菌在厌氧条件下产生的一种嗜神经性细菌外毒素，具有强效的神经阻滞作用，由重链和轻链组成，重链可以识别并结合神经末梢突触前膜的特异性受体，轻链可以水解 N-乙基马来酰胺敏感因子附着蛋白受体复合体，影响突触前膜和突触囊泡的融合，进而阻滞乙酰胆碱等神经递质释放，引起肌肉麻痹、松弛等化学去神经支配作用[1]，可以迅速消除或缓解肌肉痉挛，重建肌肉间的力量平衡，改善肌肉异常或过度收缩引起的疼痛、震颤、运动障碍等表现。此外，它还可能具有影响中枢神经系统传出通路的作用。根据抗原性的不同，肉毒毒素可以分为八种，其中 A 型肉毒毒素疗效持续时间更长，注射部位弥散较少，在临床上应用最为广泛。

肉毒毒素在喉科主要应用于痉挛性发声障碍，其作用机制是通过抑制运动终板乙酰胆碱的释放，阻断神经传导，使喉内肌麻痹，改善其过度内收或外展，进而改善声音质量。此外，肉毒毒素亦可通过神经轴突的逆向转运作用于中枢，进而减少喉外肌肉的痉挛，辅助改善声音质量[2]。

二、肉毒毒素的不同注射途径

肉毒毒素在喉部的注射肌肉靶点主要是甲杓肌或环杓侧肌，也可以注射于假声带上表面[3]（图 5-3-1）。主要有以下四种途径。

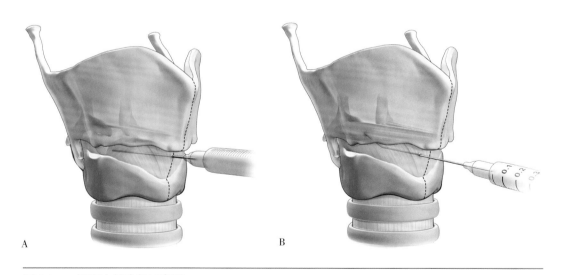

图 5-3-1 经皮注射途径示意图

A. 环杓后肌注射；B. 甲杓肌注射。

1. 肌电图引导下经皮注射 该注射方法应用最早，且在国外被广泛应用于临床，其具有操作简便，经济成本低，应用场景灵活等优势。但同时也具有患者配合欠佳、有疼痛不适等劣势[4]。

2. **喉镜引导下经皮注射**　耳鼻咽喉头颈外科医师更擅长该方法，在操作中具有更为直观的视野，操作更准确，可以减少肉毒毒素的损失。其缺点在于经鼻电子喉镜可能给患者带来一定的不适感，也具有患者配合欠佳等情况。

3. **喉镜引导下经声门上注射**　该方法也是耳鼻咽喉头颈外科医师所擅长的，且相较于经皮注射，有更好的操作空间，可以直视注射位置，相较经皮注射更加准确，但需要操作者和助手的熟练配合。此外，注射效果也与患者的配合度高度相关，若患者配合欠佳，则无法保证注射位置的准确性，后续效果也将难以保证，同时也存在针头误扎到口咽及喉咽其他位置的可能。

4. **支撑喉内镜下声带注射**　全麻支撑喉内镜下进行甲杓肌肉毒毒素注射也是一种很好的注射方法。患者处于全麻状态下，配合度更高，操作更稳定，手术视野更好。其缺点在于经济成本较高，需要更多的医护人员参与。

三、手术适应证和禁忌证

1. **适应证**　该手术适用于痉挛性发声障碍、特发性发声震颤、声带突接触性肉芽肿。

（1）痉挛性发声障碍是一种累及喉部的局灶性肌张力障碍，内收型痉挛性发声障碍是最常见的类型，此类患者的治疗是将肉毒毒素注入甲杓肌或环杓侧肌。

（2）特发性发声震颤是一种与年龄相关的肌肉不自主收缩，主要累及上呼吸道的部分肌肉，检查时可见整个声道出现有节奏的振荡运动，目前尚无有效的药物治疗。肉毒毒素注射仅对病因为室带声带震颤者具有较好的疗效。

2. **禁忌证**　包括妊娠期和哺乳期女性，环杓后肌注射导致的声带外展功能受损，重症肌无力等神经肌肉疾病，以及使用氨基糖苷类药物治疗者。

四、手术器械

不同注射途径所需的手术器械不同（图 5-3-2）。

1. **肌电图引导经皮注射**　肉毒毒素、肌电图仪、接地极和参考电极、26G 绝缘针头电极、结核菌素注射器（1mL）、局部麻醉药物（1% 利多卡因和 1 : 100 000 肾上腺素）。

2. **喉镜引导下经皮注射**　肉毒毒素、结核菌素注射器（1mL）、27G 针头、局部麻醉药物（1% 利多卡因及 1 : 100 000 肾上腺素）、盐酸丁卡因胶浆、电子喉镜。

3. **喉镜引导下经声门上注射**　肉毒毒素、结核菌素注射器（1mL）、盐酸丁卡因胶浆、电子喉镜、27G 针头、经口气管注射器。

4. **支撑喉镜下声门上注射**　肉毒毒素、结核菌素注射器（1mL）、支撑喉镜、喉内镜、静脉输液针（0.5mm×20mm）、喉钳。

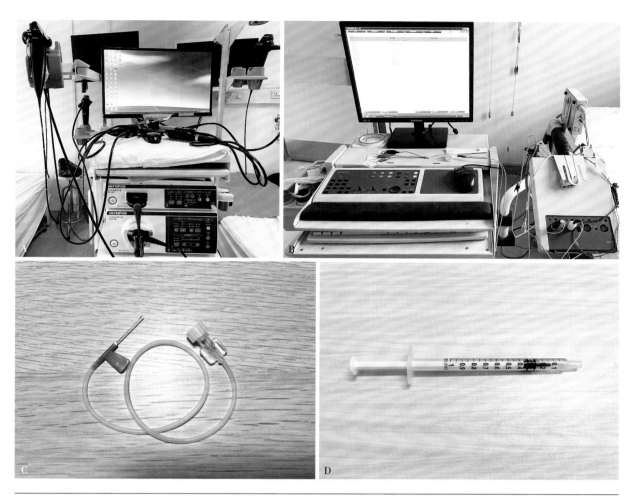

图 5-3-2　部分手术器械

A. 电子喉镜；B. 肌电图仪；C. 静脉输液针；D. 注射器。

五、手术步骤

肉毒毒素治疗痉挛性发声障碍患者尚无标准的注射剂量。但大多数内收型痉挛性发声障碍患者在使用 0.625 ~ 2.500U 时症状便可得到较好的控制。

首先将肉毒毒素用不含防腐剂的生理盐水稀释为 1.25U/0.1mL ~ 10.00U/0.1mL，每侧声带比较适宜注射量为 0.1mL。

1. 肌电图引导下经皮注射 [4]

（1）连接肌电图电极，将地极和参考电极连接至患者皮肤。患者半卧位，颏抬高，头后仰，平静呼吸，尽量不要吞咽。

（2）可进行皮肤的表面麻醉，并将针头向上弯曲 30° ~ 45° 以利于注射。

（3）进针位置为环甲膜向注射侧偏离中线 2 ~ 3mm 处，然后向上向外。

（4）针头位于肌肉组织内直至出现清晰的运动电位，嘱患者发 "i———" 出现干扰则证实针头所在的位置为肌肉内。

（5）注入肉毒毒素，注射完成后禁食 2h。

2. 电子喉镜引导下经皮注射治疗内收型痉挛性发声障碍 [5]

（1）患者仰卧位颏抬高、头后仰，平静呼吸。

（2）用注射器经过环甲膜行局部麻醉，并在气管内滴入 3mL 4% 利多卡因。

（3）鼻腔内局部麻醉，由助手经鼻置入软质电子喉镜，至声带上方水平，暴露双侧声带，固定好喉镜，确保在操作过程中视野稳定。

（4）术者持注射器针头自环甲膜接近中线处进针，进入声门下部位，然后将注射针头向声带后方弯曲。刺穿声门下黏膜，向外侧走行至声带内收肌，相当于声带后三分之一膜部，此处为肉毒毒素的注射部位。

（5）注入肉毒毒素，注射完成后禁食 2h。

3. 电子喉镜引导下经声门上注射治疗内收型痉挛性发声障碍

（1）用丁卡因 / 羟甲唑啉进行鼻腔麻醉，用丁卡因进行口咽及喉的局部麻醉。

（2）患者仰卧位颏抬高、头后仰，平静呼吸。

（3）由助手置入电子喉镜至稍低于上腭，显示喉部及舌根。将 1mL 4% 利多卡因滴于舌根，嘱患者发"i——"。在发音时于声带表面滴 2～4mL 利多卡因。

（4）助手用纱布拉住患者舌头，术者经口将弯的注射针头经口置入下咽，喉镜紧随其后，充分暴露假声带。将针头置于假声带后外侧或中段外侧，将肉毒毒素注射于假声带上表面，形成隆起，每侧注射量通常为 5.0～7.5U，双侧共 10～15U。

（5）注射完成后禁食 2h。

4. 支撑喉镜下经声门上注射治疗内收型痉挛性发声障碍

（1）常规全麻消毒铺巾。

（2）患者仰卧位，头后仰，置入支撑喉镜暴露双侧声带。

（3）喉内镜下将注射针头置于声带后外侧。

（4）将肉毒毒素注射于甲杓肌后，用含肾上腺素的棉片充分止血（图 5-3-3）。

（5）注射完成后禁食 2h。

需要注意的是，若注射肉毒毒素剂量过大，则有注射性肉毒中毒的风险，可表现为构音困难、吞咽困难、声音嘶哑、发音不清、饮水呛咳、咳痰困难，甚至坠积性肺炎等。部分患者还可表现为全身乏力、睁眼费力、视物模糊、口干、呼吸困难等。上述症状常发生于注射后 10 天内。对于轻度中毒者，可密切随访，卧床休息，给予营养神经、补充能量等对症治疗。若患者出现吞咽困难，应入院予以对症治疗 [6]。

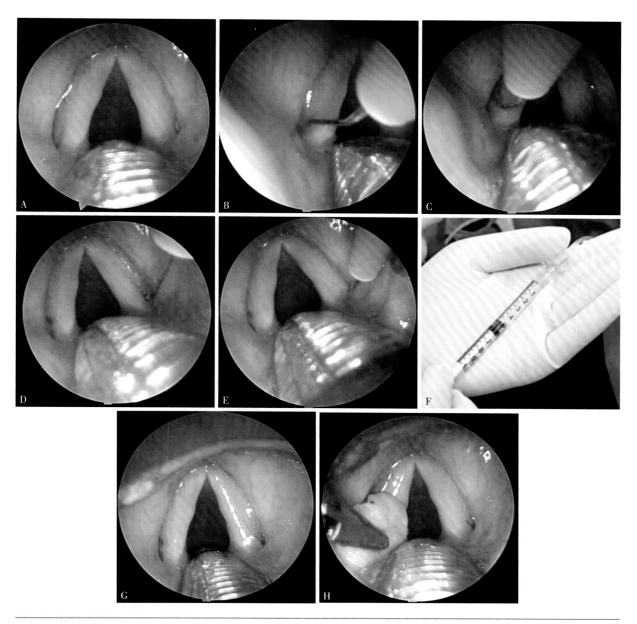

图 5-3-3　支撑喉镜下经声门上注射治疗内收型痉挛性发声障碍

A. 支撑喉镜下暴露双侧声带；B. 将注射针头置于左侧声带后外侧；C. 插入针头并注射肉毒毒素；D. 定位右侧声带后外侧；E. 插入针头并注射肉毒毒素；F. 助手辅助注射肉毒毒素；G. 双侧声带注射后表现；H. 用含肾上腺素的棉片充分止血。

（王丹　蒋爱云）

[1] 万新华. 中国肉毒毒素治疗应用专家共识. 中华神经科杂志，2018，51（10）：779-786.

[2] MOR N, SIMONYAN K, BLITZER A. Central voice production and pathophysiology of spasmodic dysphonia. Laryngoscope, 2018, 128(1): 177-183.

[3] MASANOBU K. Botulinum toxin injection: treatment for spasmodic dysphonia. Acta Otolaryngol, 2014, 26(2): 87-91.

[4] DHARIA I, BIELAMOWICZ S. Unilateral versus bilateral botulinum toxin injections in adductor spasmodic dysphonia in a large cohort. Laryngoscope, 2020, 130(11): 2659-2662.

[5] 王家佳，梁玉芳，魏春生，等. 纤维电子喉镜辅助下肉毒毒素 A 治疗内收型痉挛性发音障碍. 中华耳鼻咽喉头颈外科杂志，2012，47（7）：601-602.

[6] 中华医学会整形外科学分会微创美容学组，中华医学会医学美学与美容学分会微创美容学组，中国中西医结合学会医学美容专业委员会微整形专家组. 注射性肉毒中毒专家共识. 中华医学美学美容杂志，2019，25（5）：351-353.

第四节　微瓣技术

黏膜微瓣技术（microflap technique）自 20 世纪 80 年代以来便开始应用于声带良性增生性病变的处理，包括微瓣法、上皮下黏膜瓣法、外侧黏膜瓣法及内侧黏膜瓣法[1]。黏膜微瓣技术通过简单地去除病变，防止黏膜组织的过度切除，利于患者术后恢复为正常的发音特征[2]。近年有学者报道，微瓣技术与激光技术结合应用获得了满意的手术疗效。

一、手术适应证与禁忌证

黏膜微瓣技术主要应用于声带息肉、声带囊肿、声带任克水肿等发生于被覆层的声带良性增生性病变。而对于累及声韧带及以下结构的非增生性病变则不适用。

内侧微瓣技术主要应用于局限声带内侧的良性病变，这类病变的特点包括：①仅累及声带内侧面的病变；②病变与其下声韧带容易分离；③声带黏膜薄且丰富。外侧微瓣技术主要应用于声带弥漫性病变或手术中病变与声韧带很难辨别时。

二、手术设备

黏膜微瓣技术属于喉显微（冷）器械手术，手术设备一般包括手术显微镜、支撑喉镜、喉显微器械（显微喉剪刀、显微喉刀、显微喉钳、剥离子、吸引器等），必要时配以喉显微缝合器械（持针器、打结器等）。

三、手术步骤与技巧

（一）外侧黏膜微瓣技术

1. **手术切口** 外侧黏膜微瓣技术的手术切口位于声带外侧、上表面。

微瓣技术

2. **病变分离** 应用显微器械将病变与黏膜及声韧带分离，分离过程中需保证声带黏膜及声韧带结构的完整。

3. **黏膜瓣复位** 病变切除后将黏膜瓣重新复位。由于手术时黏膜瓣分离范围较大，有可能破坏固有层浅层间精细的解剖连接结构，最终导致声带瘢痕样愈合，达不到手术预计目标。基于以上考虑，1991 年 Sataloff 等放弃了应用这种传统的外侧黏膜微瓣技术处理声带良性病变，取而代之的是内侧黏膜微瓣技术[3]。

（二）内侧黏膜瓣技术

1. **手术切口** 内侧黏膜瓣技术的手术切口位于声带内侧、病变主体表面。

2. **病变分离** 应用显微器械于正常及异常结构间进行钝性或锐性分离，形成一个以内下方为基底的黏膜瓣。

3. **去除病变基质及其表面多余的黏膜**

4. **修剪后将黏膜复位**

手术中根据不同的病变可以采取钝性分离或锐性分离、切除、吸引等操作。如果病变过小无法形成黏膜瓣，可以直接将病变切除，但应避免切除病变周围过多的黏膜。

（三）常见声带良性增生性病变的微瓣手术技巧

1. **声带息肉** 局限性声带息肉主要选用内侧黏膜瓣法，沿声带长轴纵向切开声带息肉基底部表面黏膜，用剥离子从内向外将黏膜与声韧带进行分离，使之形成黏膜瓣，将病变部分吸除，或应用显微喉剪/剥离子将病变剥离，最后将黏膜瓣复位。如果病变过小无法形成黏膜瓣，可直接切除病变，应避免切除过多的黏膜。对于基底较广的声带息肉、息肉周围黏膜增生肥厚、水肿明显或血供丰富者，可联合 CO_2 激光切除病变。

2. **声带囊肿** 对于较大或位于声带表面偏外侧的囊肿采用外侧黏膜瓣法，应用显微喉剪或喉刀沿囊肿外侧缘基底纵向切开声带表面黏膜，在浅固有层内分离，暴露囊肿，沿囊壁分离直至完全游离囊肿，完整将其取出，切除多余的黏膜并复位，必要时可以对位缝合。对于囊肿位于声带边缘或者表面偏内侧者，可采用内侧黏膜瓣法，应用显微喉剪或喉刀沿囊肿内侧缘基底或声带游离缘纵向切开声带表面黏膜，在浅固有层内分离，暴露、游离囊肿，完整取出，复位黏膜。手术时应避免囊壁残留，若囊肿壁薄或与周围组织粘连较紧而破裂，则将囊壁尽量钳取干净，搔刮术腔，再复位黏膜。

3. **声带任克水肿** 声带任克水肿多采用外侧黏膜瓣法，在显微镜下探查任克水肿的边界，于声带表面偏外侧做应用喉显微器械或 CO_2 激光纵向黏膜切口，去除多余声带黏膜及黏膜下的水肿组织，必要时对位缝合。需注意，手术操作过程中应避免切除过多的黏膜及基质成分，以避免声带瘢痕、声门闭合不全或声带粘连等并发症出现。

（徐文）

参考文献

[1] 韩德民，萨达洛夫，徐文. 嗓音医学. 2 版. 北京：人民卫生出版社，2017.

[2] GARRETT C G, OSSOFF R H. Phonomicrosurgery II : surgical techniques. Otolaryngol Clin North Am, 2000, 33(5): 1063-1070.

[3] SATALOFF R T, SPIEGEL J R, HEUER R J, et al. Laryngeal mini-microflap: a new technique and reassessment of the microflap saga. J Voice, 1995, 9(2): 198-204.

第六章 咽喉部良性病变的微创手术策略与技巧

第一节 声带上皮病变

一、复发性呼吸道乳头状瘤

（一）概述

1. **疾病特征** 复发性呼吸道乳头状瘤（RRP）是呼吸道最常见的良性上皮性肿瘤，与人乳头状瘤病毒（human papilloma virus，HPV）感染有关，主要发生在喉部。RRP的临床过程与年龄密切相关，儿童型复发性呼吸道乳头状瘤（JORRP）患者的病变以散在、多发、范围广泛和极易复发为特征，临床上较成人型复发性呼吸道乳头状瘤（AORRP）更为难治，而AORRP患者则更具侵袭性，甚至有恶变的趋势。由于病变位置特殊，RRP常以进行性声嘶、喉鸣，甚至呼吸困难为主要临床表现，如果病变范围广、气道刺激、气道痉挛且处理不及时都会导致喉阻塞的发生，严重的甚至危及生命，是目前临床上棘手的问题（图6-1-1）[1-2]。

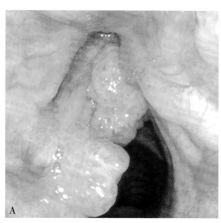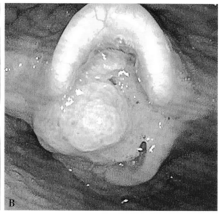

图6-1-1 不同类型复发性呼吸道乳头状瘤的内镜表现

A. 成人型，喉部受累，可恶变；B. 儿童型，易复发，可堵塞气道。

2. **治疗方法** RRP目前尚无特效治疗方法，最值得期待的抗HPV疫苗仍在研发当中。常用辅助治疗包括抗病毒治疗、免疫治疗等，但由于这些治疗的并发症较多、副作用较大及超出药物使用范围等限制，目前临床上并未广泛应用。例如国外有研究报道，病灶内注射西多福韦用于治疗RRP

已被证明在控制复发和病变严重程度以及延长手术间隔期方面疗效确切，较适用于病灶广泛需反复多次手术的患者，但由于声带瘢痕形成增加及可能继发喉癌等问题，且该药尚未进入中国市场，目前国内临床无法正常使用；此外，干扰素、注射用胸腺法新等全身免疫治疗似乎疗效尚不明确；而喉黏膜局部免疫微环境调节、局部免疫剂注射治疗则可能是未来治疗的方向之一。目前，手术仍为临床上最主要的治疗方法，包括传统的冷器械、喉显微吸切器、半导体激光、等离子射频、CO_2激光等。传统的冷器械和喉显微吸切器不会带来热损伤，随着器械的发展，KTP激光、半导体激光、等离子射频也逐渐应用于RRP手术治疗当中。受止血困难、精确度较差以及操作方式受限等的影响，传统手术器械难以按照层次进行病变的切除，或术中易过多地损伤周围正常组织，或出现肿瘤播散、肿瘤组织未完全切除，导致术后肿瘤复发和相关并发症（如瘢痕、狭窄）经常发生。相比之下，CO_2激光具有损伤小、出血少、精准度高以及非直接接触的特点，在微创治疗方面有优势，目前已广泛应用于RRP的治疗当中[3-5]。

3. **焦点** RRP的治疗理念是关键，既往手术理念相对保守，以手术治疗解除呼吸道梗阻为主，由于手术操作欠缺精细和术中难以完整切除病变，多数患者往往多次手术干预而仍见肿瘤复发，频繁的手术创伤又可能造成更多的损伤及并发症[6]。因此，在微创的基础上，探索更为精准且有效控制RRP的手术方法显得尤为重要。HPV定植于喉黏膜内，一定条件下HPV刺激基底层细胞异常增殖形成瘤体，肿瘤呈散在多发性生长，一般不越过基底膜[7]，理论上可以通过逐一黏膜下剥离切除的方式达到局部临床治愈，原发病灶以外部位术后长出肿瘤可认为是潜伏病毒激活致新瘤体的发生，应属于肿瘤再生。实际上，病变周围看起来正常的黏膜很可能已经被HPV感染处于潜伏状态[8]，手术无法彻底清除此类感染组织，肿瘤再生是无法完全避免的，但该手术理念降低了原位病灶复发的概率，从而延长手术间隔及减少手术干预次数，达到长期缓解甚至临床治愈。CO_2激光虽然存在一定的热损伤，但其精准切割特点使其在黏膜下层剥离方面具有较明显的优势。基于此，如何利用CO_2激光这种工具进行黏膜下剥离切除治疗RRP，使患者更为获益是值得期待的，在没有更好的治疗选择之前，即使略显激进，该技术依然值得临床推广。笔者团队从2009年开始率先运用黏膜下剥离切除术治疗RRP患者（图6-1-2），条件允许的情况下优先采用CO_2激光，完整切除有助于减少因残留导致的复发，剥离式的切除使手术过程创伤更小，疗效更佳。此外，笔者随访发现，成人型较儿童型患者的疗效更为明显，除外年龄、免疫力等因素的影响，其中一个因素是成人的喉腔更为宽敞，更利于精细操作实施，而儿童型患者则因喉腔狭小，病变更广泛，操作空间受限，技术要求更高，实施CO_2激光黏膜下剥离术切除的难度增高[9-10]。因此，该技术在儿童患者中的推广及应用存在更高的规范操作培训及技术设备准入门槛要求，另外JORRP有一定的自愈性，这也使该治疗存在争议。总的来说，RRP的外科治疗上，基于疾病自身、解剖结构、不同器械的特点以及暴露困难程度，对不同病例也需根据具体情况采取个体化处理，冷、热器械有机结合使用，提高手术技巧，减少损伤和并发症，最终减少复发、提高疗效，让患者真正获益才是RRP微创治疗的目标。

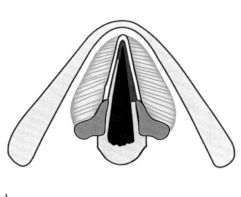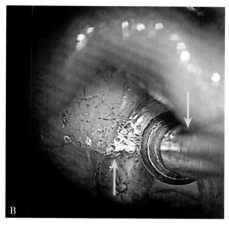

图 6-1-2　黏膜下剥离切除术

A. 手术操作间隙示意图；B. 利用钝头吸引管吸附牵拉病变（向下箭头）、循黏膜下组织间隙（向上箭头）剥离肿瘤。

4. 鉴别诊断

（1）喉纤维瘤：声带前中部多见，表面光滑，瘤体大小不一，色灰白或淡红，质较硬，病变多发展缓慢。

（2）喉癌：肿块粗糙，表面可呈菜花状或伴溃疡，声带运动可受限。

（3）喉淀粉样变：多与慢性炎症相关，表现为喉部暗红色肿块，表面光滑，质地较硬，需活检加以鉴别。

（4）喉角化症及喉白斑病：表面有白色锥形、斑块或斑片状突起，界限清楚，不易拭去，其周围有一较红的充血区。需活检加以鉴别。

此外需重视与喉梅毒、喉结核等病变进行鉴别。

（二）微创手术适应证和禁忌证

1. 手术适应证　RRP 微创手术的关键在于支撑喉镜下病变可充分暴露，肿瘤各边缘均在可操作性范围内，尤其是肿瘤可被完整切除。对于声门区病变，由于存在疏松的任克层，行 CO_2 激光黏膜下剥离切除术是较好的选择。

2. 手术禁忌证

（1）无法耐受全麻手术的患者。

（2）无法暴露肿瘤边界及完整切除肿瘤的患者。

（3）已经引起呼吸道梗阻需要紧急抢救者。

（4）肿瘤已恶变者。

（三）术中应用的主要治疗技术

1. CO_2 激光　CO_2 激光具有精准切割等优势，已广泛应用于咽喉肿瘤性疾病。由于只能直线传送，其局限性在于对病变充分暴露有较高要求，同时对病变完整切除造成妨碍。既往应用 CO_2 激光治疗 RRP，常以直接烧灼、气化和单纯切除肿瘤为主要的手术方式，创伤较大，无法保证完整切除，并发症和复发难以避免。目前，CO_2 激光应用于黏膜下剥离术治疗 RRP，有利于完整切除病变，对于声门区病变更具优势，合适的功率和焦点的调整则有助于减少热损伤[5]。

2. **喉显微吸切器**　显微吸切器通过直接接触吸引切割，能较快速地切除病灶，是复发性呼吸道乳头状瘤的较简便的微创治疗方法之一，对于瘤体巨大，尤其是已经出现呼吸道梗阻的患者，该技术优势明显，可以快速清除血污、有效切除病变、解除气道梗阻，鉴于本身的设备特点，无法提供精准和完整切除，存在术后易残留复发，手术间隔较短等不足，还存在种植转移风险，需注意避免肿瘤播散至病灶所在位置以下的呼吸道；术中应注意表浅切除（尤其在声门区切除时应避免损伤固有层及声韧带），条件允许时结合激光等处理病灶基底部效果更好（图 6-1-3B）。

3. **等离子射频技术**　等离子射频刀头较大，单手操作精准性略差，片状消融而无法精准点状切割，在 JORRP 和声门区病变应用方面受限，但操作过程温度低，仍可实现较小创伤，在 AORRP 治疗中疗效确切，同时对于 CO_2 激光难以到达的地方具有一定优势；由于手术系统成本较低，未配套 CO_2 激光或光纤激光的医疗单位，可考虑应用于声门区以外病变的内镜辅助下治疗（图 6-1-3C）。

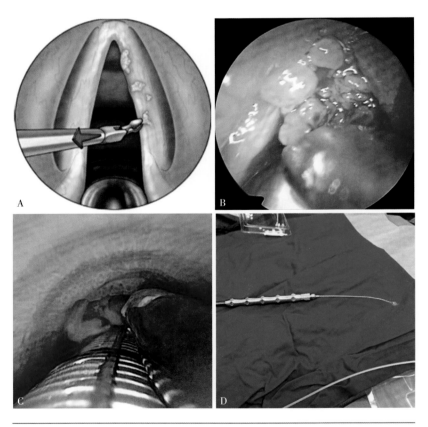

图 6-1-3　各种手术器械及优点

A. 传统冷器械示意图（红色箭头），简便费用低；B. 显微吸切器，快速切割；C. 等离子射频刀头，热损伤小；D. 光纤激光，可拐弯，暴露要求低。

4. 光纤激光技术　光纤激光集组织切割、凝血、气化功能于一体，尤其是 TurBlue 蓝激光，损伤更小，接触或非接触式切除，路径可"拐弯"，对咽喉暴露要求明显降低，但其单手操作，稳定性及手术精确性难以与 CO_2 激光相比，因此，其与支臂激光可形成"完美互补"（图 6-1-3D）。

5. 吸管电凝　带吸引管的电凝具有边吸引边止血的作用，有助于提供清晰的术野，同时其烧灼的作用也可作用于肿瘤基底，减少复发。由于成本低，对于设备不全的医疗机构或条件限制时可考虑采用；但是热损伤较大，一般仅限用于声门区以外的部位。

小结：目前冷、热器械设备有机结合的微创手术在 RRP 中广泛应用，基于 CO_2 激光在黏膜下剥离切除的优势，如条件允许（尤其是声门区病变）可优先选择 CO_2 激光，其次是 KTP 激光，对非声门区病变操作困难以及 CO_2 激光难以到达者，也可采取光纤激光、等离子射频、吸管电凝等器械，对于无法一次性手术完整切除或条件限制时，为减少损伤，喉显微吸切器也是理想的权宜治疗或联合治疗器械[10]。

（四）通用手术步骤

1. 术前常规器械准备，患者安全麻醉后，可选用相对较小口径的插管以便腾出较大的手术操作空间（图 6-1-4）[11]。

2. 使用安多福消毒液将患者口周及口腔内黏膜消毒。

复发性喉乳头状瘤 CO_2 激光剥离切除术

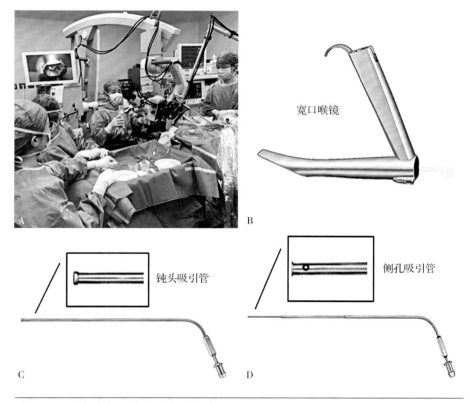

图 6-1-4　手术准备及手术器械示意图

A. 整理完毕的手术台；B. 宽口喉镜，翘头；C. 钝头吸引管，带手柄及控制器；D. 侧孔吸引管。

3. 浸湿纱布并置入患者口中，垫于上切牙之上，保护患者上唇及上切牙。

4. 选择适当的喉镜及器械，对易于暴露，会厌抬举良好者，可尝试采用口径较宽的翘头喉镜，通过挑起舌根进一步暴露声门。对暴露欠佳或前连合受累者则建议选用远端平坦型喉镜挑起会厌，充分暴露声门，可根据情况逐渐调小喉镜型号，直到达到暴露要求。

5. 一手持支撑喉镜，另一手撑开患者口腔并固定患者舌头前部，沿患者口腔角度置入支撑喉镜，注意避免压迫气管插管。

6. 充分暴露肿物后，连接支撑器械并根据暴露程度调整角度及松紧度。

7. 连接激光臂，根据手术范围及性质调整激光大小（功率为 1～2W，间断脉冲模式或连续模式）。

8. 根据需要可以选择高清内镜系统进行评估，根据病灶的位置、范围、大小设计具体手术的方案，必要时辅以窄带成像技术（图 6-1-5）。

9. 喉内镜下普通光模式及 NBI 模式进行切换，排查微小隐匿病灶及评估病变范围，再次确定病变边界及手术范围（图 6-1-5C、D）。

10. 检查声门下及气管是否有病变，并置入盐水脑棉一条，告知麻醉医师将氧浓度降到 30%以下。

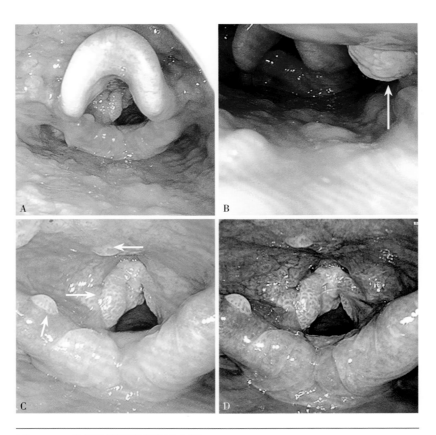

图 6-1-5　术前喉镜评估和设计方案

A. 远距离宏观评估不遗漏；B. 近距离评估病变细节（箭头）；C. 喉镜普通光下可见病变多处分布（箭头），声门下检查；D. NBI 内镜显示病变及范围。

NBI 技术排查微小隐匿病灶及评估病变范围

11. CO_2激光黏膜下剥离法完整切除肿瘤[具体见本节"（五）不同部位和类型的复发性呼吸道乳头状瘤手术步骤"]。由于RRP瘤体有散在、壁薄、质脆、易出血的特点，术中狭小喉腔内如何有效地暴露瘤体基底部，实现无血化操作是难点及要点之一。利用侧孔吸引管、钝头无创吸引管或喉显微钳吸引、牵拉、推压病变组织，可轻柔稳定地牵引暴露病变，避免瘤体破损出血，有效清理烟雾及分泌物，可使手术难度降低，精确切除的可控性大为改善，手术操作的便易性、连贯性和可重复性提高。RRP并非恶性肿瘤，为了减少损伤，手术目的为去除病变的组织，手术切缘1~2mm即可。激光对焦并调整激光点大小，先划定病变的边界，保持术野干净，解剖层次清晰，黏膜下完整整块切除病变（会厌舌面、声门下区、杓区及杓会厌襞处均有疏松的黏膜下层以及声门区的任克层，疏松的组织更有利于剥离和减少瘢痕形成），必要时于病灶下方黏膜下注射少量肾上腺素生理盐水（1∶10 000），有助于暴露基底和减少出血，术中需注意避免损伤靠近前连合2mm范围，以防喉蹼形成（图6-1-6）。

12. 术腔彻底止血，取出声门下棉条，手术完毕，光源引导下撤除支撑喉镜，并检查舌根，软腭，口腔有无挫伤及活动性出血。

13. 标本送组织病理学检查，再次病理学检查乳头状瘤是否恶变以防漏诊。

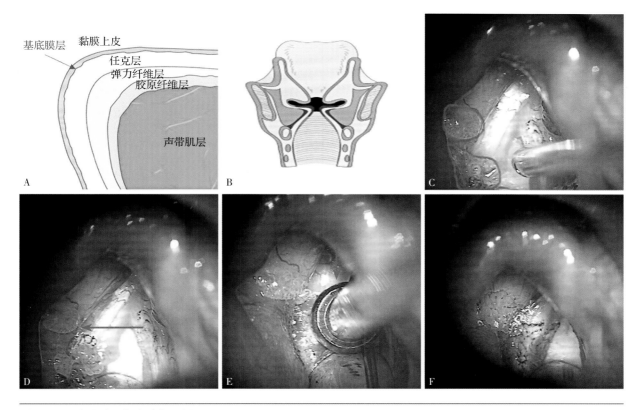

图6-1-6　黏膜下剥离的手术过程

A. 水平位示意图；B. 冠状位示意图；C. 规划范围；D. 勾勒边界；E. 牵引暴露；F. 术后所见。

（五）不同部位和类型的复发性呼吸道乳头状瘤手术步骤

1. 发生于声带的不同类型复发性呼吸道乳头状瘤手术步骤

（1）散在多个或局部单发：成人型多见，参照"（四）通用手术步骤"，手术在任克层进行。沿病变周围依次切开黏膜、任克层，黏膜下剥离并完整切除肿瘤，如术中出血可使用无创吸引管清理，亦可尝试调大激光光斑范围进行止血（图6-1-7）。

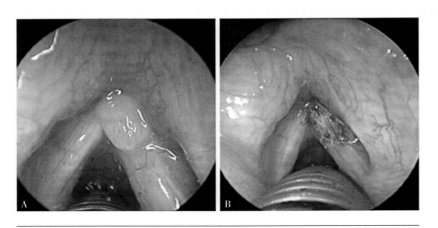

图 6-1-7　黏膜下切除前后术中所见

A. 局部单发病变；B. 完整剥离切除。

（2）弥漫片状生长（基底部广）：儿童型多见，暴露基底相对困难，此时采取黏膜下注射少量生理盐水以及无创吸引管辅助牵拉有助于顺利实施黏膜下剥离并完整切除；此类手术难度大，耗时长，要求术者具备丰富的手术经验及充分的耐心，但在任克层的操作一般仍可顺利进行，如范围过大，担忧一次切除可能导致粘连则可考虑分块或分期进行。在设备条件限制和医师经验不足的情况下，可暂时采取显微吸切器进行表浅切除病变并适当使用激光气化，为下次手术创造有利条件（图6-1-8）。

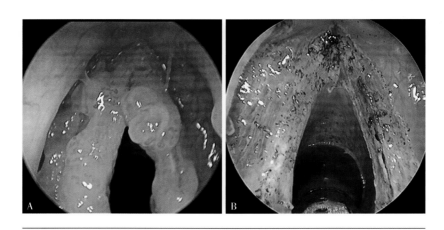

图 6-1-8　儿童型弥漫生长 RRP 黏膜下剥离

A. RRP弥漫生长成片；B. 剥离切除术后即刻术区外观。

（3）瘤体体积大：瘤体体积大的病变基底往往难以暴露，且术中容易出血导致术野不清晰，CO_2激光黏膜下剥离完整切除困难或切除创面较大易致术后形成瘢痕或粘连，此时可采取分期或分部位切除的方式。若病变堵塞气道、影响通气，显微吸切器快速切除是此时合适的选择，待下次手术病灶范围较局限时再考虑应用CO_2激光黏膜下剥离术干预。

2. 前连合/后连合受累的复发性呼吸道乳头状瘤手术步骤

（1）手术技巧：术中不断更换喉镜或调整喉镜位置以及通过助手多个角度进行环状软骨加压，有助于前连合的充分暴露；对于后连合病变，由于气管内插管的影响，这时需要利用喉镜将气管插管往前方推，从而提供一个清晰的后连合视野，或者利用后连合喉镜也有助于更好地暴露病灶[12]。

（2）术中注意事项

1）当病变累及前连合，手术难度大时，虽仍可实施CO_2激光黏膜下剥离完整切除病变，但容易导致术后瘢痕形成和前连合粘连，此时，可保留部分病变组织，留待下一次手术，以减少前连合粘连发生（图6-1-9），如果出现粘连，可用CO_2激光分离并显微缝合。

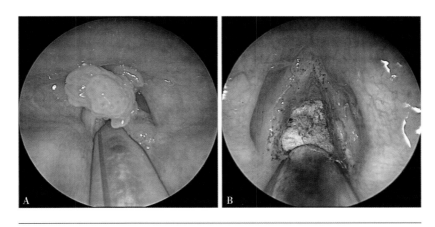

图6-1-9　保留部分病变组织，避免双侧同时进行
A. 双侧病变累及前连合；B. 保留靠近前连合病变避免粘连（红色箭头）。

2）对于后连合受累者，瘤体可单侧或分期进行切除，防止声门后部狭窄的形成。

（3）非声门区：非声门区病变对发声影响小，器械和手术精准度要求相对较低，多种器械可以选择，充分暴露和完整切除是关键。

（六）注意事项及技术要点

1. 术前尽可能采用电子喉镜检查直接观察喉内结构、病变范围、声带活动情况及黏膜波情况，为制订具体手术方案提供依据。

2. 对于散在多发病灶，使用NBI喉内镜有利于排查隐匿微小病变；对于JORRP，尤其是已经存在呼吸道梗阻以及可能有插管困难的患者，应与麻醉科协作共同做好术前充分评估，做好困难插管时的相关急救准备，避免不必要的紧急气管切开；尽量选用相对较小口径的插管，以便腾出较大的咽喉部手术操作空间。

3. 术中喉硬性内镜再次检查确定病变部位与范围是必要的，不但有助于精准切割，也避免因遗漏导致的肿瘤残留。喉外按压、喉内无创吸引管轻柔牵引及术者娴熟的技巧是病变充分暴露和无血化操作的保障，而黏膜下尽可能去除处于病毒激活状态的肿瘤组织而不损伤周围正常或病毒潜伏状态的组织又是 RRP 微创手术治疗的关键。

4. 根据患者的实际情况，选择合适的器械设备和制订个体化的手术方案，力求首次完整切除，必要时也可分块、分期手术（手术时间间隔在 30 天适宜），旨在手术损伤更小，治疗更加精准，疗效更加确切，让患者最大化受益。充分暴露病变、足够的操作空间，娴熟规范的技巧等则是手术成功的关键。

5. 术后定期随访，可及时发现肿瘤复发或再生，而早期干预则有助于降低手术难度和避免气管切开 [9-10]。

（刘其洪　雷文斌）

参考文献

[1] LINDEBERG H, OSTER S, OXLUND L, et al. Laryngeal papillomas: classification and course. Clin Otolaryngol Allied Sci, 1986, 11(6): 423-429.

[2] GEREIN V, RASTORGEV E, GEREIN J, et al. Incidence, age at onset, and potential reasons of malignant transformation in recurrent respiratory papillomatosis patients: 20 years experience. Otolaryngol Head Neck Surg, 2005, 132(3): 392-394.

[3] CAVEL O, AYARI S, COULOMBEAU B, et al. Minimizing surgical management through the use of adjuvant medical therapies. Laryngoscope, 2012, 122 Suppl 4: S99-S100.

[4] SILVERMAN D A, PITMAN M J. Current diagnostic and management trends for recurrent respiratory papillomatosis. Curr Opin Otolaryngol Head Neck Surg, 2004, 12(6): 532-537.

[5] 雷文斌，徐扬，邓洁，等. CO_2 激光在咽喉科疾病治疗中的应用进展. 临床耳鼻咽喉头颈外科杂志，2018，32（19）：1447-1450.

[6] AVELINO M A, ZAIDEN T C, GOMES R O. Surgical treatment and adjuvant therapies of recurrent respiratory papillomatosis. Braz J Otorhinolaryngol, 2013, 79(5): 636-642.

[7] VENKATESAN N N, PINE H S, UNDERBRINK M P. Recurrent respiratory papillomatosis. Otolaryngol Clin North Am, 2012, 45(3): 671-694.

[8] IVANCIC R, IQBAL H, DESILVA B, et al. Current and future management of recurrent respiratory papillomatosis. Laryngoscope Investig Otolaryngol, 2018, 3(1): 22-34.

[9] 雷文斌，刘其洪，柴丽萍，等. 成人喉乳头状瘤 64 例 CO_2 激光黏膜下完整剥离术. 中华耳鼻咽喉头颈外科杂志，2016，51（10）：727-732.

[10] 雷文斌，刘其洪. CO_2 激光手术治疗复发性呼吸道

乳头状瘤. 山东大学耳鼻喉眼学报, 2018, 32（6）: 8-12.

[11] 疏树华, 方才, 陈昆洲. 支撑喉镜下 CO_2 激光治疗小儿喉乳头状瘤的麻醉管理. 中华麻醉学杂志,

2008, 28（8）: 734-736.

[12] 迈尔斯. 耳鼻咽喉头颈外科手术学: 第 2 版. 倪道凤, 陶泽章, 张秋航, 等译. 天津: 天津科技翻译出版有限公司, 2017.

二、声带白斑

（一）疾病概述

1. **疾病特征和病因** 声带白斑是指声带黏膜上覆盖不易拭去的白色斑片或者白色斑块样物（图 6-1-10），是临床上常见的声带病变，因其具有一定的癌变趋向及较高的复发率而被人们关注。由于该病组织病理类型的多样性及恶性转归决定因素的复杂性和不可预测性，使得多年来在其病理分型、诊断及治疗原则等诸多方面一直存在较大争议。随着医学的发展，尤其是对该病病因的深入研究、病理分类的逐渐统一、新的诊断技术及微创治疗理念、方法的涌现，以及检查设备、手术器械的不断优化升级，声带白斑的诊断及治疗在经历了上百年的混沌之后，也逐渐被揭下神秘面纱而开始明朗起来[1]。目前认为声带白斑的发生与吸烟、饮酒、咽喉反流等长期不良刺激有关，另外，男性和高龄亦是声带白斑的危险因素。

2. **症状和诊断** 声嘶是最常见的症状，其余可能合并有咽喉不适、咳嗽、咽痛等非特异性症

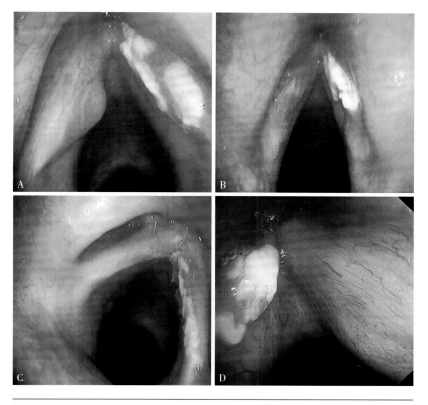

图 6-1-10 声带白斑的喉镜下表现

A～C. 右侧声带白斑；D. 左侧声带白斑 NBI 内镜下表现。

状。诊断应包含两方面的内容，一是明确有无白斑，二是综合患者年龄、病程、危险因素、内镜下形态学改变、特殊检查、病理活检等进行病理分型、综合评估及风险预测。

3. **治疗方法**　治疗包括保守治疗和手术治疗，前者的适宜人群是低危险因素患者，即年龄较轻、病程较短、鳞状上皮增生或轻度异型增生者。保守治疗的内容包括：戒烟戒酒，嗓音保健，使用质子泵抑制剂等。对于高危险因素的患者，包括中老年男性患者，病程较长，长期烟酒嗜好，反酸、不良职业暴露，持续性声嘶且进行性加重，病变组织粗糙、突起、范围较广，保守治疗无效或加重，频闪喉镜下黏膜波减弱甚至消失，NBI 检查见异常血管影等，则需积极手术并密切随诊。无论采取何种治疗方式，都应积极控制易感因素，密切随访，预防复发及癌变，同时进行风险矫正[2]。近年来随着喉显微外科的迅猛发展，CO_2 激光因操作精准、损伤小、恢复快、喉功能保全好等优势，已然成为声带白斑的主要手术方式。

4. **焦点**　声带白斑作为癌前病变的一种主要形式，由于其病理类型的复杂性和多样性，致使其病理分类体系长期以来存在争议和缺乏共识，这导致对病理真实结果和意义的混淆误解，且直接影响对该病规范化治疗决策的制订。对声带白斑病理方面的挑战源自两个方面，一是对组织病理类型进行科学合理分类及命名，二是明确病理分型和疾病转归及预后的关系，从而为制订出符合疾病特性的治疗方案提供强有力的依据和支撑。现在应用最广泛的是 WHO 分类系统，即分为鳞状上皮增生、轻度异型增生、中度异型增生、重度异型增生、原位癌及浸润癌。各种文献报道的声带白斑恶变率在 13%～33%，时间多为 1.0～5.4 年。年龄、烟酒、各种不良职业暴露及程度再一次成为声带白斑恶性变的高危因素。多数学者认为声带白斑预后及癌变与病理学类型有明显关系，甚至是其独立危险因素，即异型增生程度越重，恶变概率越大，但人们也普遍认同声带白斑的病情发展并不一定会按照轻度、中度、重度、原位癌的规律呈线性阶梯性发展。

5. **鉴别诊断**

（1）喉角化症：大多学者认同声带角化症是声带白斑的一种特殊形式，受吸烟、用声不当、慢性炎症、有害气体刺激等长期不良因素影响，导致喉黏膜上皮生长、成熟异常以及黏膜上皮过度角化的一种增生性病变，多发生于声带。喉镜下声带表面可见棘状黄白色赘生物堆积，范围局限，边界较清，质地较硬，不易去除，声带运动良好（图 6-1-11）。内镜下有时难以区分，可通过病理学检查结果鉴别。

（2）声带特异性感染：如白念珠菌、白喉棒状杆菌、结核分枝杆菌等感染后，喉黏膜充血肿胀，声带可见不规则溃疡面形成，表面白色黏膜斑附着，不易擦去，强剥易出血，此类疾病常合并全身症状，可通过分泌物涂片及培养确诊。

（3）非特异性喉炎：年龄不限，病程较短，多有上呼吸道感染、过量烟酒、用嗓过度、咽喉反流等较为明确的诱因，针对病因保守治疗后多可好转甚至痊愈，通常不需要手术干预，如急性喉炎、慢性喉炎、咽喉反流性疾病等（图 6-1-12）。

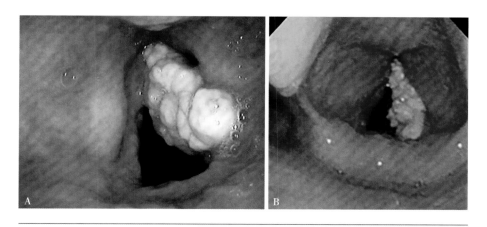

图 6-1-11　喉角化症的喉镜下表现

A. 右侧声带棘状黄白色赘生物（近观）；B. 右侧声带棘状黄白色赘生物（远观）。

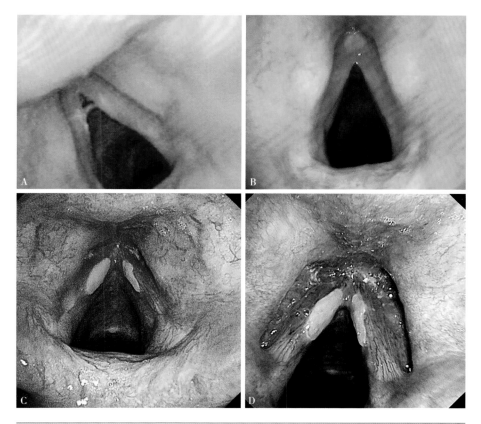

图 6-1-12　声带炎的喉镜下表现

A 和 B. 分别为喉炎保守治疗前、后；C. 普通光内镜下喉炎表现；D. NBI 内镜下喉炎表现。

（二）手术适应证和禁忌证

声带白斑是喉癌前病变的一种主要形式，在准确诊断和风险评估的基础上，必要时应积极手术治疗，手术的目的是完整切除病变组织，防止复发和癌变。

1. 手术适应证

（1）保守治疗无效者。

（2）高危险因素患者，包括中老年男性，病程较长，长期烟酒嗜好，或反酸、不良职业暴露，持续性声嘶且进行性加重。

（3）病变组织粗糙、突起、范围较广，频闪喉镜下黏膜波减弱甚至消失。

（4）NBI 检查见病变表面或邻近异常黏膜下乳头状毛细血管襻（IPCL）。

（5）术前病理学检查证实为重度异型增生或原位癌者。

2. 手术禁忌证

（1）病程较短，起病前有上呼吸道感染、用嗓过度、咽喉反流等明确诱因，综合评估为低危险因素或考虑为声带炎者。

（2）严重心肺功能障碍，凝血功能障碍，全身性疾病等，无法耐受全麻手术患者。

（3）颈椎强直、张口困难、颅颌面畸形（如短小颌、上颌前突畸形）等无法暴露喉腔及声门者。

（三）术中应用的治疗技术

喉显微外科微创内镜技术及能量器械的发展为声带白斑的手术治疗提供了疗效和安全的双重保障，可供选择的手术器械有以下几种。

1. 冷器械　在激光诞生前是治疗声带白斑的主要手术方式，主要通过声带黏膜剥脱切除病变，复发率较高，对病变范围广、病理类型差的患者疗效不佳，随着激光技术显著的优势及在喉科的广泛应用，已被后者逐渐取代。

2. CO_2 激光技术　在众多手术方式之中，CO_2 激光凭借其微创、精准、功能保全良好等特性得到公认并被作为声带白斑外科治疗方式的首选。根据 2000 年欧洲喉科学工作委员会推荐的《内镜下声带切除术分类标准指南》[3]，建议对中度异型增生及以下或危险因素偏低者采用 I 型，即黏膜下声带切除术（subepithelial cordectomy），对于重度异性增生、原位癌或复发者可采取 II 型，即声韧带下声带切除术（subligamental cordectomy）[4]，对于明确已恶变且发展迅速或浸润癌者可行 III 型，即经肌肉声带切除术（transmuscular cordectomy）。

3. 光纤激光技术　有学者运用磷酸氧钛钾（KTiOPO₄，KTP）激光及脉冲染料激光（pulsed dye laser，PDL）治疗声带白斑取得较好的疗效，且发现与 CO_2 激光相比，应用 PDL 治疗的患者术后嗓音恢复效果更好，这可能是因为 PDL 减小了对声带基底层及固有层浅层的损伤，从而减少了声带瘢痕的形成。但此类研究因病例数少、随访时间较短、重复性不够等局限性因素而并未得到广泛推广。

（四）手术步骤

1. 术前准备、全身麻醉、喉镜暴露喉腔、激光连接等步骤参见第七章第三节中手术步骤相关内容。

2. 充分暴露声门，显微镜下再次仔细观察病变形态、病变范围及深度，明确具体

声带白斑 CO_2 激光手术

手术方式，洞察手术注意要点。

3. 连接激光，声门下放置湿润纱布，充分遮挡保护气管插管，减小激光燃爆的风险，设置合适的激光功率及光斑大小。

4. 显微喉钳轻轻牵拉声带，保持声带具有一定张力，再次观察病变组织边界，如有室带增生、肿胀遮挡病变声带，则应先行激光部分切除之，以确保病变组织能充分暴露并保证切除病变组织的安全边界。

5. 根据既定方案，由后至前切除病变组织，术中务必牢记声带解剖层次，确保切除深度与病变病理类型匹配一致，从而最大限度地平衡切除和功能保留之间的关系，以减少术后并发症的发生，并保护嗓音功能。

6. 完整切除病变后，修整声带边缘及创面，仔细止血，确保无活动性出血后，取出湿纱布，缓慢退出支撑喉镜，退出过程中再次仔细检查有无异物残留及咽喉、口腔黏膜有无破损或出血，出血明显者应及时处理。

7. 清点器械，手术结束（图6-1-13）。

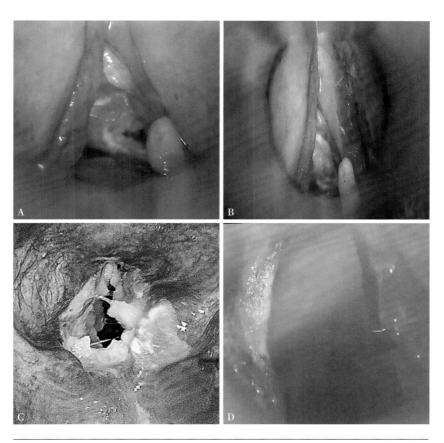

图6-1-13　声带白斑手术术中所见

A. 室带肥厚部分遮挡声带病变；B. CO_2 激光切除部分室带后；C. 声带白斑（重度异型增生）；D. 声带白斑 CO_2 激光切除手术即刻。

（五）围手术期注意事项

1. **窄带成像技术的应用**　内镜窄带成像技术（NBI）通过改变光源，分析上皮下血管形态学改变，尤其是黏膜下层上皮内乳头状样血管袢的形态改变，从而准确预测或诊断其组织学改变，成为一种新型的早期发现恶性病灶及鉴别良恶性病变的生物内镜技术（图 6-1-14）。国内外学者报道NBI 在诊断声带浅表性病变的准确性和特异性等各项评估指标均在 90% 以上[5]，较普通光有显著性差异。此外，该技术还可被用于指导活检、明确病变范围、术中指导切除深度和边界及术后随访等方面。因此，在声带白斑的诊治中，可结合该检查进行精准评估及方案制订。

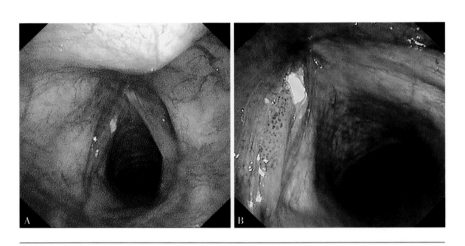

图 6-1-14　声带白斑在普通光内镜和 NBI 内镜下的表现对比
A. 普通光喉镜下表现；B. NBI 喉镜表现。

2. **组织病理学检查**　对于诊断不明或高度怀疑声带白斑有恶变倾向者，术前应行病理取样活检以明确病理类型，由于单次取检的局限性及误诊的可能性，对于范围较广的病变，主张结合内镜 NBI 技术进行多点取活检，以使定位和评估更加准确可靠，在临床诊断与病理诊断不一致的情况下，必要时还需结合术中冰冻病理检查。临床工作中尤其应注意以下人群：①老年男性，声带白斑污浊、范围广，周围黏膜粗糙且边界欠清者；②声嘶程度与病变范围不符合者；③病变范围广，且累及前连合者；④积极保守治疗，仍发展迅速者。

3. **手术治疗原则**　声带白斑手术治疗最大的挑战在于平衡切除与功能保留之间的关系，即在尽可能彻底切除病变组织以减少复发、防止其进展转化为恶性病变的基础上，尽可能减少对声带正常结构（尤其是前连合、声韧带）的损伤，保留喉部正常结构，以减少声带粘连、声带瘢痕等并发症，从而最大限度地保留发声功能，降低手术对患者生活质量的影响。对于双侧声带白斑且累及前连合者，如尚未恶变，亦可考虑保留一侧声带前份的分次手术，以降低术后声带粘连的风险。

4. **风险评估**

（1）低危：轻度或中度异型增生且内镜下病变不明显、声音嘶哑不明显或不吸烟者。

（2）高危：①重度异型增生或原位癌；②轻度或中度异型增生伴以下一项或多项，持续吸烟、持续声音嘶哑及内镜下病变明显。

5. **随访** 声带白斑存在一定的复发率及癌变率，因此随访是声带白斑治疗过程中必不可少的一环，目的是动态监测管理声带白斑患者，及时发现病情变化，减少疾病进展所带来的不良后果（图6-1-15）。目前得到认同并广为应用的仍是2010年英国《耳鼻咽喉科及病理科医生对于喉不典型增生的诊断与治疗共识》的随访处理策略[6]：①高危患者，第1年每1个月1次，第2年每2个月1次，第3年每3个月1次，第4~5年每6个月1次；②低危患者，至少随访2年，每半年随访一次，之后可在嗓音出现变化或有其他可疑症状时及时就诊。但需要强调的是，随访间隔时间亦应根据病情变化灵活调整。

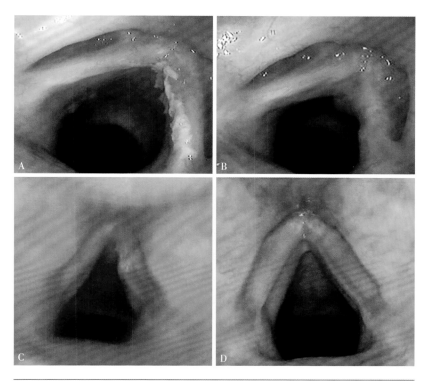

图 6-1-15　声带白斑手术前后对比

A. 声带白斑术前；B. 声带白斑术后；C. 声带白斑术前；D. 声带白斑术后。

（杨慧）

[1] 吕丹，陈媛，杨慧，等. 声带白斑的研究现状及挑战. 中华耳鼻咽喉头颈外科杂志，2018，53（8）：631-635.

[2] PANWAR A, LINDAU R, WIELAND A. Management of premalignant lesions of the larynx. Expert Rev Anticancer Ther, 2013, 13(9): 1045-1051.

[3] REMACLE M, ECKEL H E, ANTONELLI A, et al. Endoscopic cordectomy. A proposal for a classification by the Working Committee, European Laryngological Society. Eur Arch Otorhinolaryngol. 2000, 257(4): 227-231.

[4] CHEN M, CHEN J, CHENG L, et al. Recurrence of vocal fold leukoplakia after carbon dioxide laser therapy. Eur Arch Otorhinolaryngol, 2017, 274(9): 3429-3435.

[5] NI X G, HE S, XU Z G, et al. Endoscopic diagnosis of laryngeal cancer and precancerous lesions by narrow band imaging. J Laryngol Otol, 2011, 125(3): 288-296.

[6] MEHANNA H, PALERI V, ROBSON A, et al. Consensus statement by otorhinolaryngologists and pathologists on the diagnosis and management of laryngeal dysplasia. Clin Otolaryngol, 2010, 35(3): 170-176.

第二节　声带固有层的良性病变

一、概述

声带固有层病变（midmembranous vocal fold lesions）是造成嗓音问题的常见原因，通常由过度用声和/或错误用声导致。病变发生在声带固有层，仅伴有轻微或无上皮层的病变，病变浅表者可发生在靠近上皮下的固有层浅层，深在者可发生在靠近声韧带的固有层深部。

由于病变位于声带固有层，其上方通常覆盖有相对正常的上皮组织，单凭肉眼观察很难精准判断其病变类型，尤其是对于病变位置深在者更是难以判断。因此，往往需要借助以下多方面来对病变进行准确分类，包括：①形态学观察；②频闪喉镜检查（观察病变及其周围的黏膜波特征）；③通过保守治疗（包括药物治疗、嗓音训练等）能否减小或消除病变；④借助手术探查确定其病变类型[1-2]。

一直以来声带固有层病变的标准化命名缺乏统一意见。较多的意见认为声带固有层病变包括7 种——声带小结、声带囊肿（上皮下型及韧带型）、声带息肉、声带纤维斑块（上皮下型及韧带型）和声带反应性病变。后又增加了两种——假性囊肿和非特异性声带病变[3-4]。

二、病变的处理

声带固有层病变的治疗方式包括保守治疗和手术治疗。保守治疗包括去除不良诱因、药物治疗、嗓音训练；手术治疗主要是嗓音显微手术。

通常，声带固有层病变的保守治疗（包括药物治疗和嗓音训练）效果都很好，因此，大多数声带固有层病变患者（哪怕是已引起严重发声困难者）都宜先实行保守治疗，应在保守治疗2～3周后再重新进行评估，通过对病变形态学和嗓音质量进行治疗前后的对比，判断恢复程度。如果保守治疗后患者仍存在明显的嗓音功能障碍，而且预计可通过手术改善这种情况，才采取嗓音显微外科手术治疗。只有对那些明显只能通过手术改善嗓音的病变（如巨大带蒂声带息肉等），并且声带充血肿胀较轻者，才可考虑跳过保守治疗阶段而直接进行手术。而其他绝大多数声带固有层病变患者在手术治疗前，应进行规范的嗓音训练和药物治疗等保守治疗。除韧带型纤维斑块外，多数声带固有层病变患者治疗后都能获得正常交流需求的嗓音质量[3]。

由于声带固有层病变手术属于嗓音功能性手术，而嗓音质量的评估与患者主观感受和体验有很大关系，所以在做出手术抉择之前还需充分考虑患者心理方面的因素，如患者的心理准备、患者的心理预期值与手术实际能达到的效果是否有较大差距等，必须耐心地向患者解释病情和及时沟通，使患者有充分的心理准备并且对术后嗓音恢复的预期值在合理的范围内，这有利于提高患者的依从性和防范医患矛盾或纠纷。此外手术时机的选择也需要考虑多方面的因素，如应待声带局部充血水肿减轻后施行手术，还需考虑患者具体生活和工作情况以预留术后嗓音康复时间。

（蒋爱云）

参考文献

[1] 罗森，辛普森. 嗓音外科手术技巧. 方锐，译. 上海：上海科学技术出版社，2017.

[2] VERDOLIN K, ROSEN C A, BRANSKI R C. Classification manual for voice disorders. Hove: Psychology Press, 2006.

[3] ROSEN CA, GARTNER-SCHMIDT J, HATHAWAY B, et al. A nomenclature paradigm for benign midmembranous vocal fold lesions. Laryngoscope, 2012, 122(6): 1335-1341.

[4] AKBULUT S, GARTNER‐SCHMIDT J L, GILLESPIE A I, et al. Voice outcomes following treatment of benign midmembranous vocal fold lesions using a nomenclature paradigm. Laryngoscope, 2016, 126(2): 415-420.

三、声带小结

声带小结是位于双侧声带前中1/3交界处的小结节样良性病变，以上皮层增厚、固有层浅层不同程度的炎症反应为特征（图6-2-1、图6-2-2），其发生通常与喉功能亢进及嗓音滥用导致的反复黏膜损伤有关，好发于男童和成年女性，歌手、教师等职业用嗓过度者是易患声带小结的高危人群。需注意当儿童（尤其是男童）进入青春期后，喉部在性激素作用下生长，声带小结常被吸收，部分儿童可有自发性好转的倾向[1]。故声带小结在治疗上以保守治疗为主，患者经积极保守治疗后，症状改善不佳者可选择手术治疗。

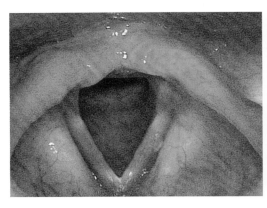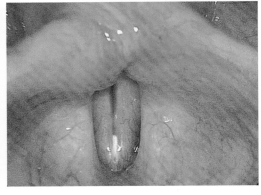

图 6-2-1　频闪喉镜示双侧声带小结（吸气相）　　图 6-2-2　频闪喉镜示双侧声带小结（发音相）

1. **保守治疗**　行为治疗是公认首选的治疗方法，主要含嗓音卫生和发声训练，前者侧重于教育患者纠正不良用嗓和生活饮食习惯；后者侧重于通过改善呼吸 – 发声 – 共鸣三方面的协调性，帮助患者形成正确的发音方式，常见方法有发音姿势练习、放松练习（如全身放松、环喉部按摩）、呼吸练习（如腹式呼吸、气流轻声疗法）、共鸣训练（如打哈欠法、哼鸣法等）、半阻塞发音训练（如吹吸管法）以及发声功能锻炼（vocal function exercises，VFE）等，数据统计，经发声训练后，超过 70% 的患者声带小结变小或消失，超过 80% 的患者恢复至正常或轻度异常的嗓音质量[2]。其他保守治疗方式包括内科治疗、中医中药治疗等。

2. **外科治疗**　经所有保守治疗效果不佳，患者仍有持续和严重的发声困难（伴有功能受限）可考虑手术治疗；而未经全面的保守治疗、缺乏对发声训练依从性、未改正行为习惯者不宜手术治疗[3]。手术治疗方法有冷器械、CO_2 激光、KTP 激光以及微创注射等，术前术后发声训练有助于降低声带小结的复发率。

（1）冷器械：首选全麻显微镜下冷器械切除，旨在尽可能少地去除病变的声带黏膜。

1）手术步骤：采用显微无创喉钳钳夹病变部位的表浅上皮组织，喉钳方向与声带长轴呈垂直关系，暴露声带小结与正常声带组织的分界。用显微喉刀在分界处作黏膜下微小黏膜瓣，剥离并切除病变组织，将黏膜微瓣复位；或用显微剪剪除病变，用杯状钳谨慎去除残余不规则黏膜，保证声带游离缘平直，避免过多地切除导致声带瘢痕或游离缘畸形。最后局部少量注射地塞米松有助于避免瘢痕形成、粘连产生[3]。研究显示，冷器械手术的治愈率可达到 95%[4]。

2）术后注意事项：术后通常要求声休，声休具体时间尚有争议，我们建议患者绝对声休 24h，其间建议以手势、写字等方式交流；术后 24h ~ 2 周内，使用气流轻声进行基本交流，通过运用充沛的气流，保持合理的声带间距，使声带振动时的冲击力最小化，有助于术后创面的愈合，同时可避免部分患者误用耳语交流。该方法可于术前 1 周进行训练，患者每日需自我训练至少 1h，以帮助建立正确的发音习惯，具体操作方法为指导患者在全身放松的状态下，以自然舒适的音高进行练习，声音含有大量气息音且响度低，先练习轻擦音 [如 h 开头的单音节（hu、ha、hi）]，后过渡到单词、词组，最后再过渡到生活用语[5]。练习期间以哑咳代替清嗓缓解咽喉的黏液滞留感，同时必须严格抗反流治疗和饮食调整。此外，并发哮喘或过敏的患者也可使用相应药物以最大程度地避免咳嗽或清嗓。术后 4 周可开始进行常规发声训练。

3）术后并发症：声带小结的手术并发症包括声带瘢痕、声带黏膜下出血、病变残留以及声带组织切除过多产生的缺损导致声门闭合不全，通过显微手术精细切除、避免损伤声带黏膜固有层深层或声韧带能避免上述并发症的发生，如瘢痕形成或声带僵硬，可在声带表皮内注射激素治疗，如术后 2 ~ 4 周注射地塞米松 10mg/mL，每月 1 次，共 3 个月[3]。

（2）CO_2 激光：CO_2 激光对正常声带组织易产生热损伤，可能导致粘连、瘢痕等不良并发症，同时有引起气管内爆燃的风险，故在声带小结的手术治疗中极少使用。但也有研究认为 CO_2 激光与冷器械相比效果无明显差异[6]。使用能量为 3W、微光斑的 0.1s 单脉冲模式配合发声训练可获得良好的效果，无明显并发症[7]。

（3）微创注射：微创注射在声带小结的手术治疗中也有一定疗效，多在门诊局麻下进行，但较少应用，注射物主要为类固醇和肉毒毒素。前者推荐使用地塞米松和曲安奈德 1∶1 混合物，经口或经鼻方式，以 0.1 ~ 0.2mL 注射于病灶内，经短暂声休后（2 ~ 3 天），1 ~ 2 周嗓音即可恢复[8]，该法存在一定的潜在副作用，如血肿、注射物沉积、一过性声带萎缩等[9]，适用于短期缓解专业嗓音人员的症状，也可以作为保守治疗无效而尚未做好全麻手术准备的患者。肉毒毒素注射可在肌电图引导下将 A 型肉毒毒素以 2.5U 每侧的剂量注射到双侧甲杓肌中，术后常见副作用为声音嘶哑（气息音明显）[10]，重者可出现误吸、呛咳。有研究显示，嗓音显微手术联合 A 型肉毒毒素注射（0.25 ~ 0.5U 每侧注射于双侧甲杓肌）能在恢复声带形态的同时调节甲杓肌肌张力，改善声带振动，较单纯嗓音显微手术对声音的改善更佳（术后 6 个月）[11]，但缺乏大宗的数据支持。

（刘昀逸　庄佩耘）

[1] MARTINS R H G, GRAMUGLIA A C J. Laryngeal web as a possible cause for nonabsorption of vocal nodules in boys after puberty. Journal of Voice, 2019, 33(4): 561-563.

[2] MCCRORY E. Voice therapy outcomes in vocal fold nodules: a retrospective audit. Int J Lang Commun Disord, 36(sup1): 19-24.

[3] ROSEN C, SIMPSON C B. Operative techniques in laryngology. Berlin: Springer-Verlag, 2008.

[4] PEDERSEN M, MCGLASHAN J. Surgical versus non-surgical interventions for vocal cord nodules. Cochrane Database Syst Rev, 2012, 2012(6): CD001934.

[5] 高绫，王睿卿，黄煦格，等. 术前嗓音训练在声带息肉显微手术患者嗓音恢复中的效果观察. 临床耳鼻咽喉头颈外科杂志，2018，32（06）：408-411.

[6] KUMAR S, PRASAD B K. A comparison of surgical outcomes of carbon dioxide laser versus conventional cold instrument excision of benign vocal cord lesions. Indian J Otolaryngol Head Neck Surg, 2019, 71(1): 992-996.

[7] REMACLE M, LAWSON G, WATELET J B. Carbon dioxide laser microsurgery of benign vocal fold lesions: indications, techniques, and results in 251 patients. Ann Otol Rhinol Laryngol, 1999, 108(2): 156-164.

[8] WU C H, LO W C, LIAO L J, et al. Vocal fold steroid injection for benign vocal lesions in professional voice users. J Voice. 2023, 37(3): 472.e1-472.e6.

[9] WANG C T, LAI M S, HSIAO T Y. Comprehensive outcome researches of intralesional steroid injection on benign vocal fold lesions. Journal of Voice, 2015, 29(5): 578-587.

[10] ALLEN J E, BELAFSKY P C. Botulinum toxin in the treatment of vocal fold nodules. Curr Opin Otolaryngol Head Neck Surg, 2009, 17(6): 427-430.

[11] 张庆翔，胡慧英，何双八，等. 手术联合 A 型肉毒毒素甲杓肌注射治疗成人声带小结的疗效分析. 听力学及言语疾病杂志，2018，26（1）：25-28.

四、声带上皮下型和韧带型囊肿

（一）疾病概述

声带囊肿是常见的声带膜部病变，为声带固有层浅层的包膜性病变，占喉部良性病变的 6%～13%，人群中女性发病率较高[1-2]。临床上常表现为声音嘶哑、发声无力、音调不稳定、双音或代偿性发声紧张等。囊肿常常为单侧，对侧声带有接触性病损或者上皮斑块。根据病理类型，声带囊肿可分为黏液潴留囊肿和表皮样囊肿（图 6-2-3、图 6-2-4）。根据囊肿累及固有层的深度，可分为上皮下型和韧带型。频闪喉镜下可见声带中部内侧缘或上表面囊样隆起，通常呈黄色或白色。病变处黏膜波降低，发声时呈沙漏状闭合。

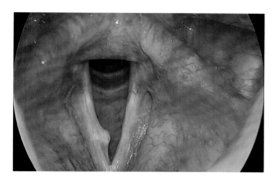

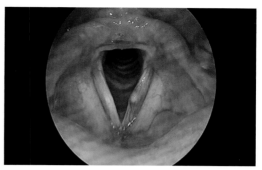

图 6-2-3　声带囊肿（内侧缘）　　　　　　　图 6-2-4　声带囊肿（上表面）

（二）手术适应证和禁忌证

声带囊肿以手术切除为主，关键是术中应尽量避免对囊肿周围组织的损伤，以减少术后声带组织的缺损和声带瘢痕的产生，术前术后可联合嗓音训练，提高手术疗效。对于小的无症状的声带囊肿，一般不建议手术治疗。有研究认为声带囊肿术前均应进行 6 ~ 8 周的嗓音训练，如症状消失且没有明显的对侧接触性病损，则无须手术治疗[3]。

1. **适应证**　声带囊肿伴有发声困难症状且经最大化的保守治疗无效。

2. **相对禁忌证**　①未接受过任何嗓音训练者；②无法遵守术后限制用嗓要求者；③女性患者月经期；④对手术疗效有过高期望者；⑤一般状态不能耐受全身麻醉者。

（三）手术方式

声带囊肿的手术治疗方式主要有囊肿摘除术和囊肿造口术。

声带囊肿切除术

1. **囊肿摘除术**　全身麻醉支撑喉镜下显微微瓣声带囊肿摘除术是目前公认的标准术式，具体步骤如下。

（1）用合适的支撑喉镜暴露双侧声带。

（2）显微镜下行微瓣切口：在病变的侧方或上方做纵向切口，将刀口向上（朝向术者）轻微地挑起黏膜，确保切口表浅以保护深层结构（图 6-2-5），注意切口应较实际病变略长以满足足够的操作空间。

（3）剥离囊肿：使用 30° 显微喉剥离子尽可能地分离声带黏膜上皮与声带囊肿之间的间隙，剥离子的前端朝向内侧，适当地向外侧用力剥离上皮。注意避免囊肿破裂，在剥离过程中，应先充分分离病变前方和后方的组织间隙，后分离张力最大的中间部。先分离囊肿内侧面，后利用病变与声韧带的

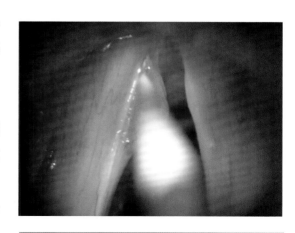

图 6-2-5　黏膜刀切开声带上皮层，注意不要划伤深部组织

粘连提供抗牵引作用，分离囊肿外侧面，使得完整剥离过程更加顺利（图6-2-6、图6-2-7）。此外，还需注意避免损伤声韧带，建议使用30°剥离子将囊肿底部从声韧带上分离。使用含肾上腺素的小棉球有助于囊肿的剥离或囊壁的去除（图6-2-8、图6-2-9）[4]。

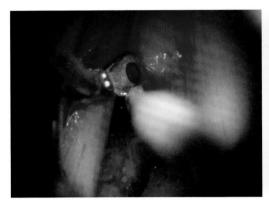

图6-2-6　先分离囊肿与声带上皮的间隙

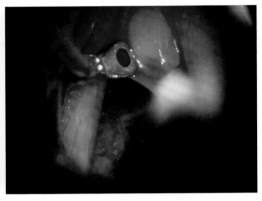

图6-2-7　后分离囊肿与声韧带的间隙

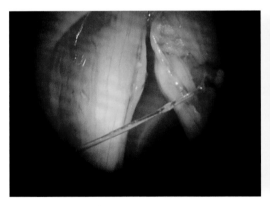

图6-2-8　使用小棉球辅助囊肿剥离

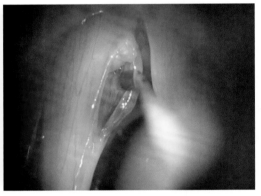

图6-2-9　使用小棉球辅助清除囊壁

（4）病变的移除：使用显微喉抓钳去除囊肿。注意囊肿的前后方及底部存在纤维连接，如采用显微剥离子无法完全钝性分离时，可考虑使用剪刀或激光辅助离断（图6-2-10）。如剥离过程中囊肿破裂，应仔细谨慎地完整去除囊壁，也可使用CO_2激光以低功率模式气化囊壁，以防复发[5-6]。

（5）显微镜下复位微瓣：分离的微瓣上皮通常不予切除，如微瓣较大可使用生物胶辅助贴合，如固有层缺损较多或合并声带萎缩时，可同时在固有层注射胶原或透明质酸来改善声门的闭合（图6-2-11）[7]。

（6）声带注射类固醇皮质激素：可在声带固有层注射地塞米松0.5mL（浓度为1mL∶2mg），减轻术后声带水肿和预防术后声带瘢痕生成。

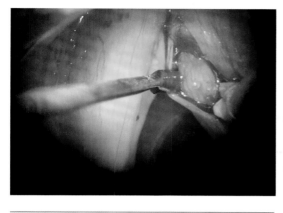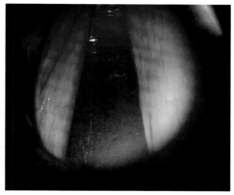

图 6-2-10　使用喉显微剪刀离断囊肿后方纤维连接　　图 6-2-11　复位黏膜瓣

2. 囊肿造口术　该术式可在全麻或者局麻下进行，可使用冷器械或者激光辅助，较适用于无法全麻手术的患者[8-11]，但不建议作为常规治疗手术方法。

（1）全身麻醉下的手术步骤如下。

1）在声带囊肿的中上部分，用镰状刀纵向切开声带黏膜和囊肿壁，切口长度与囊肿前后径相同。

2）用局部压迫或抽吸方法取出囊肿内容物。

3）使用喉显微抓钳抓住囊肿壁的内侧部分及其上覆盖的黏膜并拉向内侧；用侧弯显微喉剪剪除，形成一个足够宽的开口，以防止阻塞和囊肿复发，完成造口术。

（2）对于无法耐受全身麻醉或不愿接受全身麻醉的患者，可在局麻下进行囊肿造口术。局麻步骤如下。

1）呋麻滴鼻液 + 丁卡因混合液充分收敛麻醉鼻腔黏膜。

2）2% 利多卡因充分麻醉舌根、会厌谷、杓会厌襞、声带、声门下，麻醉效果以纤维喉镜镜头触碰声带无反应为宜。

3）经鼻置入带通道的纤维喉镜，铥激光辅助进行，调整功率 4.5W，持续时间 70 ~ 300ms，重复频率 5Hz，瞄准光束 65%，以脉冲模式在声带囊肿上表面作 2 ~ 3mm 的黏膜切口，将吸引管引入声带囊肿腔内，吸除残留黏液。

造口术切开引流囊液后，解除了囊肿对声韧带的挤压，组织回弹，实际上凹陷比原来的囊腔深度浅；创面表现为卵圆形凹陷，凹坑内壁为囊肿底部，实际的上皮缺损仅存在于凹陷边缘与周围声带黏膜的交界处，对周围正常组织损伤小，术后创面上皮化时间缩短，恢复快。

（四）术后注意事项

1. 声休 5 ~ 7 天，复查频闪喉镜检查若声带上皮愈合良好，可过渡到限制用声。

2. 避免清嗓，使用哑咳或强吞咽的方法清除咽喉部分泌物。

3. 应用质子泵抑制剂避免咽喉反流影响声带愈合。

4. 类固醇皮质激素雾化吸入减轻声带水肿。

5. 喉部微波理疗促进伤口愈合。

6. 术后1个月行嗓音训练。

（五）术后并发症

术后常见并发症：牙齿损伤、咽痛、颞下颌关节损伤、舌麻木、味觉障碍、囊肿复发、术后发声困难、手术部位出血和感染。

（郑金星　庄佩耘）

参考文献

[1] MARTINS R H, SANTANA M F, TAVARES E L. Vocal cysts: clinical, endoscopic, and surgical aspects. J Voice, 2011, 25(1): 107-110.

[2] TIBBETTS K M, DOMINGUEZ L M, SIMPSON C B. Impact of perioperative voice therapy on outcomes in the surgical management of vocal fold cysts. J Voice, 2018, 32(3): 347-351.

[3] CHOWDHURY F R, REDDY N, SATALOFF R T. Hemorrhage into a vocal fold cyst. Ear Nose Throat J, 2011, 90(12): 566-570.

[4] AHN H G, JUNG J Y, CHOI H S, et al. Microflap dissection with a cotton ball self-retraction technique in treating vocal cysts. Laryngoscope, 2020, 130(5): 1239-1242.

[5] 关中，梁发雅，许耀东，等. 支撑喉镜下 CO_2 激光辅助声带囊肿显微切除术疗效分析. 中华显微外科杂志，2015，38（5）：438-442.

[6] 蒋建华，解道宇，田如如，等. 支撑喉镜下激光补充切除非完整剥离的残余声带囊肿21例. 中国内镜杂志，2021，27（8）：71-75.

[7] MATAR N, AMOUSSA K, VERDUYCKT I, et al. CO_2 laser-assisted microsurgery for intracordal cysts: technique and results of 49 patients. Eur Arch Otorhinolaryngol, 2010, 267(12): 1905-1909.

[8] GAO W Z, ABU-GHANEM S, REDER L S, et al. A novel approach to vocal fold mucous retention cysts: awake ktp laser-assisted marsupialization. J Voice, 2020, 36(4): 570-573.

[9] CHANG H P, CHANG S Y. An alternative surgical procedure for the treatment of vocal fold retention cyst. Otolaryngol Head Neck Surg, 2003, 128(4): 470-477.

[10] HSU C M, ARMAS G L, SU C Y. Marsupialization of vocal fold retention cysts: voice assessment and surgical outcomes. Ann Otol Rhinol Laryngol, 2009, 118(4): 270-275.

[11] HAMDAN A L, RIZK S A. Unsedated office-based thulium laser therapy in patients with vocal fold cysts. Ear Nose Throat J, 2021, 100(1): NP39-NP42.

五、声带息肉

（一）疾病概述

1. **病因**　声带息肉多发于单侧或双侧声带的前中 1/3 处，表面光滑或呈半透明状。通常认为声带息肉是由于不良用嗓习惯、胃酸反流等损伤，引起声带固有层愈合增生所致。研究发现声带息肉的前胶原表达上调，纤维连接蛋白表达增加，由此导致严重的声带黏膜波活动受限以及继发炎症基因表达[1]。此外，声带息肉患者胃蛋白酶的表达明显升高，提示胃酸反流在其发病机制中可能起作用[2]。

2. **治疗方法**　声带息肉目前的治疗方法包括保守治疗（即非手术治疗）和手术治疗[3-4]。具体包括嗓音训练、冷切除术、局部糖皮质激素注射和激光切除治疗。

（1）嗓音训练：在声带息肉的治疗中，嗓音训练具有一定作用。一项对 644 名患者的大型回顾性研究比较了保守治疗（嗓音训练或药物治疗）与手术切除治疗的效果。41.6% 的患者经保守治疗完全缓解[5]。一项针对 150 名患者的随机对照试验研究了嗓音训练的疗效，比较了显微手术加嗓音治疗或单独嗓音治疗，发现两组在临床上或患者主观满意度上没有显著差异[6]。2003 年对美国耳鼻咽喉头颈外科学会成员进行的一项调查发现，只有 30% 的受访者被推荐嗓音训练作为息肉的初始治疗[7]，嗓音训练的作用明显被低估。

（2）冷切除术：有别于激光治疗，冷切除术特指使用传统显微手术器械，进行手术切除声带息肉。手术可选择间接喉镜、电子纤维喉镜或支撑喉镜暴露术野。根据病情需求选择表面局部麻醉或全身麻醉。

（3）激光治疗：激光治疗声带息肉是替代冷切除术的新术式。通常采用 CO_2 激光切除息肉。

（4）局部糖皮质激素注射：与声带小结的治疗一样，局部糖皮质激素注射液被用于声带息肉的治疗[3,8]。一项研究显示，糖皮质激素注射可以改善患者的病情，但经常复发；有效率约为 91%，完全缓解率为 59%。尽管术前和术后嗓音嘶哑评估 GRBAS 评分有显著改善，但 41% 的患者没有完全缓解[9]，这表明需要进一步研究患者特征，以了解哪些患者可能适合单独使用糖皮质激素注射治疗。手术切除后立即注射糖皮质激素也有报道。综合文献报道，局部糖皮质激素注射对声带息肉的有效率为 75%～94%，完全消退率为 33%～59%。较小的病变更容易消退[4,10]。

3. **鉴别诊断**

（1）声带小结：多为双侧声带、对称性结节，多发于儿童。纠正不良的用嗓习惯后多数结节可以变小或消失，不需要手术治疗。

（2）喉乳头状瘤：外表粗糙，乳头状散在分布，需重视成人喉乳头状瘤的恶变可能。

（3）喉淀粉样变：多与慢性炎症相关，表现为喉部暗红色肿块，表面光滑，质地较硬，需活检加以鉴别。

（4）喉癌：典型病例可见表面粗糙新生物，局部（特别是窄带成像内镜下）可见新生滋养血管。组织病理活检可确诊。

（二）手术适应证和禁忌证

1. **适应证** 目前微创手术主要适用于经保守治疗无效，或病情反复、影响日常生活的声带息肉患者。

2. **禁忌证** 无法耐受全身麻醉的患者建议局麻手术，张口受限、Mallampati 评分 4 级的患者选择支撑喉镜手术需慎重。

（三）手术设备

1. **电子喉镜 / 纤维喉镜下手术** 电子喉镜 / 纤维喉镜、活检钳。

2. **支撑喉镜下手术**

（1）常规设备：支撑喉内镜、高清内镜、固定支撑架等。

（2）冷切除术设备：显微剪、显微咬切钳、显微镰刀等。

（3）CO_2 激光设备：传统上，CO_2 激光是咽喉科主要应用的激光。它特有的 10 600nm 波长被软组织中的水分吸收且不依赖组织颜色。CO_2 激光发出连续或者脉冲波，聚焦为一细束时可像手术刀一样用来切割，散焦的激光则用来气化、烧灼和刮除组织。CO_2 激光通过内镜传送能量，显著减轻术后肿胀，在临床上得到广泛应用。

（四）手术步骤

1. **电子喉镜 / 纤维喉镜下手术** 该方法可于表面麻醉下完成。左手持纤维喉镜，助手将活检钳从纤维喉镜侧端进入喉腔。术中将活检钳末端移至声带息肉处，助手将活检钳咬紧、并迅速向外退出，即可将息肉咬除。该方法操作较简单，步骤与声带肿物活检类似。适用于较小的声带息肉或声带小结，特别是基底部较窄的息肉。

2. **支撑喉镜下手术（通用手术步骤）**

声带息肉切除术

（1）患者安全麻醉后，助手与器械护士合作打开器械包，清点器械。

（2）使用安多福将患者口周及口腔内黏膜消毒。双层铺巾一层平铺，一层包裹患者面颊部，眼部及额部，并用巾钳固定于一侧（注意不要伤害患者皮肤及耳部）。

（3）浸湿纱布并置入患者口中，垫于上切牙之上，保护患者上唇及上切牙。

（4）选择适当的喉镜（0°或 12°）及器械；对于儿童及成人易于暴露的患者，由于会厌抬举良好，可尝试采用口径较宽的翘头喉镜，通过挑起舌根进一步暴露声门。对于暴露欠佳者，建议选用 30°或 45°内镜，直到达到暴露要求。

（5）右手持支撑喉镜，左手撑开患者口腔并固定患者舌体前部，将支撑喉镜沿患者口腔角度置入支撑喉镜，依次暴露舌根，会厌直至暴露声门区，避免压迫气管插管。

（6）充分暴露声门及肿物后，连接支撑器械并根据暴露程度调整角度及松紧度。

3. **冷切除方式**

（1）根据需要通过 0°、12°、30°、45°选择合适角度的冷器械（冷切除），将息肉整个切除

（图 6-2-12），注意避免损伤声韧带。

（2）手术完毕，将黏膜瓣复位。检查确认无异物残留，退出喉镜。

4. **CO$_2$ 激光手术** 需连接激光部分，根据手术范围及性质调整激光大小。

（1）声门下置入盐水纱条一根，保护气管插管以及声门下区域。

（2）调小 CO$_2$ 激光光斑，采用小功率连续激发或间断激发模式，沿息肉边缘切开黏膜，可用杯状钳分离、清理黏膜下多余基质，保留适当的任克层，修整多余黏膜（图 6-2-13）。

（3）将黏膜瓣复位，并上下对位缝合声带黏膜。取出声门下纱条，退出喉镜。

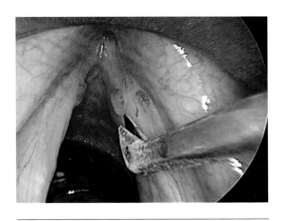

图 6-2-12 冷切除方式治疗声带息肉

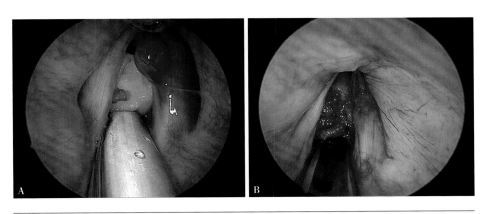

图 6-2-13 显微 CO$_2$ 激光切除声带息肉术前和术中比较
A. 术前；B. 术中。

术后按计划定期随诊（图 6-2-14）。

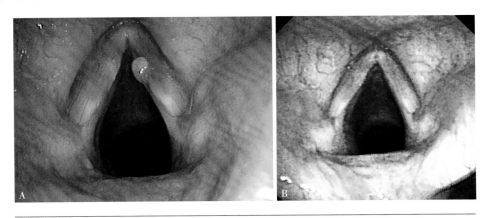

图 6-2-14 声带息肉显微手术，术前和术后 3 个月比较
A. 术前；B. 术后 3 个月。

（陈垲钿 邓洁 雷文斌）

[1] THIBEAULT S L, GRAY S D, LI W, et al. Genotypic and phenotypic expression of vocal fold polyps and Reinke's edema: a preliminary study. Ann Otol Rhinol Laryngol, 2002, 111(4): 302-309.

[2] WANG L, TAN J J, WU T, et al. Association between laryngeal pepsin levels and the presence of vocal fold polyps. Otolaryngol Head Neck Surg, 2017, 156(1): 144-151.

[3] KRAIMER K L, HUSAIN I. Updated medical and surgical treatment for common benign laryngeal lesions. Otolaryngol Clin North Am, 2019, 52(4): 745-757.

[4] SHOFFEL-HAVAKUK H, SADOUGHI B, SULICA L, et al. In-office procedures for the treatment of benign vocal fold lesions in the awake patient: A contemporary review. Laryngoscope, 2019, 129(9): 2131-2138.

[5] NAKAGAWA H, MIYAMOTO M, KUSUYAMA T, et al. Resolution of vocal fold polyps with conservative treatment. J Voice, 2012, 26(3): e107-e110.

[6] BARILLARI M R, VOLPE U, MIRRA G, et al. Surgery or rehabilitation: a randomized clinical trial comparing the treatment of vocal fold polyps via phonosurgery and traditional voice therapy with "voice therapy expulsion" training. J Voice, 2017, 31(3): 379 e13-379 e20.

[7] GARRETT C G, FRANCIS D O. Is surgery necessary for all vocal fold polyps? Laryngoscope, 2014, 124(2): 363-364.

[8] WANG C T, LIAO L J, CHENG P W, et al. Intralesional steroid injection for benign vocal fold disorders: a systematic review and meta-analysis. Laryngoscope, 2013, 123(1): 197-203.

[9] HSU Y B, LAN M C, CHANG S Y. Percutaneous corticosteroid injection for vocal fold polyp. Arch Otolaryngol Head Neck Surg, 2009, 135(8): 776-780.

[10] WOO J H, KIM D Y, KIM J W, et al. Efficacy of percutaneous vocal fold injections for benign laryngeal lesions: Prospective multicenter study. Acta Otolaryngol, 2011, 131(12): 1326-1332.

六、任克水肿

息肉样声带炎又称任克水肿（Reinke's edema），是发生在声带任克层的良性病变，是声带固有层浅层内大量胶冻样物质集聚的病理状态。任克水肿早期的临床表现为说话疲劳及发声效率下降，说话音调逐渐降低，嗓音沙哑，发音费力，音调单调，严重时甚至可造成呼吸困难。

（一）疾病概述

1. 病因　本病发病原因尚不明确，但许多因素被认为与任克水肿有关。目前比较公认的因素是吸烟。多项研究结果表明吸烟与声带任克水肿的发生进展高度相关，且与日吸烟量、烟龄具有高度相关性，97%的息肉性声带炎患者都是吸烟者，术后再吸烟者的复发率可高达25%[1]。其他因素如咽喉反流，不良发声习惯等也被认为是发病的重要协同因素。主要表现为任克层充满大量蛋白基质，基底膜增厚，弥漫性水肿，少量纤维素沉着，上皮萎缩，同时伴有纤维连接蛋白、胶原蛋白及弹性蛋白的数量明显减少。声带体积和质量显著增加，病变多数是对称生长，横跨整个声带，由前连合至声带突的任克层充满无定形的炎性胶冻样物；也可以不对称生长。频闪喉镜检查提示：早期由于声带固有层浅层存在胶冻样物，声带黏膜波弹性振幅会增大或增强，随着病变发展，声带质量增大，声带振动效应会减弱或消失[2]。

2. **分度和分级**　根据喉镜结果将声带任克水肿分为三度：①Ⅰ度，吸气时两侧声带前 1/3 接触；②Ⅱ度，吸气时两侧声带前 2/3 接触；③Ⅲ度，吸气时两侧声带完全接触。

2017 年，Tan 等又根据病变影响气道的情况，进行了分级：①1 级，占气道面积 ≤ 25%；②2 级，占气道面积 25%~50%；③3 级，占气道面积 50%~75%；④4 级，占气道面积 75% 及以上，或伴有呼吸困难（图 6-2-15）。

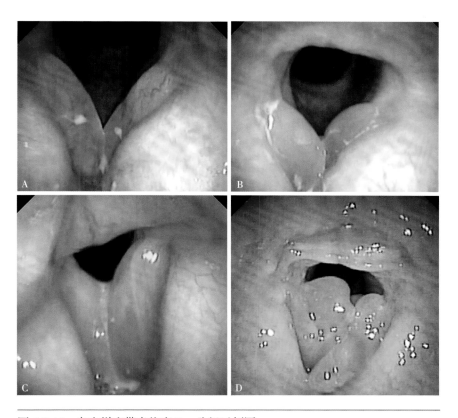

图 6-2-15　息肉样声带炎临床 Tan 分级示例图

A. Tan 分级 1 级；B. Tan 分级 2 级；C. Tan 分级 3 级；D. Tan 分级 4 级。

3. **鉴别诊断**　本病应与声带息肉相鉴别。由于息肉样声带炎的声带水肿，质量较大，电子喉镜下特征性表现是吸气相息肉样物可向声门下脱垂，随呼吸轻度摆动。NBI 喉镜下声带表面可出现点状上皮内乳头状毛细血管袢轻度扩张，局部炎症的表现。

（二）手术适应证和禁忌证

1. **手术适应证**　适应证包括：①发音障碍，声音沙哑者（女性患者较为明显）；②生活习惯改变、戒烟戒酒、嗓音治疗及质子泵抑制剂治疗后无明显改善者；③疾病进展阻塞气道，声带外展无法改善，引起喉阻塞者；④怀疑恶性肿瘤者。

2. **手术禁忌证**　无法戒烟者。吸烟几乎都导致疾病术后复发，尽管这个过程可能需要几个月或者几年。无法戒烟是相对禁忌证，手术应视情况而定。怀疑恶变或者气道受阻不考虑此禁忌。

（三）术中应用的微创技术

手术采用声带微瓣技术[3]。可采用一期完成双侧手术或者分期分声带侧别手术。对于行双侧手术的患者，应仔细设计手术切口，这样可以避免前连合粘连。如果病变累及声带前段，可分期行单侧手术以避免并发症的发生。术前应告知患者术后音调会上升，可能出现短时间的气息声，术后需行嗓音训练治疗。

（四）手术步骤

1. **麻醉插管**　采用 5.0 号或 5.5 号气管插管，插管时应注意避免损伤声带组织。

2. **暴露病变**　支撑喉镜暴露声带全长（图 6-2-16）。

3. **切口**　采用锋利的镰状刀或翘头剪刀，在声带上方做切口，自声带突至前连合做与声带长轴平行的纵向切口，注意切口勿切至前连合，距前连合应有 3mm 的距离（图 6-2-17）。

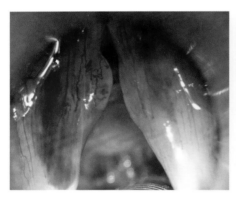 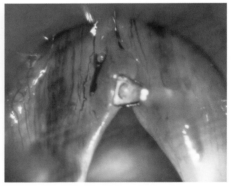

图 6-2-16　支撑喉镜暴露声带　　　　　图 6-2-17　在声带上方平行声带长轴做纵
　　　　　　　　　　　　　　　　　　　　　　　　向切口

4. **分离病变组织**　在上皮和胶冻样组织之间掀起微瓣，使用喉显微剥离子或声带钝形探针将上皮与下方胶冻样组织分离，仔细操作防止撕裂上皮黏膜瓣。向外钝性分离黏膜瓣至声门下，向内分离声韧带与胶冻样物之间的间隙，完整地分离出胶冻样物（图 6-2-18）。范围较小的病变可做较小的黏膜瓣。

5. **清除病变物质**　大部分胶冻样物可通过指端带侧孔吸引器清除，通过拇指控制吸引器吸引强度，吸引过程中用黏膜钳牵拉黏膜瓣，避免吸引损伤。如果胶冻样组织存在较多纤维组织不易吸出，可采用杯状钳钳除。术后不必清除所有胶冻样物，这样有助于术后保持任克层维持声带弹性（图 6-2-19、图 6-2-20）。

6. 修剪多余黏膜、黏膜瓣复位 适当修剪多余黏膜，在修剪之前用黏膜钳向上牵引黏膜瓣，确定修剪部位及范围剪除多余的黏膜，然后将黏膜对位整齐，无明显黏膜缺损间隙（图 6-2-21～图 6-2-23）。

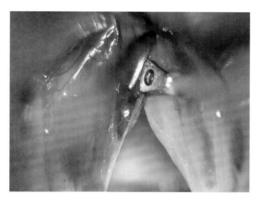

图 6-2-18　向外牵引黏膜瓣，剥离子分离胶冻样物

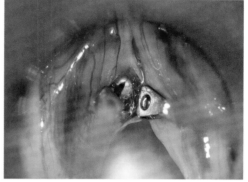

图 6-2-19　吸引器吸出及杯状钳钳取胶冻样物

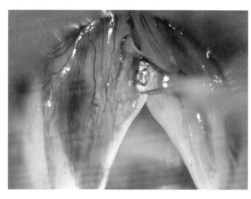

图 6-2-20　注意不必清除所有胶冻样物

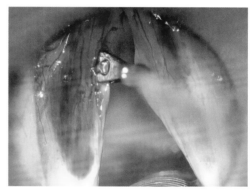

图 6-2-21　修剪前牵引黏膜瓣

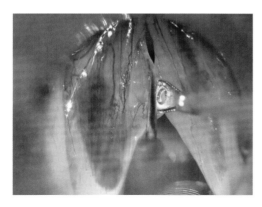

图 6-2-22　剪刀切除多余黏膜

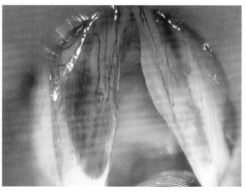

图 6-2-23　黏膜瓣复位

（五）围手术期注意事项和技术要点

1. **围手术期注意事项**　术后应用质子泵抑制剂 8 周，声休 1~2 周，建议术后戒烟。术后患者声带质量变小，音调会升高。与声带息肉等其他声带良性病变相比，术后嗓音恢复时间较长，通常需要 6~8 周，部分患者会出现声门闭合不全的嗓音表现。

2. **技术要点**　手术中要求在声带上侧方做纵向切口，避免前连合黏膜缺损，引起声带粘连。对于双侧病变靠近前连合的患者，可行双侧微瓣手术，但切口勿累及声带前段，防止声带前连合粘连。也可先行一侧手术，二期再行对侧手术。手术中去除较多胶冻样物也可引起声带瘢痕可能，要注意不必清除所有胶冻样物。

七、声带上皮下型和韧带型纤维斑块

（一）疾病概述

声带上皮下型和韧带型纤维斑块是声带膜中部上皮下纤维组织聚集的病变[4]。

1. **分型**　根据纤维斑块的位置，聚集在上皮下者称为上皮下型声带纤维斑块，附着在声韧带者称为韧带型声带纤维斑块。该组织无定型，通常在声带内前后延伸，具有较薄的梭形结构。上皮下纤维斑块的频闪喉镜表现为沙漏状闭合，伴有显著的黏膜波振幅降低[5]。

2. **治疗**　保守治疗无效，可通过声带黏膜微瓣的手术方式治疗，手术策略与声带囊肿手术类似，恢复较慢且预后较差。声带纤维斑块是声带固有层中的纤维组织聚集形成的病变，该病变与声带囊肿的区别是界限不清，呈梭形平行于声带长轴，并上下延伸（图 6-2-24）。

3. **鉴别诊断**　需要和以下病变相鉴别：①声带息肉；②声带免疫性炎症；③声带小结；④声带慢性炎症；⑤声带陈旧性瘢痕或声带创伤性病变。

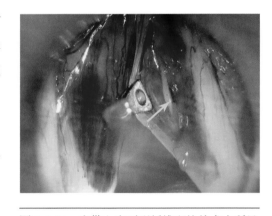

图 6-2-24　声带上皮下型纤维斑块的术中所见

（二）手术适应证和禁忌证

1. **手术适应证**　持续性发音障碍和非手术治疗（嗓音矫治）无效者。

2. **手术禁忌证**　禁忌证包括：①患者不能耐受全身麻醉；②麻醉下支撑喉镜下不能暴露全部声带病变范围者；③发音功能无受限或患者主观上无发音障碍者。

（三）术中应用的微创技术

声带纤维斑块采用声带微瓣技术，基本操作技术同声带囊肿手术。

（四）手术步骤

1. **麻醉插管**　给予内径为 5.0 或 5.5mm 的气囊或水囊气管插管。

2. **暴露病变**　支撑喉镜暴露声门。若病变位置近前连合，建议使用前连合喉镜暴露病变全程。

3. **切口**　采用镰状刀或纤维翘头剪刀，刀尖或剪刀向上挑开声带黏膜，保护深层组织不受损伤。于声带上方做与声带长轴平行的纵向切口，切口略长于病变范围，保证具有足够的操作空间。

4. **剥离病变**　使用声带纤维剥离子仔细剥离纤维斑块与周围组织之间间隙。首先在梭形斑块内侧面与声韧带进行钝性分离，剥离子背侧朝向上皮面，自上而下地完整剥离病变，将病变从声韧带表面分离。然后分离斑块外侧面，将斑块与上皮面剥离。剥离过程中注意保护声带上皮瓣，避免穿孔。

5. **纤维连接的处理**　在使用剥离子无法钝性分离病变与韧带的纤维连接处时，可以考虑使用剪刀进行锐性分离。这些纤维连接通常存在于纤维斑块的前后方，在病变移除前需仔细剥离。在纤维斑块与纤维延伸的连接处切断，然后掀起微瓣，将病变粘连的纤维松解后，移除病变，复位微瓣并让其充分对合。

（五）围手术期注意事项和技术要点

1. **围手术期注意事项**

（1）患者术后需要声休 1 周，伴有咽喉反流性疾病患者可应用质子泵抑制剂，术后 1 个月后在言语康复师指导下逐渐发声[6]。

（2）术后主要并发症：①牙齿受损；②舌体麻木或感觉迟钝，味觉缺失，主要原因是术中支撑喉镜压迫舌神经，通常 2～3 周缓解，部分患者可能持续 3 个月或以上，支撑时间控制在 2h 以内可减少该并发症的发生率；③术后持续性发音障碍，如病变累及声韧带须切除部分声韧带，会导致术后长期声音嘶哑及嗓音恢复时间较长。建议术后加强嗓音治疗，短期口服类固醇皮质激素；④病变复发。

2. **技术要点**　建议术前行频闪喉镜检查，术中进行精细钝性分离操作，采用由上到下，由内到外的顺序剥离声带纤维斑块，合理应用三角钳可以将微瓣中部牵拉，这样就可以使用角度合适的剥离子将声带纤维斑块从声韧带中解剖出来，由外及内钝性分离。韧带型声带纤维斑块较上皮下型声带纤维斑块术后嗓音恢复差，恢复时间也较长。

（石力）

[1] JOHNS M M. Update on the etiology, diagnosis, and treatment of vocal fold nodules, polyps, and cysts. Curr Opin Otolaryngol Head Neck Surg, 2003, 11(6): 456-461.

[2] ALTMAN K W. Vocal fold masses. Otolaryngol Clin North Am, 2007, 40(5): 1091-1108.

[3] KRAIMER K L, HUSAIN I. Updated medical and surgical treatment for common benign laryngeal lesions. Otolaryngol Clin North Am, 2019, 52(4): 745-757.

[4] NAUNHEIM M R, CARROLL T L. Benign vocal fold lesions: Update on nomenclature, cause, diagnosis, and treatment. Curr Opin Otolaryngol Head Neck Surg, 2017, 25(6): 453-458.

[5] COHEN J T, FRIDMAN E, TRUSHIN V, et al. The role of voice rest after micro-laryngeal surgery for benign vocal fold lesions. Eur Arch Otorhinolaryngol, 2022, 279(2): 835-842.

[6] HRON T A, KAVANAGH K R, MURRAY N. Diagnosis and treatment of benign pediatric lesions. Otolaryngol Clin North Am, 2019, 52(4): 657-668.

第三节　其他喉部病变

一、声带肉芽肿

（一）疾病概述

1. 定义和病因　喉接触性肉芽肿（laryngeal contact granuloma，LCG）又称喉接触性溃疡、声带突肉芽肿、声带肉芽肿或喉肉芽肿等，作为一种良性的炎性肉芽增生性疾病，以声音嘶哑、咽痛、咽部异物感等为常见的临床表现，病变多位于声带突及杓状软骨区域[1]。根据病变的主要诱发因素，喉接触性肉芽肿主要分为特发性肉芽肿（胃食管反流以及咽喉反流、用声过度以及用声不当等因素引起）和医源性肉芽肿（医疗行为中的气管插管等因素引起，图 6-3-1）[2]。而其他的危险因素，如吸烟，感染，过敏，鼻后滴漏和社会心理因素等，也在喉接触性肉芽肿的形成过程中起一定作用[1]。此病一般男性多发，而女性患者则好发于气管插管后[3]。

2. 治疗方法　喉接触性肉芽肿的一线治疗主要包括嗓音治疗、抗反流治疗等保守措施，而手术切除（支撑喉镜下等离子射频或激光辅助病变切除手术）主要适用于病变过大堵塞气道、临床诊断不明需获得明确病理诊断、早期方法治疗无效者。介于两者间的注射治疗则主要包括病变内激素注射治疗和甲杓肌 A 型肉毒毒素（botulinum toxin A，BTXA）注射治疗，除此之外，近 10 年还出现口服硫酸锌以及病变部位低剂量放射治疗等较为少见的治疗方法[4]。现阶段，喉接触性肉芽肿的病因较为复杂，治疗方式多样，个体化的治疗措施较为提倡，且在后期治疗中应尽量控制相关诱发因素，降低复发可能性。

喉接触性肉芽肿的病理学特征具有一致性且临床表现相似。目前，通过病变的部位、外观以及

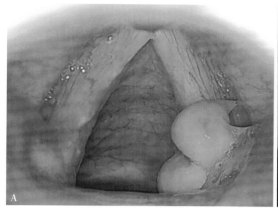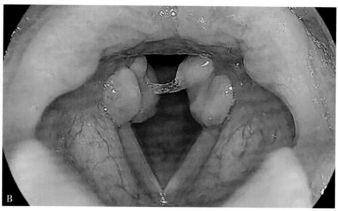

图 6-3-1 喉接触性肉芽肿

A. 特发性肉芽肿；B. 医源性肉芽肿。

病史等综合评估，即可对喉接触性肉芽肿做出初步诊断。对于一线治疗无效或者复发的喉接触性肉芽肿，注射治疗是首选替代疗法，且相对于前者，注射疗法的治愈时间较短；而手术切除则由于其复发率高，不作为主要治疗方法。区别于手术切除，注射治疗对于声带突及其周围黏膜的创伤更小，且避免了气管插管对声门区域黏膜的压迫和损伤。总的来说，注射治疗作为一种门诊局麻手术，具备损伤小，操作时间短，费用低以及复发率低等优势。但是，由于患者处于觉醒状态且声门区域窄小，对于术者的操作能力及助手的配合有一定的要求。近年来，在喉接触性肉芽肿的临床治疗中，注射治疗的比重逐渐增大，填补了保守治疗和手术切除治疗之间的空白，在临床上不仅可作为早期治疗措施，也可作为保守治疗或手术切除复发后的替代疗法。

3. 鉴别诊断

（1）声带息肉：声带息肉好发于声带的前、中 1/3 交界处，喉镜多表现为表面光滑的半透明或红色肿物。

（2）喉结核：喉结核病变多发于声门区域，喉镜检查可见黏膜充血，表面锯齿样溃疡或结节样突起；声带突或杓间区肉芽组织增生。可结合临床表现、影像学检查、结核菌素试验、痰结核分枝杆菌检查进行鉴别，必要时可行活检。

（3）喉乳头状瘤：单发或多发肿物，表面粗糙，乳头状表现。

（4）声门型喉癌：声门型喉癌好发于声带的前、中 1/3 交界处，喉镜多表现为菜花样肿物，通过活检可进行鉴别。

（二）喉内注射治疗的手术适应证和禁忌证

1. 手术适应证　目前注射治疗可以作为喉接触性肉芽肿复发后的替代疗法，也可作为早期治疗措施之一。

2. 手术禁忌证　禁忌证包括：①严重心肺功能障碍，全身性疾病，无法耐受局麻下注射操作的患者；②颈椎强直、咽反射明显、无法配合的患者。

（三）喉内注射的药物

1. **糖皮质激素**　糖皮质激素具有强大的、快速的抗炎、抗过敏作用。作为喉接触性肉芽肿注射治疗最常使用的药物，曲安奈德通过抑制巨噬细胞对抗原的吞噬和处理，抑制 B 细胞转化为浆细胞，干扰体液免疫等行为产生抗炎效果，同时通过对成纤维细胞 DNA 的直接抑制作用进一步抑制肉芽组织的形成[5]。糖皮质激素可以通过多种途径给药（如经口、肌内注射、吸入、封闭或静脉输注等），直接在病变内注射糖皮质激素可以维持较高的局部药物浓度，并且降低药物造成的全身不良反应[6]。在病变内注射糖皮质激素，可以通过减轻局部的炎症反应，从而达到治愈肉芽肿的效果。

2. **A 型肉毒毒素**　A 型肉毒毒素在短期内可导致肌肉麻痹[7]，注射入肌肉的 A 型肉毒毒素与特定细胞表面受体迅速结合，之后穿过细胞膜进入胞内，毒素的部分结构释放入细胞质，通过裂解胆碱能神经末梢突触前膜内的 SNAP-25 蛋白而阻滞外周乙酰胆碱的释放，降低肌肉的张力。一般在注射 2~3 天内起效，5~6 周后达到作用高峰。当然，A 型肉毒毒素的这种抑制作用是暂时的，在 12~24 周后，新的神经肌肉传导过程即可建立。在甲杓肌内注射肉毒毒素，可以在短期内减少声门区域肌肉的运动，避免双侧声带突撞击，防止声带突黏膜进一步损伤，为肉芽肿的治疗争取一定的时间。

（四）注射径路分类

喉接触性肉芽肿注射径路主要包括四种，分别为经口注射（transoral injection）、经甲状舌骨膜注射（transthyrohyoid membrane injection）、经环甲膜注射（transcricothyroid membrane injection）、经甲状软骨板注射（transthyroid cartilage injection）等[8]，后面三个方案统称为经皮注射（transcutaneous injection）。在临床应用较为广泛的是经甲状舌骨膜（transthyrohyoid membrane）径路，喉接触性肉芽肿病变内激素注射或甲杓肌内肉毒毒素注射治疗。

（五）注射步骤

经甲状舌骨膜径路注射的步骤如下。

1. 操作前，采用 1% 丁卡因对口咽及鼻咽黏膜进行表面麻醉。

2. 患者平躺，垫肩，头部后仰，充分暴露颈前部。先于甲状软骨上切迹进针，以 2% 盐酸利多卡因 2.5mL 行皮下组织浸润麻醉；后于环甲膜进针，以 2% 盐酸利多卡因 2.5mL 行气管内黏膜表面麻醉（图 6-3-2）。

3. 等待 10min 后，助手操作纤维喉镜经鼻到达喉腔，完全暴露声门。

4. 使用一次性无菌注射器（0.5mm×60TWLB 规格的一次性无菌注射针头），弯曲针头，经甲状软骨上切迹进针，依次穿过皮下组织、会厌前间隙、会厌进入喉腔（图 6-3-3）。

5. 在纤维喉镜的监视下，调整针头角度进入病变内，注射曲安奈德注射液（1mL : 40mg）0.5mL左右，或将肉毒毒素（浓度 20U/mL，5U）注射到病变侧声带（图 6-3-4）。

6. 结束注射，局部按压止血（图 6-3-5）。

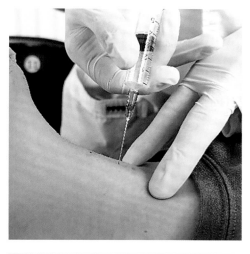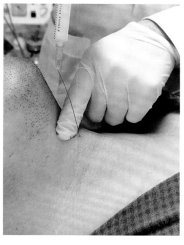

图 6-3-2　环甲膜进针行气管内黏膜表面麻醉　　图 6-3-3　经甲状舌骨膜径路进行喉接触性肉芽肿病变内注射治疗

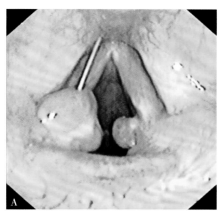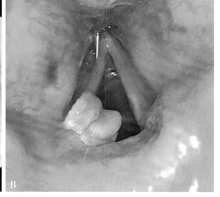

图 6-3-4　注射曲安奈德注射液或肉毒毒素

A. 经甲状舌骨膜入路将激素注射到肉芽肿内；B. 将肉毒毒素注射到甲杓肌内。

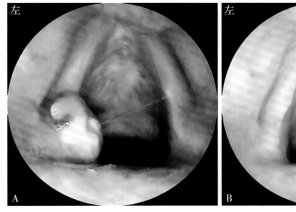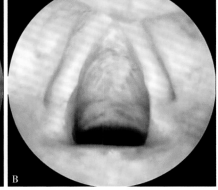

图 6-3-5　经甲状舌骨膜注射激素治疗前后喉镜下对比图

A. 治疗前；B. 治疗后。

（六）注射要点

药物不同，注射部位也不一样。在临床上，糖皮质激素一般直接注入病变部位，包括病变内以及病变的基底部，单侧注射剂量为 0.3～1.0mL[8-9]。而 A 型肉毒毒素的注射部位则较为多变，主要包括甲杓肌、环杓侧肌、杓间肌、会厌肌等，单侧注射剂量大概在 5～15U，且该类注射多在肌电图的监测下进行[7, 10-13]。

1. 经甲状舌骨膜径路注射的要点　此类途径一般从甲状软骨板上缘穿刺进针，从声门前连合以上水平，进入会厌喉面与声门之间的区域，这一方法目前在临床上较为常用。

2. 经口径路注射的要点　在经鼻电子喉镜的引导下，使用长弯针经口注射，该操作较简便，视野较好，但是咽反射明显、口咽暴露不全的患者对此方法不耐受。经口途径在临床上多适用于全麻患者，根据选择的治疗药物，确定注射的位点。对于局麻患者来说，经口注射容易造成咽反射，需要患者配合，且对操作者的能力有一定的要求。

3. 经甲状软骨板径路注射的要点　此类途径一般先粗略估计声带水平位置，再根据相应水平，从甲状软骨翼部穿刺进针，一般可经甲状软骨、声门周围的组织直接进入声门区域[12]。

4. 经环甲膜径路注射的要点　此类途径一般从甲状软骨板下缘也就是环甲膜穿刺进针，进入声门下，调整针头位置进入病变内或甲杓肌内，这一方法较常应用于 A 型肉毒毒素的注射治疗（图 6-3-6）。

（七）注射治疗的注意事项

1. 注射治疗前忌食辛辣刺激性食物以及咖啡、茶水等。

2. 操作前行喉镜检查，明确病变的部位，保证进针点合适且准确。

3. 若考虑发病与嗓音功能障碍有关，可在术前行嗓音训练。

4. 若患者存在胃食管反流或咽喉反流等疾病可能，可同时口服抑酸药物。

5. 注射糖皮质激素时，尽量将药物注射进病变内及病变基底部。

6. 注射 A 型肉毒毒素时，注意控制给药量。

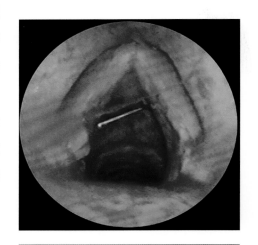

图 6-3-6　经环甲膜径路的喉接触性肉芽肿病变内激素注射治疗

（李进让）

参考文献

[1] SHOFFEL-HAVAKUK H, HALPERIN D, YOSEF L, et al. Lesions of the posterior glottis: clinical and pathologic considerations and treatment outcome. J Voice, 2014, 28(2): 263e1-263e8.

[2] SHIMAZU R, KURATOMI Y, AOKI S, et al. Laryngeal granuloma in experimental rats with gastroesophageal reflux disease and mechanically injured vocal cord mucosa. Ann Otol Rhinol Laryngol, 2014, 123(4): 247-251.

[3] OHMAN L, OLOFSSON J, TIBBLING L, et al. Esophageal dysfunction in patients with contact ulcer of the larynx. Ann Otol Rhinol Laryngol, 1983, 92(3): 228-230.

[4] 李乐章，李仕晟，杨新明. 喉接触性肉芽肿的发病机制及治疗. 中国耳鼻咽喉颅底外科杂志，2018，24（5）：486-491.

[5] CO MJ, GHAITH G, AMIN M, et al. Chronic vomiting from esophageal stenosis due to a congenital, ectopic, tracheobronchial ring within the esophagus: endoscopic and endoscopic ultrasound findings. Gastrointest Endosc, 2014, 80(6): 1178-1179.

[6] WANG C T, LAI M S, HSIAO T Y. Comprehensive outcome researches of intralesional steroid injection on benign vocal fold lesions. J Voice, 2015, 29(5): 578-587.

[7] NASRI S, SERCARZ J A, MCALPIN T, et al. Treatment of vocal fold granuloma using botulinum toxin type A. Laryngoscope, 1995, 105(6): 585-588.

[8] 田师宇，李进让，李可亮，等. 经甲状舌骨膜声带注射糖皮质激素治疗喉接触性肉芽肿. 听力学及言语疾病杂志，2017，25（1）：70-72.

[9] WANG C T, LAI M S, LO W C, et al. Intralesional steroid injection: an alternative treatment option for vocal process granuloma in ten patients. Clin Otolaryngol, 2013, 38(1): 77-81.

[10] ORLOFF L A, GOLDMAN S N. Vocal fold granuloma: successful treatment with botulinum toxin. Otolaryngol Head Neck Surg, 1999, 121(4): 410-413.

[11] PHAM J, YIN S, MORGAN M, et al. Botulinum toxin: helpful adjunct to early resolution of laryngeal granulomas. J Laryngol Otol, 2004, 118(10): 781-785.

[12] DAMROSE E J, DAMROSE J F. Botulinum toxin as adjunctive therapy in refractory laryngeal granuloma. J Laryngol Otol, 2008, 122(8): 824-828.

[13] FINK D S, ACHKAR J, FRANCO R A, et al. Interarytenoid botulinum toxin injection for recalcitrant vocal process granuloma. Laryngoscope, 2013, 123(12): 3084-3087.

二、风湿性声带病变和血管性声带病变

风湿性声带病变为风湿免疫病累及环杓关节和环甲关节从而引起声带运动障碍的一类疾病，其中以环杓关节受累多见；血管性声带病变是以声带血管扩张或黏膜下出血为主要特征的声带炎性病变，女性多见。

（一）病因

1. 风湿性声带病变 最常见的病因是风湿性关节炎及类风湿性关节炎，其次是痛风、赖特综合征（Reiter syndrome）、系统性红斑狼疮、蒂策综合征（Tietze syndrome）、强直性脊柱炎等。

2. 血管性声带病变　多见于职业用嗓者，主要与嗓音滥用或发音过度有关，如大声叫喊、高声歌唱、剧烈咳嗽及剧烈喷嚏等。有出血倾向者（血小板减少、再生障碍性贫血、血友病、白血病等）及女性月经期易诱发本病[1]。

（二）病理学特点

1. 风湿性声带病变　初期表现为关节滑液层及软骨炎症，包括关节渗出、滑膜增生及浆细胞和淋巴细胞浸润。后期滑膜增厚，血管翳形成，沿关节面蔓延并释放酶及其他破坏软骨的介质，关节软骨被破坏、吸收，纤维增生代替消融的软骨，使得关节腔发生纤维强直，最终演变成骨强直及关节变形。

2. 血管性声带病变　声带长期过度运动或喉部慢性炎症等可使声带动脉血管扩张，静脉回流受阻而局部淤血。此时，突然剧烈用嗓使声门下压力猛然上升，声带局部静脉压力突然升高，毛细血管破裂而造成声带黏膜下出血。

（三）分类

1. 风湿性声带病变

（1）环杓关节炎：由于环杓关节的作用是使声带内收或外展，风湿病累及单侧环杓关节引起单侧声带运动障碍者表现为声音嘶哑、发音疲劳，双侧病变者可有吸气性呼吸困难及喘鸣[2]。喉镜下可见杓状软骨区黏膜粗糙、增厚，声带运动受限或固定，发音时声门闭合不全呈三角形缝隙。如果声带于内收位固定，则吸气时声门裂明显变窄。杓状软骨触诊可固定。少数病例可在声带、声门下、环后区或环杓关节等处发现类风湿结节[3]。

（2）环甲关节炎：由于环甲关节的作用是使声带紧张，风湿病累及环甲关节的主要表现是声音低沉、沙哑，音量变小，发高音困难，发音易疲劳等。单侧病变者喉镜下可见患侧声带松弛，声门后端偏向患侧，严重时喉结向健侧偏斜；双侧病变者喉镜下可见两侧声带均松弛，发声时声门闭合不全呈梭形缝隙。

2. 血管性声带病变

（1）血管扩张型：一侧或双侧声带黏膜表面呈点状或线状血管扩张，形成血管纹。

（2）类血管瘤型：又称血管痣型，由较大血管扩张形成，形态似小红痣，突出于声带黏膜表面。

（3）黏膜下出血型：轻者声带局限性片状出血，色鲜红，与周围黏膜界限分明；重者出血较多呈弥漫性出血，一侧声带全部表现鲜红色，伴水肿，严重时形成血肿，位于声带边缘，影响声门闭合[1]。

（四）治疗

1. 风湿性声带病变

（1）内科治疗：注意声音休息。风湿性关节炎或类风湿性关节炎引起者可应用抗风湿药、抗炎镇痛药或类固醇激素治疗。

（2）外科治疗：急性期关节腔内类固醇激素注射治疗有一定的效果。慢性期主要采用手术纠正环杓关节固定引起的声带功能障碍。①对于单侧声带内收障碍引起声音嘶哑者可采用声带自体脂肪注射填充术（图6-3-7）和甲状软骨成形声带内移术。声带自体脂肪注射填充术具有操作简单省时、经济便宜和安全性高的优点，尽管自体脂肪可能逐渐被吸收，但笔者通过随访发现即使脂肪被吸收后患者的发音质量仍有明显改善，可能与脂肪注射术后促进了对侧声带功能代偿有关；甲状软骨成形声带内移术则需要首先移除一小块长方形甲状软骨，而后植入一定形状的植入体（硅胶或钛金属）使声带内收，缺点为操作较为复杂、费用高和植入体副作用尚不明确等。②对于双侧声带内收位固定伴呼吸困难者，可行内镜下一侧杓状软骨切除术或双侧声带后端切开术。前者需切除杓状软骨体、声带突、声带突前小部分声带和部分肌突，通常切除单侧即可扩大声门后部的气道，必要时可行对侧手术；后者使用CO_2激光（功率6～8W，0.1s脉冲，聚焦模式）或等离子射频刀切开双侧声带后端（图6-3-8），拓宽声门呼吸部气道，可以建立可靠有效的气道，并最大程度地保留了吞咽、发音功能，同时该方法操作简单、并发症少，是一种安全、可靠、简单、微创的治疗选择[4-5]。

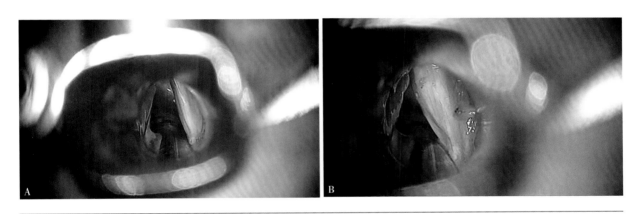

图6-3-7　声带自体脂肪注射术

A. 术前右侧声带固定，不能内收；B. 术后右侧声带明显内收。

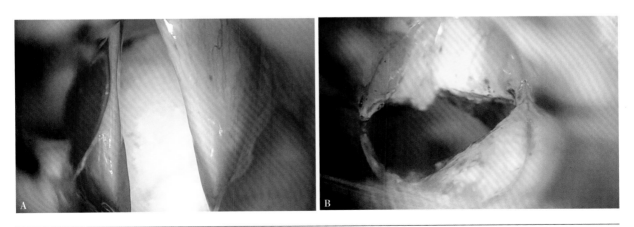

图6-3-8　双侧声带后端切开术

A. 术前双侧声带固定，不能外展；B. 术后声门后部气道宽敞。

2. 血管性声带病变

（1）内科治疗：有声带出血者应完全声音休息。出血时服用止血药物及维生素 K、维生素 C 等，并应用抗生素预防感染。出血停止后应用酶类药物（溶菌酶、糜蛋白酶等）促进血浆蛋白的吸收，防止纤维组织增生。出血吸收后应进行发音训练，掌握正确的发声方法、避免过度用声、不当用嗓，以防复发。

（2）外科治疗：对于扩张血管和小血管痣，可以直达喉镜下用与手术显微镜耦合的 CO_2 激光的低功率（1W，0.05s 脉冲）散焦模式将血管凝固。对于较大血管瘤，可在喉镜和显微镜下用 CO_2 激光的较高功率（3~6W，0.1s 脉冲）聚焦模式下手术切除 [6-7]。

（五）并发症

1. 术后误吸 杓状软骨切除术后可能出现吸气时杓区后部肌肉 - 黏膜塌陷所引起的误吸，通常可逐渐代偿，少部分患者可出现严重的误吸导致肺部感染。

2. 术后呼吸困难 杓状软骨切除术和双侧声带后端切开术均存在术后呼吸困难的风险，多是由于术后术区黏膜水肿所致，多数呼吸困难可随水肿消退而缓解。

（六）预防

1. 疾病预防 对于风湿性声带病变应首先积极控制风湿病的进展，对于预防血管性声带病变应掌握正确的发音方式、避免过度用嗓。

2. 并发症预防 ①对于术后误吸的预防，行杓状软骨切除时保留杓状软骨的后方部分骨质有利于杓区的稳定，防止术后发生严重的误吸。此外，双侧声带后端切开术可保留双侧杓状软骨，避免术后误吸。对于高龄或本身存在肺部疾病的患者推荐采用声带后端切开术；②对于术后呼吸困难的预防，推荐杓状软骨切除术和双侧声带后端切开术前行预防性气管切开术。

（李进让）

参考文献

[1] 韩德民，萨达洛夫，徐文. 嗓音医学. 2版. 北京：人民卫生出版社，2017.

[2] 赵晶，李进让，郭红光，等. 内镜下双侧声带后端切断术治疗双侧声带麻痹疗效观察. 中华耳鼻咽喉头颈外科杂志，2020，55（11）：1022-1026.

[3] 邱昌，明叶刚，童敏. CO_2 激光与保守药物方案治疗血管性声带炎的临床疗效比较. 成都医学院学报，2017，12（6）：699-702.

[4] REMACLE M, LAWSON G, WATELET J B. Carbon dioxide laser microsurgery of benign vocal fold lesions:

indications, techniques, and results in 251 patients. Ann Otol Rhinol Laryngol, 1999, 108(2): 156-164.

[5] LEICHT M J, HARRINGTON T M, DAVIS D E. Cricoarytenoid arthritis: a cause of laryngeal obstruction. Ann Emerg Med, 1987, 16(8): 885-888.

[6] KIRGEZEN T, SÜNTER A V, YIĞIT Ö, et al. Influence disease activity on voice and laryngeal findings of

rheumatoid arthritis patients. J. Voice, 2020, 34(3): 451-455.

[7] DENNIS D P, KASHIMA H. Carbon dioxide laser posterior cordectomy for treatment of bilateral vocal cord paralysis. Ann Otol Rhinol Laryngol, 1989, 98(12): 930-934.

三、声带瘢痕

（一）疾病概述

声带瘢痕可引起发音甚至呼吸障碍，因缺乏明确有效的治疗手段，一直是喉嗓音外科较难解决的临床问题。

1. **病因** 声带瘢痕多继发于喉部创伤、炎症或手术。其他病因包括用声过度、咽喉反流、化学刺激以及各种特异性或非特异性感染等；另外医源性损伤也易导致声带瘢痕形成。通常上皮层及固有层浅层的损伤愈后不留瘢痕。而当固有层中层或深层甚至声带肌受损时，愈合后将产生不可逆的瘢痕。

2. **分型** 根据美国喉科学会和欧洲喉科学会推荐（2019），按照病变的深度和部位，可将声带瘢痕分为 4 种类型（图 6-3-9）[1]。

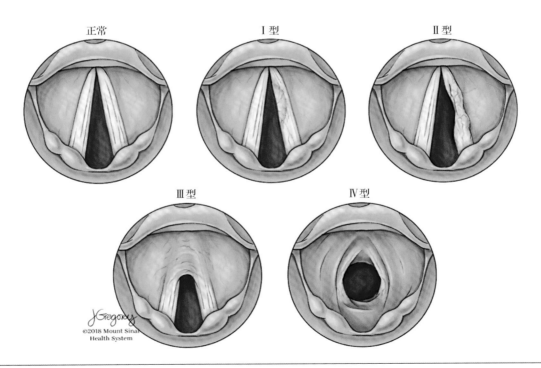

图 6-3-9 声带瘢痕的分型

（资料来源：HANTZAKOS A, DIKKERS F G, GIOVANNI A, et al. Vocal fold scars: a common classification proposal by the American Laryngological Association and European Laryngological Society. Eur Arch Otorhinolaryngol, 2019, 276(8): 2289-2292. ）

（1）Ⅰ型：声带固有层萎缩伴或不伴有上皮层受累。病变影响了声带的柔韧性，喉镜检查可见声门闭合不全伴弓形声带。常见于各种类型的声带沟、黏膜桥伴或不伴有沟状凹陷。单侧病变为Ⅰa型，双侧病变为Ⅰb型。

（2）Ⅱ型：病变累及声带上皮层、固有层和肌层，影响了声带的柔韧性，导致黏膜瓣僵硬。常继发于医源性损伤（不同类型的声带切除术、开放性部分喉切除术后）、放疗后和慢性化学性刺激（吸烟、反流）等。临床表现多样，从上皮层和固有层轻度病损引起声带游离缘僵硬和黏膜波减弱，到甲杓肌部分或全部缺损、瘢痕累及半喉导致声带黏膜波严重受损和声门闭合不全。单侧病变为Ⅱa型，双侧病变为Ⅱb型。

（3）Ⅲ型：声带前连合瘢痕。可导致前连合闭合不全，伴或不伴有黏膜波减弱。病因包括先天性或后天性喉蹼、部分声带切除术。

（4）Ⅳ型：瘢痕累及声带前连合、后连合伴有严重组织缺损。多见于喉垂直部分切除术、杓状软骨联合对侧声带切除术等。Ⅳa型是指单侧或双侧声带被覆层和体层病变，合并有声门后部狭窄和单侧或双侧声带固定。Ⅳb型指的是上述任一病变，合并有声门上区或声门下区的狭窄。

3. 诊断和鉴别诊断　声带瘢痕患者可有不同程度的发声障碍。临床表现为声音嘶哑、发音乏力、发音漏气、易疲劳甚至呼吸困难等。纤维喉镜或电子喉镜检查可了解声带瘢痕的具体部位、形状和程度。频闪喉镜检查可见不对称的黏膜振动、瘢痕侧黏膜波减少或缺失、声门闭合不全。结合病史、临床表现及喉镜检查一般可以作出诊断。本病需要与声带沟、声带黏膜桥相鉴别，声带沟表现为声带边缘凹陷呈沟状，病变部位黏膜下组织纤维化甚至缺乏固有层；声带黏膜桥是声带沟的特殊类型，形成条索状的黏膜带，严重者影响声带的振动及黏膜波。声带萎缩往往呈弓形，声带变薄，黏膜层结构正常无瘢痕，容易鉴别。

（二）微创手术适应证和禁忌证

1. 适应证　目前临床上内镜下治疗声带瘢痕的常用术式主要包括声带注射填充术及喉气管狭窄处瘢痕切除喉成形术。适用于各种原因引起的声带瘢痕导致的声门闭合不全以及声带的固有层深层结构受损导致的声带振动功能下降。其中Ⅰ型、Ⅱ型声带瘢痕适合声带注射手术，而Ⅲ型、Ⅳ型瘢痕适合内镜下喉气管狭窄处瘢痕切除喉成形术[2]。

2. 禁忌证　愈合过程尚未完成时，声带瘢痕形成后6个月内不应进行手术[3]。

（三）术中应用的治疗技术

1. 声带注射填充术　声带注射填充术是根据声带瘢痕的类型，将不同性质的填充材料，如自体的脂肪或筋膜、异体的组织或者人工合成的生物材料等注射填充至声带黏膜下层或声门旁间隙，通过增加声带体积使声带游离缘内移，以缩小声门闭合时的裂隙、改善发音功能、减少误吸[4]。

2. 声带瘢痕切除术　对于Ⅲ型、Ⅳ型声带瘢痕可在支撑喉镜联合显微镜下采用CO_2激光、等离子器械或冷器械切开瘢痕组织，还可以做成黏膜瓣，转位缝合，消灭创面。必要时置入喉硅胶模、硅胶管（如胸管）或 T 形硅胶管支撑扩张声门前连合、后连合，防止再次瘢痕粘连。

（四）手术方法与步骤

1. 声带注射填充术

（1）麻醉方法：全麻或咽腔及喉腔表面充分麻醉。

（2）注射部位：针对声带固有层浅层的局部缺陷或瘢痕（Ⅰ型声带瘢痕），可进行声带浅层注射。将填充物直接注入需要修复的声带固有层，改善声带振动或黏膜固有层缺失的情况；而针对更深层的损伤瘢痕（Ⅱ型声带瘢痕）导致的声门闭合不全，患者可行声带深层注射填充手术，使声带缘向内侧移位，以增强声门的闭合功能。后者注射部位为声门旁间隙、声韧带深部，尽可能靠近甲状软骨板内侧的声门旁间隙。进针点为声带外侧前部、中部及后部三点，深度为声带表面下 4～5mm[5]。

（3）注射材料：经过长期的临床验证，一些容易出现异体反应或存活能力低的填充材料逐步被淘汰，目前值得推荐的注射材料有自体脂肪和筋膜，或二者混合使用。下腹部做一小切口，取自体脂肪，剪刀剪碎，生理盐水洗去血液，纱布过滤后，将自体脂肪和筋膜 1∶1 混合均匀，装入注射器内备用。此外，国外一些异物反应甚小的生物材料发展迅速，不断有临床应用的报道，但这些生物材料在国内尚未注册，无法应用。

（4）手术径路：手术径路主要有 4 种，经口径路、内镜观察下经颈外环甲膜径路、甲状软骨板径路及甲状舌骨膜径路。

1）经口径路：可分为全身麻醉后支撑喉镜下显微镜下手术和表面麻醉后电子/纤维喉镜下手术。

A. 全身麻醉后在支撑喉镜下显微镜下手术：暴露声门，以 Brunning 高压注射器，经支撑喉镜进入；注射针到达声带后，推开室带在声带外侧进针注射，Ⅰ型声带瘢痕在声带固有层进针注射。

B. 表面麻醉后软性喉镜下手术：电子/纤维喉镜下显露声门。患者采用坐位，头前倾，自行将舌伸出并拉好，术者在经鼻腔插入的软性喉镜引导下，采用经口专用的注射针（针头长 220～250mm）从口腔置入注射。

2）经环甲膜径路：该方法操作在表面麻醉下进行，相对简单易学。但易引起注射材料从声门下的针眼外溢；可采用特制的注射器，也可用腰椎穿刺针进行注射。

A. 选用 25 号针头的注射器在距甲状软骨下缘中点外侧 5～6mm 处向手术侧声带的上外侧方向（与皮肤约 45°）进针。

B. 轻施压于声带，观察注射针尖是否在声带固有层的位置，调整进针的角度与深度，在声带前中部、中后部多点注射，注射自体脂肪共 3～5mL。

C. 也可在甲状软骨下缘中点直接进针到声门下腔，调整进针位置，在声带下表面前中部、中后部进入声带外侧声门旁间隙进行注射。

3）经甲状软骨板径路

A. 选择距甲状软骨中线 6～10mm 与距甲状软骨下边缘 3～5mm 的交点处作为穿刺点，利用甲状软骨板针（也可用普通的腰麻穿刺针），经皮垂直穿过甲状软骨，该过程中会存在落空感。内镜下观察并调整进针的方向与深度，到达声带后稍微施压以明确针尖位置。使针尖在声带前中部、中后部的声带固有层内，稍微退回针尖，过量注射脂肪 3 ~ 5mL，充填声带瘢痕下。操作过程中谨防针尖刺破黏膜层。

B. 为准确注射至声门旁或声带黏膜下，可先行普通 7 号注射针头进行皮肤进针点及声带注射点定位，找到准确的甲状软骨表面的皮肤进针点及声带注射点后，再改用特殊的高压注射器或普通的蛛网膜下腔阻滞注射针注射。可以防止粗大的注射针刺破黏膜层造成脂肪的外溢。

C. 注射剂量以使凹陷的瘢痕部位隆起，整个声带体积增大为佳，即使吸收一部分脂肪，远期仍然有部分脂肪存留（图 6-3-10）。

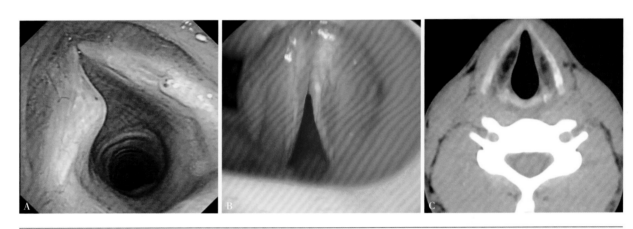

图 6-3-10　经甲状软骨板径路声带瘢痕脂肪注射术

A. 注射针精准定位声带瘢痕；B. 经甲状软骨板过量注射自体脂肪，见瘢痕下明显隆起；C. 注射术后半年随访见声带内侧及声门旁仍然存留脂肪组织。

4）经甲状舌骨膜径路：采用 25 号直针头于甲状软骨上切迹缘经皮进针，穿过甲状舌骨膜向后外下方推进注射针；该路径可直接看到针头，提高注射的精确性。

5）经鼻喉内镜径路：采用附带吸引及活检管道的软性内镜，利用特制的注射针及其连接的特长软管道，经喉镜活检孔道出软性喉镜，电子喉镜直视下到达声带注射部位进行注射；此方法具有易操作、视野好，患者耐受性好的优势，但由于注射管道路径长，需要准备更多的注射材料，而且注射孔径小，往往只能注射液态材料。

2. 声带瘢痕切除术

（1）全身麻醉，支撑喉镜下暴露声门。

（2）连接激光器与手术显微镜，显微镜下暴露病变部位，并调整激光光斑到最小状态。

（3）浸湿生理盐水的脑棉片保护气管插管的球囊及气道黏膜。

（4）激光切除前连合瘢痕粘连部位，或用冷器械切开前连合瘢痕。

（5）选择适当大小的喉硅胶片，修剪成合适长短，置入前连合。

（6）通过以下方法固定喉硅胶片：从颈外正中线声门上下各穿 1 根 1-0 尼龙线到喉腔内，从喉腔取出到喉镜外，分别将两根线在扇形硅胶片的上下两端穿入到凹面打结，然后将硅胶片经喉镜送入喉腔卡于前连合，收紧尼龙线，在颈外打结固定硅胶片（图 6-3-11）。

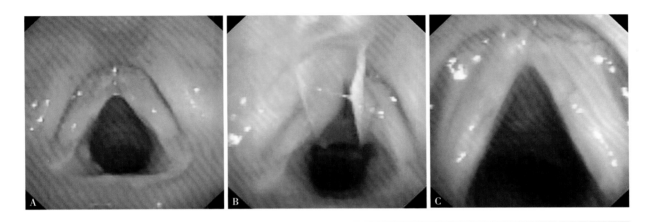

图 6-3-11　Ⅰ型声带瘢痕声带前连合粘连手术前后对比图

A. 喉镜显示声带前连合粘连；B. 切开声带前连合粘连处，以硅胶片支撑前连合，尼龙线将其固定；C. 术后 3 周后去除硅胶片，术后半年喉镜显示声带前连合粘连明显好转。

（7）Ⅳ型声带瘢痕，因合并前连合、后连合瘢痕及声门上狭窄和声门下狭窄，切开或切除瘢痕组织后，需要用硅胶管局部支撑，具体方法参同第六章第三节"八、喉气管狭窄"相关内容。

（五）围手术期注意事项及技术要点

由于无论采用何种方法，声带瘢痕都难以获得理想的治疗效果，因此避免和预防声带瘢痕的发生显得尤为重要。对手术引起的声带瘢痕的预防应贯穿整个围手术期。

1. 术前应详细询问病史和进行全面的检查，针对性地去除用声过度、发声不当、烟酒刺激、呼吸道炎症等病因，以消除或减轻声带炎症，便于病变轮廓清晰化，使手术操作更为顺利。

2. 通常认为在任克层中完成手术可以最大限度地减少瘢痕。而如果手术越过声韧带，在固有层中层、深层进行时就会激活大量成纤维细胞产生细胞外基质，使黏膜与声韧带粘连形成瘢痕。因此当涉及声带手术时，应根据病变侵犯的不同层次，在彻底切除病变的基础上，避免伤及其他层面的结构，最大限度地减少瘢痕形成，恢复发声功能。

3. 术后可适当使用黏液稀释促排剂、类固醇激素、抗反流药物并短期禁声休息，以减轻炎性反应，促进伤口愈合。开始发声后应进行合适的嗓音治疗，训练并掌握正确的发音方法。这对于预防声带瘢痕、改善发声质量具有重要的意义。

4. 声带注射部位需要精准，不管哪种注射途径，需要调整注射针头到达精确的声门旁间隙。针头过高注射材料从声带表面隆起，甚至黏膜破裂材料外溢；注射针头过低材料位于声门下达不到治疗效果，甚至引起呼吸困难；针头过后则材料位于声门后部，也起不到很好的效果。

5. 注射剂量的掌握尤为重要，注射自体脂肪时，因为其有部分吸收，需要过量注射，一般3~5mL，才能达到远期仍然存留脂肪的目的（见图6-3-11）。

6. 声带瘢痕为前连合、后连合粘连的患者，切开粘连带时需要精准操作，减少创伤。以喉支撑物支撑，术后2~4周取出支撑物，减少术后瘢痕增生。

（六）手术并发症及防治

1. **出血** 注射部位的出血或者皮肤进针点的出血，通常程度较轻，局部压迫及对症处理即可。

2. **发音障碍** 术后由于声带肿胀可引起声嘶加重，或置入喉支撑物也可造成术后声嘶加重，可适当使用糖皮质激素减轻水肿，也可局部雾化吸入治疗。去除喉支撑物以后发音往往有较大改善。

3. **咽喉痛、吞咽疼痛** 这往往是注射创伤引起，为短暂性、一过性疼痛，严重者给予对症处理即可。

4. **喉阻塞** 其为最严重的并发症，极为少见。主要是由于本身的声带运动受限及喉狭窄，加之注射过量，技术操作不熟练、注射位置过深引起声门下异常肿胀或喉黏膜水肿。多发生于声带注射即刻或术后1天内。注射剂量在3~4mL以内较为安全，术中及术后应用糖皮质激素可减轻水肿，避免呼吸道阻塞的发生。双侧声带运动受限及喉狭窄为相对禁忌证。

5. **异物反应** 部分异体注射材料可能发生异物肉芽肿、排异反应等，必要时需再次手术进行去除。

（刘菲　郑宏良）

参考文献

[1] HANTZAKOS A, DIKKERS F G, GIOVANNI A, et al. Vocal fold scars: a common classification proposal by the American Laryngological Association and European Laryngological Society. Eur Arch Otorhinolaryngol, 2019, 276(8): 2289-2292.

[2] WELHAM N V, CHOI S H, DAILEY S H, et al. Prospective multi-arm evaluation of surgical treatments for vocal fold scar and pathologic sulcus vocalis. Laryngoscope, 2011, 121(6): 1252-1260.

[3] FRIEDRICH G, DIKKERS F G, ARENS C, et al. Vocal fold scars: current concepts and future directions. Consensus report of the Phonosurgery Committee of the European Laryngological Society. Eur Arch Otorhinolaryngol, 2013, 270(9): 2491-2507.

[4] 红敏，郑宏良. 声带注射成形术的研究进展. 中华耳鼻咽喉头颈外科杂志，2011，46（4）：347-349.

[5] 徐文. 声带注射填充成形手术. 中华耳鼻咽喉头颈外科杂志，2020，55（11）：1100-1104.

四、声带沟

（一）疾病概述

1. 定义　声带沟[1]为平行于声带边缘的纵向沟样凹陷，附着面大小不同，可延及部分或整个声带膜部。声带沟可引起不同程度的声带闭合不良及声带振动异常，导致不同程度的发音障碍。

2. 病因　声带沟的发病原因尚不明确，目前常见的有两种观点[2]：①在先天发育过程中出现第4鳃弓及第6鳃弓发育缺陷，可造成先天性声带沟，与常染色体显性遗传有关，有家族相关性；②目前认为声带沟与嗓音的滥用、咽喉反流性疾病、感染、外伤等后天性病因有关。

3. 临床表现和治疗方案　临床上可出现声音嘶哑[3-4]伴气息声、发音疲劳、发音无力、紧张性发声等嗓音障碍，严重影响生活质量，因此需要干预治疗。可通过药物、嗓音训练等保守治疗方案。如保守治疗无法获得满意的效果，可以考虑手术。手术的目标[5]是去除声带原有缺损，恢复声带形态及声带振动功能，纠正声门闭合，改善发声。

4. 分型　目前声带沟临床使用最多的分型标准是由 Ford[6] 及 Hsiung[7] 提出的。根据局部特征及尸检的组织学特点将声带沟分为3型（图6-3-12）。

（1）Ⅰ型：声带沟病变部位在声带上皮层，主要是声带黏膜萎缩导致的，固有层无变化。

（2）Ⅱ型：又称裂线型，沟上皮呈线性凹陷，固有层浅层消失，较薄的上皮层和声韧带粘连，有时沟隙可达到肌层。

（3）Ⅲ型：又称凹陷型，沟上皮内陷插入声韧带，呈囊袋凹陷，甚至达到声韧带及甲杓肌，可有声韧带纤维弹力组织断裂、破坏，声带沟底部与声带肌粘连，可伴有声带肌萎缩。

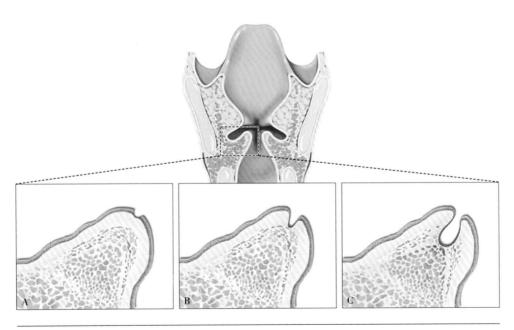

图 6-3-12　声带沟类型示意图
A. Ⅰ型；B. Ⅱ型；C. Ⅲ型。

5. 鉴别诊断

（1）弓形声带：病因有喉上神经麻痹、慢性炎症、萎缩性喉炎、老年喉等，表现为声音嘶哑、发音易疲劳等。喉镜下可见声带呈弓形，声门呈梭形裂隙。

（2）假性声带沟：与咽喉反流性疾病有关，由于声门下黏膜水肿造成声带内侧缘凹陷，贯穿整个声带，甚至跨过声带突至后联合。

（3）黏膜桥：是声带上平行于声带游离缘的黏膜带，在黏膜带的前后端各有一个附着部。通常黏膜桥伴随有声带沟、声带纹或表皮样囊肿。

（二）手术适应证与禁忌证

1. 手术适应证 发声障碍明显，检查发现存在声带沟，经保守治疗（包括咽喉反流及过敏性疾病的治疗及嗓音治疗等）无效者。

2. 手术禁忌证

（1）对术后嗓音质量期望过高者。

（2）持续不当发声者。

（3）咽喉反流性疾病未控制者。

（4）解剖因素导致声带暴露困难者（相对禁忌证）。

（5）患有活动期的风湿性疾病（风湿性关节炎、韦格纳肉芽肿病等）者。

（6）全身情况不适合全麻手术者。

（三）术前准备

1. 内镜检查 手术治疗的第一步是喉镜下仔细检查，明确病变的性质和范围，确定手术方案，检查方法包括纤维喉镜、电子喉镜或频闪喉镜。

2. 嗓音功能评估 通过嗓音声学评估、气流动力学分析及频闪喉镜检查可较好地评估患者发音功能情况及声带振动特征，对于合并有痉挛性发音障碍者可进行喉肌电图检查进一步辅助诊断。

（四）手术步骤

1. 显微镜下声带沟切除术 手术的目的是去除凹陷的声带沟，缝合相邻的正常黏膜。这项手术适合范围很小的黏膜缺损或当手术要求切除部分黏膜时采用。这项手术的优点是声带黏膜边缘平直、圆钝，也可为后期采用声带脂肪移植重建、Gray甲状软骨微切开声带成形术或声带浅层注射成形术等打下基础。手术步骤如下。

（1）全麻后气管内插管，通常选用5.0号或5.5号气管导管。

（2）利用较大的喉镜充分暴露声带。

（3）在角度内镜及高倍镜下观察、触诊声带，评估声带病变的范围，设计切口。

（4）黏膜下注射1∶1 000的肾上腺素溶液，既起到黏膜下分离作用又能起止血作用。

（5）在声带沟上下缘与正常声带黏膜之间切开，黏膜下分离切除声带沟，为避免上皮残留或黏膜破损可在显微镜下锐性分离。

（6）声带沟两边黏膜瓣进行黏膜下分离松解，黏膜直接对位缝合。

2. 显微喉镜下声带切片技术　下述手术相关内容由 Paulo Pontes 描述[8]。

（1）手术目的：声带切片技术的目的是在严重的声带沟病例中缩小声门间隙并提高声带振动以改善发声效果。这项技术的主要原则是"打破"韧带改变引起的张力，以获得声带振动并减小声门间隙，主要是通过更柔韧的大块组织替代声带游离缘来实现。

（2）手术禁忌证：①患者对手术方式不理解；②患者无法接受术后 4 个月禁声；③术后接受嗓音治疗受限。

（3）手术步骤、方法与技术

1）全身麻醉、经口气管插管。

2）使用悬吊喉镜暴露喉腔。

3）声带上表面做由前向后表浅切口，平行于声带游离缘，切口距游离缘 3～4mm。

4）沿切口深切，做包含声韧带的瓣，如果瓣仍然很薄，亦可包括肌肉部分以维持血供。

5）切口向下延伸至声带沟下方（声门下）边界约 3mm 的深度。

6）在瓣的上缘做 3 到 4 个更小的横切口，使之形成蒂在声带下缘的瓣，逐渐切深以避免初始瓣的回缩。

7）中间的微瓣应该具有不同长度并应超过声韧带的下唇。不同的长度有助于保持声带片段不同的高度，以便术中观察微瓣回缩。

8）当存在双侧声带病变，不一定是对称的声带沟，要行双侧声带手术。

9）仔细操作，保证双侧声带前连合黏膜完整。

10）胶合或缝合无用，亦非必要。

3. 显微镜下声带脂肪移植重建术

（1）手术目的：患侧声带固有层切除，松解声带沟周围黏膜、制备囊袋，移植自体脂肪以重建固有层，黏膜对位缝合以重塑声带沟及声带形态、恢复声带黏膜振动为主，整个手术操作在显微喉镜下进行。

（2）手术步骤、方法与技术

1）放置尽可能大的喉镜，最大限度地暴露喉腔；此手术过程涉及复杂的解剖操作和黏膜缝合，小号的喉镜会增加操作困难。

2）在角度内镜及高倍镜下观察评估病变的范围，触摸声带评估严重程度，同时进行手术切口设计。

3）声带触诊，评估声带沟的病理及严重程度，在触摸声带评估严重程度后，考虑设计手术切口。

4）用显微剪或镰状刀在声带沟外侧做切口，即在声带沟两侧与正常黏膜之间切开，长度要长于病变，以利于术中操作。

5）仔细分离声韧带表面黏膜及瘢痕，操作应轻柔、避免分破黏膜，影响脂肪移植重建的效果及成功率。

6）切除声带沟及瘢痕，分离声带沟两侧的黏膜瓣黏膜下组织，缝合声带沟两侧的黏膜，先缝合两针制作囊袋。

7）将准备的脂肪移植入囊袋内，囊袋尽可能地填入移植的脂肪，同时保障切口边缘黏膜对合。

8）封闭黏膜囊袋后方的袋口。

9）用中等的压力沿声带游离缘推压确保植入的脂肪就位、不易从黏膜切口溢出（图 6-3-13）[5]。

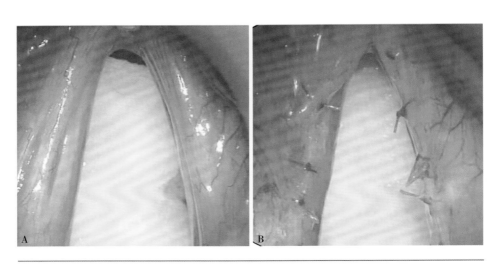

图 6-3-13　显微镜下声带脂肪移植重建术前术后对比图

A. 术前可见双侧声带沟；B. 术后可见双声带沟切除，囊袋制作，黏膜瓣对位缝合。

（五）术后护理

1. 口服抗生素预防感染。

2. 术后声音休息 1 周。

3. 术后进行发声训练和言语治疗。发声训练应在术后 1 周进行，采用声带振动训练保证组织灵活，有助于去除纤维化，避免粘连。嗓音音质较差的情况会持续 3 ~ 4 个月。当完全愈合（不超过 4 个月），声带表面较术前光滑。尽管黏膜波减弱或消失，声带还是展现出较好的灵活性和振动。声门裂消失或明显减小（图 6-3-14）[5]。

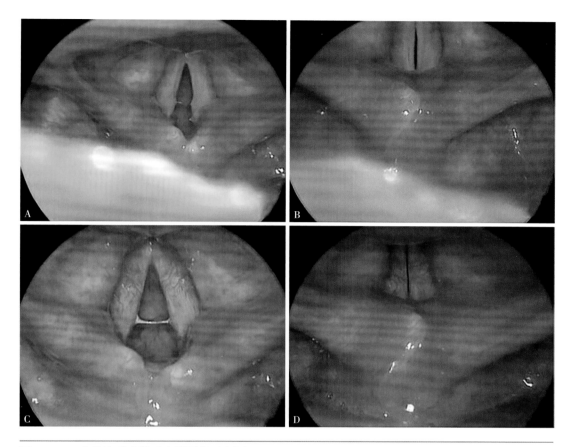

图 6-3-14　声带沟手术前后声带图像对比图

A. 术前声带吸气相，可见双声带表面声带沟；B. 术前声带发声相，可见声带闭合时有明显裂隙；C. 术后 12 个月声带吸气相，可见双声带表面黏膜光滑、黏膜稍充血；D. 术后 12 个月声带发声相，可见双声带闭合良好。

（六）术中注意事项

1. 术中需要将声带沟处异常的黏膜和纤维化的组织切除，当声带沟呈裂隙状时，将肾上腺素生理盐水溶液注入声带内，声带沟的裂口会张开，有利于病变范围、病变深度的判断与分离切除。

2. 双侧靠近前连合的病变的手术治疗最好分期进行。

（七）手术并发症及防治

1. **术后粘连**　术中避免前连合处黏膜损伤，尽量做到创面黏膜的全覆盖，术后及时进行发音训练。

2. **肉芽肿**　可能发生但无须处理，多可自行消失，太大或有纤维化时行手术切除。

3. **发音障碍**　术后 3～4 个月嗓音质量通常会下降，创面愈合后声带游离缘比术前规整，声带柔韧性及振动能力增加，声门闭合情况明显改善，虽然术后黏膜波减低甚至缺失，但发音质量明显改善。

4. **脂肪溢出**　为防止移植脂肪自切口溢出术后应严格禁声，避免咳嗽等增加喉运动的动作。

（八）难点解析

声带沟的治疗应是综合治疗，应包括以下内容。

1. 术前对病变进行详细、多维评估。

2. 最大可能地发挥非手术治疗的作用，包括药物治疗（抑制咽喉反流及过敏性疾病的治疗）以及嗓音治疗等，并评估疗效；当正规的非手术治疗后仍有明显的嗓音障碍者选择手术治疗。

3. 选择手术治疗前要对嗓音障碍程度进行客观的、全面的评估，医患双方对手术治疗效果理性地预期；手术过程中应注意相关病变的切除，如声带囊肿、声带桥等；必要时先进行声带注射成形术[9]、声带内移术或直接固有层重建术，方法包括声带浅层注射、显微喉镜下脂肪移植重建和 Gray 甲状软骨显微切开声带成形术。对由于声带沟导致声门关闭不全，出现发音无力或音量降低者，首先考虑声带填充成形或声带内移术，通过声带填充扩大或内移声带解决声门关闭不全问题后再进行针对固有层缺陷的手术，有以下几种术式可供选择：①声带沟切除后黏膜直接缝合；②声带固有层脂肪移植重建；③胶原物质声带浅层注射；④ Gray 甲状软骨显微切开声带成形术。

4. 最近有研究显示，利用 585mm 波长的脉冲染料激光[10]来治疗声带沟具有良好的临床效果，手术后通过进一步嗓音康复治疗来缓解声带紧张，对嗓音的康复有很大的帮助。同时因大部分声带沟患者都存在着不同程度的肌紧张性发声障碍，所以为进一步改善嗓音质量，术后尚需进行声带肌和喉外肌的肉毒毒素注射治疗。

（蔡明静　何双八）

参考文献

[1] SARANITI C, PATTI G,VERRO B. Sulcus vocalis and benign vocal cord lesions: is there any relationship? International Journal of Environmental Research and Public Health, 2023, 20 (9): 5654.

[2] GIOVANNI A, CHANTERET C, LAGIER A. Sulcus vocalis: a review. Eur Arch Otorhinolaryngol, 2007, 264 (4): 337-344.

[3] 杨慧. 声带沟的诊治进展. 中国耳鼻咽喉颅底外科杂志，2021，27（5）：493-497.

[4] XIAO Y, LIU F, MA L, et al. Clinical analysis of benign vocal fold lesions with occult sulcus vocalis. J. Voice. 2021, 35: 646-650.

[5] 蔡明静，孙子慧，孙国燕，等. 显微缝合囊袋制作联合自体脂肪粒填充在治疗带沟中的应用. 临床耳鼻咽喉头颈外科杂志，2021，35（5）：405-409.

[6] FORD C N, INAGI K, KHIDR A, et al. Sulcus vocalis: a rational analytical approach to diagnosis and management. Ann Otol Rhinol Laryngol, 1996, 105 (3): 189-200.

[7] HSIUNG M W, WOO P, WANG H W, et al. A clinical classification and histopathological study of sulcus vocalis. Eur Arch Otorhinolaryngol, 2000, 257 (8): 466-468.

[8] PONTES P, BEHLAU M. Sulcus mucosal slicing technique. Curr Opin Otolaryngol Head Neck Surg, 2010, 18 (6): 512-520.

[9] TSOU Y A, TIEN V H, CHEN S H, et al. Autologous fat plus platelet-rich plasma versus autologous fat alone on sulcus vocalis. J Clin Med, 2022, 11(3): 725.

[10] LEE S J, KANG M S, PARK Y M, et al. Predictive factors affecting the outcomes of angiolytic laser-assisted glottoplasty for sulcus vocalis. J Voice., 2021, S0892-1997(21): 00316-00317.

五、单侧声带麻痹

（一）疾病概述

1. 病因 声带麻痹为喉部常见疾病之一，国外报道发病率 1.04/10 万 ~ 9.90/10 万[1]。根据受累侧别可分为单侧声带麻痹和双侧声带麻痹。解剖上，支配声带的迷走神经及其分支喉返神经行程较长，故其受损的机会较大，而左侧迷走神经和喉返神经行径较右侧长，故左侧声带麻痹更为常见。单侧声带麻痹的常见原因有占位性病变，医源性神经损伤（包括甲状腺切除术、甲状旁腺切除术等）以及特发性声带麻痹等。其临床症状以声嘶为主，可伴有不同程度的发声费力、咳嗽和误吸等。

2. 鉴别诊断

（1）杓状软骨脱位：常有气管插管史、胃管插管史或颈部外伤史。喉镜下两侧声带不在同一平面，两侧喉室不对称。CT 可提示杓状软骨脱位。喉肌电图表现正常或仅有轻微的电位损害[3]。

（2）咽喉部肿瘤：黏膜下型咽喉部肿瘤累及声带和杓区，可表现为不完全性声带麻痹，喉镜检查杓区局部有隆起、梨状窝变浅等改变。结合喉镜及影像检查可进一步甄别。

（3）痉挛性发音障碍：患者发声时喉部肌肉群出现非随意性改变，表现为发音费力、痉挛样发音、发音断续，伴有发音失控以及长时间说话困难。喉镜显示声带形态及运动无明显障碍。部分患者喉肌电图显示高张力肌电信号及非周期性节律。

3. 治疗方案 单侧声带麻痹在明确病因后应首先应该治疗原发病，同时可行保守治疗、即刻手术或延期手术（保守治疗 6 个月以上，最好不超过 12 个月）[2]。手术治疗包括声带注射填充术、甲状软骨成形声带内移术、喉神经修复术等。早在 20 世纪 70 年代，仅有氟聚合物注射进行声带填充，但氟聚合物的注射不可逆转，有时可造成嗓音的损伤。后来，随着生物相容性填充材料的更新和手术策略的不断深入，早期微创外科治疗单侧声带麻痹成了不错的选择。其中，因显微镜下声带注射填充术操作简便，创伤小，疗效好，已被广泛应用于单侧声带麻痹的治疗中。喉内移成形术以改变喉部构架为目的，在甲状软骨板开窗后放置植入物，从而改善音质和保护气道，对于声门闭合不全疗效精准且显著，可独立进行或与声带注射填充术叠加进行。喉神经修复手术常引起颈部开放性创伤及瘢痕。应综合评估患者自身声带条件及需求来制订个性化手术方案。随着嗓音病理生理学研究的稳步开展，声带麻痹的微创手术治疗将有更好的研究前景和临床应用价值。

（二）声带注射填充术

注射材料包括羟基磷灰石钙、自体脂肪、胶原蛋白产品 / 透明质酸产品等。其中自体脂肪注射取材方便、简单有效，逐步被广泛应用，取得了长期稳定的效果[4]。

1. 手术适应证和禁忌证

（1）适应证：甲状腺或甲状旁腺切除术等颈部手术后出现的声嘶、发音费力甚至失声者；轻度声门闭合不全患者（发声时声门裂隙＜1mm）；声门关闭不全出现误吸事件的患者初始行试验性注射治疗。

（2）禁忌证：有严重心肺疾病及其他并发症的患者；有吞咽障碍的患者。

2. 术前准备　声带注射填充手术前除常规全身及专科检查外，还应进一步行嗓音功能检查，明确诊断、制订治疗方案、预测术后疗效。

（1）发音质量的主客观评估：发音质量主客观分析既有利于术前诊断又可作为治疗前后对比依据。发音质量的主观评估主要应用 GRBAS 分级标准或 CAPE-V 分级标准；客观评估主要应用基频微扰（jitter）、振幅微扰（shimmer）、标准化噪声能量（NNE）等参数。发音质量另一主观判定方法为生活质量相关的患者主观满意度调查，最常应用的为嗓音障碍指数（voice handicap index，VHI）。嗓音主观评价对于患者自我评价发音障碍的严重程度较为有效、可靠。

（2）喉镜检查：频闪喉镜检查有助于进一步评估声带振动情况及声门闭合程度，确定手术填充部位、填充物质及填充量。单侧声带麻痹、声带肌萎缩等原因引起的声门闭合不全，声带黏膜层及固有层可能完全正常，声带振动特性不受影响。而声带痕、声带沟等病变由于黏膜层或固有层缺失或异常，导致受累声带僵硬度增加，除伴有声门闭合不全外，还表现为声带黏膜波振动明显减弱或消失。室带过度内收可以看作是机体恢复声门闭合的代偿性努力，检查中也应特别注意。纤维频闪喉镜有利于在更自然状态下对喉功能进行评估。对于不能耐受频闪喉镜检查或频闪喉镜检查无法明确诊断时，还可通过全麻显微喉镜下进行探查以辅助诊断，特别是对于声带沟分型的判定。喉镜检查具有一定的主观性，许多弓形声带引起的声门闭合不全患者仅根据喉镜下表现不能明确病因，需进行进一步检查。

（3）喉肌电图检查：喉肌电图及诱发肌电图检查是诊断喉神经肌肉（运动）性发音障碍的重要手段，对于临床上原因不明的声门闭合不全的诊断具有其独特的价值。通过喉肌电图检查，可以确定神经源性、肌源性、神经肌接头病变、机械性等原因引起的声门闭合不全，排除功能性发音障碍，从而明确病变性质利于治疗方案的制订及评价预后。

（4）其他诊断性试验：包括杓状软骨触诊、甲状软骨手指按压试验、生理盐水黏膜下灌注试验等。此外还可以选择性进行影像学检查、肺功能检查等进一步明确诊断及评估预后。

3. 手术步骤　全麻支撑喉镜下显微镜辅助声带自体脂肪注射填充术便于注射深度及注射量的精细调整。手术治疗可以使声带膜部内移，改善声门闭合，而声带正常的振动特性被保留（图 6-3-15）。以下以自体脂肪为例示意手术步骤。

（1）自体同源脂肪获取：①于脐下或下肢脂肪富集处利用吸脂器或局部切口获取脂肪；②获取的脂肪用乳酸林格溶液冲洗，去除血细胞及其他杂质，放入 Brunning 高压注射器中备用。

（2）脂肪注射声带内移：①支撑喉镜下暴露声门，在显微镜的观察下，应用特制Brunning高压注射器进行注射；②注射点位于声带上表面与喉室交界处、声带外侧、声带中后1/3，将脂肪注入声门旁间隙，注射深度为4～5mm。

4. 手术要点

（1）手术在显微镜下进行，实时调节注射深度及注射量。注射部位选择声带中后部外侧，适当远离游离缘，深度一般为4～5mm，可以进行多点注射使脂肪充分注射至声门旁间隙，使声带内移充分。

（2）如果发现喉室膨胀或声带表面呈现气球样或声门下出现膨胀，说明注射水平不当，应立即停止注射，调整进针深度。

（3）考虑到脂肪再吸收问题，首次注射剂量需稍微过量。

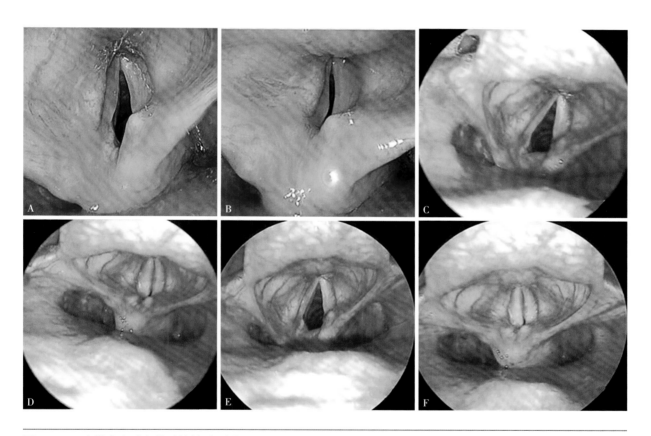

图6-3-15　声带麻痹手术前后效果对比图

A. 术前吸气相，可见右声带麻痹；B. 术前发音相，可见右声带麻痹；C. 术后1个月吸气相可见声带运动良好，黏膜波运动正常；D. 术后1个月发音相可见声带闭合良好，黏膜波运动正常；E. 术后12个月吸气相可见声带运动良好，黏膜波运动正常，未见脂肪吸收；F. 术后12个月发音相可见声带闭合良好，黏膜波运动正常，未见脂肪吸收。

5. 围手术期注意事项及技术要点

（1）声带注射填充材料的选择以及术者的经验技巧均会影响术后填充效果，推荐注射剂量稍过量以弥补注射填充材料的再吸收情况。

（2）注射过度或不足均会出现继发性声音嘶哑。术中若注射位置过浅，使声带表面任克层出现气球样膨胀，会影响声带振动特性且限制注射总量。脂肪注射时需要一定程度的过度注射，因此注射后 1~2 周会出现暂时性嘶哑，一般 3~4 周可恢复。

（3）脂肪注射后重吸收在术后的 1 个月最为明显，吸收约 30%，大部分长期疗效较为稳定。如果脂肪吸收明显，术后疗效不佳，可以考虑行再次注射或选择更为精确的喉内移成形术。

（4）声带注射填充术可在局部麻醉或全身麻醉下进行。局部麻醉的优点是手术过程中能及时监测患者的嗓音。自体脂肪移植注射是个例外，因为全身麻醉便于脂肪组织的获取和制备。

（三）甲状软骨成形声带内移术

甲状软骨成形声带内移术的植入材料有硅化橡胶、Gore-Tex、羟基磷灰石钙等[4-5]。植入物的选择取决于术者的喜好及临床经验，并不是哪一种植入材料优于其他材料。

1. 手术适应证和禁忌证

（1）手术适应证：中度至重度的声门闭合不全（发声时声门裂隙 2~3mm 甚至更宽）；喉肌电图提示为明确的去神经支配表现（如恶性肿瘤），门诊治疗恢复声带运动的可能性小，声带注射填充治疗无效者。

（2）手术禁忌证：炎症等诱发的喉头水肿或声带损伤；颈部放射治疗史；累及喉及气管的恶性疾病。

2. **术前准备**　同"（二）声带注射填充术"。

3. **手术步骤**　喉内移成形术中可依据声带形态雕刻出大小合适的植入物，以确保手术疗效。实验研究及临床实践均证明了喉内移成形术能维持较长时间的术后效果。此手术为可逆性手术，后期可行修正手术。以下以硅胶条填充为例示意手术步骤（图 6-3-16）。

（1）以 1% 利多卡因和 1：100 000 肾上腺素对手术区域行充分的局部浸润麻醉。

（2）于甲状软骨中部水平，做颈部长 5cm 的横形切口，暴露甲状软骨板。双极电凝锐性分离，暴露甲状软骨板下缘。

（3）准确定位内移窗口，距甲状软骨板中线 5~7mm（女性为 5mm，男性为 7mm），距其下缘 3mm，窗口大小约 6mm×13mm。并用咬骨钳、剥离子、切割钻进行开窗。

（4）用剥离子在声门旁间隙内向上、向后、向下分离，确保环甲肌纤维的松解，向后、向下推开甲杓肌。

（5）置入硅胶条，用取下来的甲状软骨片覆盖在窗上，甲状软骨膜复位，缝合切口。

4. **手术要点**

（1）术前静脉注射类固醇激素以及术中放置移植物于内移窗口时应用肾上腺素棉片以减轻声带水肿。

（2）在同时行杓状软骨内收术时，建议放置引流管，并在出院前进行拔除。

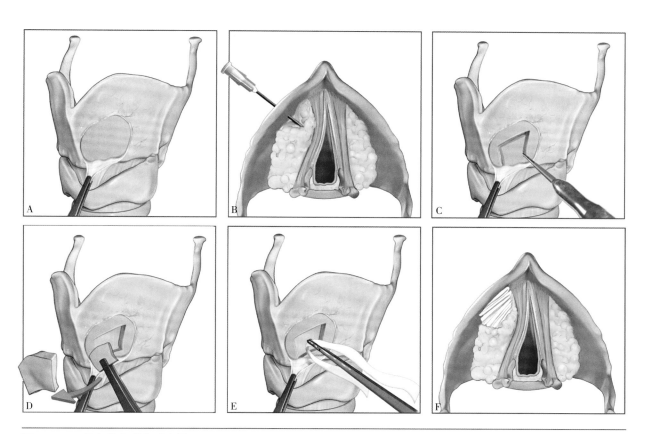

图 6-3-16 喉内移成形术示意图

A. 暴露甲状软骨板后，定位，切开甲状软骨的软骨膜，保留备用；B. 用注射器针头定位声带层面；C. 磨钻做甲状软骨板窗式切除；D. 取出切下来的甲状软骨板备用；E. 从甲状软骨窗塞入硅胶条；F. 从内镜下观察声带内移的情况。

（3）术中操作避免植入物位置过前、过浅、过下等，避免双侧声带高度不一致。

（4）尽量减少从软骨窗口打开到植入物植入的时间，避免牵拉引起水肿导致矫正不足。

5. 围手术期注意事项及技术要点

（1）气道狭窄或阻塞是喉内移成形术最严重的术后并发症。需警惕术中术后气道反应性水肿的风险。术中及术后应用类固醇可减轻水肿，必要时紧急行气管插管或气管切开术。

（2）移植物脱出常见于术中不明损伤黏膜后，移植物落入气道造成紧急气道异物，经皮脱出较之少见。防止落入气道的关键点是避免声门旁间隙的前端与窗口相贯通，同时小心移除软骨窗口的前端部位。如发生黏膜损伤，可用可吸收缝线将黏膜皮损处缝合，并确保缝合效果。如遇移植物于呼吸道内暴露者，需行颈外径路或经内镜将移植物安全取出且至少 3 个月内避免二次手术。

（3）进行手术前，必须与麻醉科医师共同讨论一套维护气道的方案，而且手术时所有必要的器械均应处于随时备用状态。

（4）条件允许时，建议在接触手术器械前，喉气管区域给予 4% 利多卡因，以降低喉痉挛的发生率。

（孙子慧　何双八）

[1] DJUGAI S, BOEGER D, BUENTZEL J, et al. Chronic vocal cord palsy in Thuringia, Germany: a population-based study on epidemiology and outcome. Eur Arch Otorhinolaryngol, 2014, 271(2): 329-335.

[2] CHEN X, WAN P, YU Y, et al. Types and timing of therapy for vocal fold paresis/paralysis after thyroidectomy: a systematic review and meta-analysis. J Voice, 2014, 28(6): 799-808.

[3] TENG Y, WANG H E, LIN Z. Arytenoid cartilage dislocation from external blunt laryngeal trauma: evaluation

and therapy without laryngeal electromyography. Med Sci Monit, 2014, 23(20): 1496-1502.

[4] 中华耳鼻咽喉头颈外科杂志编辑委员会咽喉组，中华医学会耳鼻咽喉头颈外科学分会咽喉学组，中华医学会耳鼻咽喉头颈外科学分会嗓音学组. 声带麻痹诊断及治疗专家共识. 中华耳鼻咽喉头颈外科杂志，2021，56（3）：198-209.

[5] SUN Z, HUANG D, CAI M, et al. Clinical application of stromal vascular fraction gel in unilateral vocal fold paralysis. J Voice, 2021, 37(5): 800.e17-800.e22.

六、双侧声带麻痹

（一）疾病概述

声带麻痹是指支配喉内肌群的运动神经传导通路受损导致喉内肌的运动障碍，往往同时伴有喉的感觉神经障碍。当双侧受累时称双侧声带麻痹。

1. 临床表现　双侧声带麻痹的主要临床表现为：不同程度的呼吸困难、伴或不伴声音嘶哑、饮水呛咳、吸入性肺炎，甚至吞咽困难，严重者可能危害患者的生命安全。

2. 诊断　诊断主要是依靠电子喉镜检查，喉镜下可见双侧声带固定不动，声带处于中间位至正中位不等，旁正中位多见，声门闭合有裂隙，后期往往闭合良好。喉肌电图检查是诊断的金标准，双侧甲杓肌和环杓后肌的肌电图往往呈单纯相或混合相，存在失神经电位等神经性损害特征。

3. 鉴别诊断

（1）环杓关节脱位：常有气管插管史或颈部外伤史，多见于单侧，双侧极为少见。两侧声带可不在同一平面。CT 可提示杓状软骨脱位。喉肌电图往往表现正常或表现为轻微的电位损害。

（2）环杓关节固定：多为关节炎或者外伤引起，可为全身性关节疾病（如风湿性或类风湿性关节炎、痛风等）在环杓关节局部的表现；也可由周围炎症直接侵及环杓关节，或关节创伤引起的创伤性炎症、关节粘连。另外，颈部的放射治疗也可引起。急性环杓关节炎较易诊断，患者往往喉痛、声嘶，喉镜检查示杓状软骨区充血肿胀，发声时声门呈三角形裂隙。慢性环杓关节炎较难与声带麻痹相鉴别，可根据病史、喉镜、CT、杓状软骨拨动及喉肌电图来鉴别诊断。

（3）声带突撕脱：常因插管或喉部外伤引起。主要表现为声带突与杓状软骨体明显分离，撕脱的声带突与对侧声带突重叠，声带突活动度独立于杓状软骨之外，唱滑音时声带缩短或声带延伸减弱。

（4）咽喉肿瘤：下咽癌、颈段食管癌可侵及梨状窝、环后区，累及杓区；黏膜下型的喉室或声门下喉癌累及杓区，可表现为声带不完全麻痹，症状进行性加重。喉镜检查杓区等局部有隆起、梨状窝变浅等现象。结合内镜及影像检查可进行诊断。

（5）重症肌无力：是最常见的神经肌肉接头疾病，若累及喉部肌肉，可表现为声嘶、发音无力、吞咽障碍等。症状特点是晨轻暮重，休息后有所缓解。内镜下表现为双侧声带不完全麻痹、发声时声门闭合有裂隙，黏膜波减弱等。喉肌电图检查有重要的诊断价值，抗乙酰胆碱受体的抗体检测为阳性。

4. 治疗原则　双侧声带麻痹危害性大，治疗面临巨大挑战，神经修复治疗能恢复生理性功能，而机械性声带外移声门扩大手术在解决呼吸困难的同时难以保留正常的发音，甚至可能引起误吸呛咳，危及生命，需引起高度重视[1]。

（二）手术适应证和禁忌证

双侧声带麻痹的治疗非常棘手[2-4]。最理想的治疗效果是通过双侧喉返神经修复手术恢复双侧声带的正常生理性运动功能。但双侧声带麻痹的喉返神经修复手术适应证较窄，有病程及年龄的限制，超出时间窗的患者只能开展声带外移手术，而这种手术目的是机械性扩大声门，解除呼吸道梗阻，但随之而来的是发音功能障碍加重，并存在呛咳误吸的风险。因此，手术疗效难以两全其美。

1. 手术适应证

（1）由喉返神经损伤引起的双侧声带麻痹患者病程超过 6 个月；由迷走神经损伤引起者病程超过 9 个月；喉肌电图检查提示双侧喉返神经或迷走神经损伤严重，无望恢复，而且伴有吸气性呼吸困难者。

（2）喉返神经修复术后效果不佳者。

2. 手术禁忌证

（1）双侧声带麻痹病程小于 6 个月，应暂时观察，不考虑手术。

（2）无任何诱因（无手术及外伤史）而导致的双侧声带麻痹患者，应先行相关检查，等查明声带麻痹的病因并针对病因进行治疗，排除所有病因后诊断为特发性双侧声带麻痹，病程 9 个月内者不宜手术。

（3）年龄过大，呛咳误吸尚未代偿的患者。

（4）伴有后组脑神经损害，吞咽功能尚未恢复的患者。

（三）术中应用的治疗技术

1. CO_2 激光切除技术　CO_2 激光切割精确，操作简单，术野清晰，在双侧声带麻痹的内镜微创手术中应用最为广泛。由于行双侧声带麻痹的声带外移手术一般仅需暴露杓区或是声带的后 1/3

段，因此一般不存在因为暴露不佳而导致激光内镜手术无法开展的问题[5]。但是 CO_2 激光热损伤较大，在手术时应尽量避免损伤过多的黏膜以免引起后连合的粘连。

2. 等离子射频切除技术 等离子射频手术刀头较大，相对于原本就不大的声门区来说，精确性较差，但对于未配备 CO_2 激光的单位来说也不失为一种好的手术方式。而且等离子射频技术的优点在于操作过程中温度较低，热损伤相对较轻。

（四）手术方法与步骤

双侧声带麻痹声带外移术一般是通过手术干预杓状软骨及声带，扩大声门，缓解呼吸困难，同时最大程度地减少对发音和吞咽功能的损害，这一类手术统称为声门机械性扩大术。声门机械性扩大术均为破坏性手术，对嗓音及吞咽功能造成损害，而且术后难以恢复声带正常运动时的呼吸量，但方法简便、易行，目前为治疗双侧声带麻痹的常用技术。

声带麻痹——杓状软骨 CO_2 激光切除

1. 通用手术步骤

（1）术前已行气管切开的患者从颈部气管切开口插入麻醉插管进行全身麻醉；术前未气管切开的患者一般先局麻下行气管切开后再导入麻醉插管全麻。

（2）使用氯己定常规消毒，铺巾。

（3）取一块纱布垫于患者门牙上，保护患者上切牙及上唇。

（4）选择合适大小的支撑喉镜，置入支撑喉镜，暴露双侧声带后 1/3 部分或杓区，固定支撑喉镜。

2. 支撑喉镜下杓状软骨切除声带外移术 1983 年 Ossoff 等首次报道了内镜下 CO_2 激光辅助的杓状软骨切除术。应用 CO_2 激光或等离子射频刀头在手术显微镜下紧贴杓状软骨表面靠外侧切除大部分杓状软骨，随后用生物蛋白胶将杓状软骨区喉腔侧及梨状窝侧的黏膜粘连或用缝线缝合起来，消灭创面死腔，从而使该侧声带外移，扩大声门后部三角形的呼吸区[6]。术中需要注意的是：应避免热损伤声带突以及后连合的黏膜，以防术后瘢痕增生及粘连（图 6-3-17）。

3. 支撑喉镜下声带后端切断术 1989 年 Dennis 等首次报道 CO_2 激光声带后端切断术。应用 CO_2 激光或等离子射频刀头在手术显微镜下紧贴声带突前缘由内向外切断一侧声带后端至声门下环状软骨内侧壁水平，使声带后部形成一个 ＞ 形状，尖端朝向外侧的缺口，随着创面愈合，组织牵拉的力学作用，在声门裂后 1/3 形成一个弧形或三角形的呼吸区。一般不同时做双侧声带后端切断手术。术中同样需要注意对侧声带黏膜及声门后连合区黏膜的保护，防止热损伤形成瘢痕或粘连（图 6-3-18）。

4. 支撑喉镜下声带部分切除术 杓状软骨切除及声带后端切断术不能很好地扩大声门裂隙时，可以考虑支撑喉镜下声带部分切除术。术中注意保护健侧声带及后连合黏膜，CO_2 激光将麻痹侧的声带中后部及部分室带扩大切除，形成黏膜下的一个大腔隙，内侧黏膜及黏膜下保留 2mm 正常组

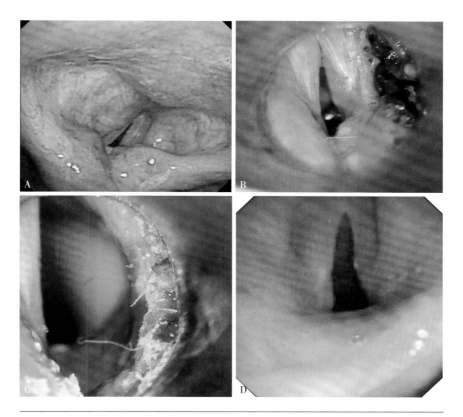

图 6-3-17　显微喉镜激光杓状软骨切除术

A. 喉镜显示术前双侧声带麻痹，固定于裂隙位；B. 显微镜支撑喉镜下手术激光切除右侧杓状软骨；C. 杓状软骨切除后的术腔以耳脑胶粘合封闭；D. 术后半年拔除气管套管后喉镜显示术侧声带明显外移。

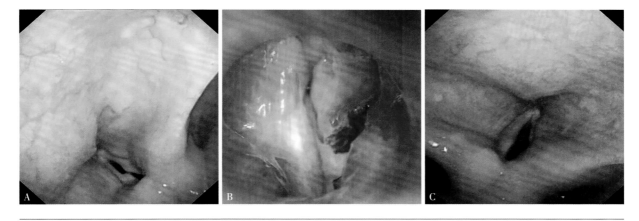

图 6-3-18　显微喉镜激光声带后端切断术

A. 双侧声带麻痹术前喉镜显示声带处于正中位，声带萎缩；B. 右侧声带后端声带突前缘切断；C. 术后半年随访喉镜显示右侧声带明显外移。

织，形成黏膜瓣，防止热损伤瘢痕增生粘连，可以在声带突处切断声带后部，将黏膜瓣转位外移，使声门裂后方形成较大的呼吸区。切除的声带组织越多，术后声音质量越差，发生误吸和呛咳的可能性也越大。因此，声带软组织切除不是越多越好，应掌握好呼吸和发音功能之间的平衡[7]。

5. **声带肉毒毒素注射** 声带肉毒毒素注射[8]能暂时性阻滞神经末梢的电冲动传导，使内收肌麻痹、声带外展，是一种相对来说比较短效的手术治疗双侧声带麻痹的方法。可在支撑喉镜下或电子喉镜下将肉毒毒素注射入甲杓肌。一般每4个月注射1次，每侧声带注射不超过5U。该治疗是个暂时性的方法，需要反复注射，对于声带永久性麻痹患者，需进一步寻求上述介绍的其他几种外科手术方式。

（五）围手术期注意事项及技术要点

1. 双侧声带麻痹内镜手术之前一般常规行气管切开，全麻时麻醉插管自气管切开口处插入。一方面可以预防术后声门区水肿引起的窒息，另一方面也提高了术中使用CO_2激光的安全性。同时避免术后瘢痕增生造成喉狭窄而引起的呼吸困难、窒息，甚至危及生命。

2. 采用CO_2激光手术时，注意需要用湿棉片保护气囊及声门下组织，避免CO_2激光打破气囊引起燃爆。

3. 术中注意保护正常的喉黏膜，声带内侧及杓区中线保留2mm的正常软组织与声带突，避免内侧黏膜及后连合的热损伤，以免造成术后瘢痕增生、喉狭窄。

4. 术后需要消灭死腔，采用缝合或者是往杓状软骨切除的术腔内注入耳脑胶，从梨状窝与声门两侧将软组织向术腔方向推移，消灭死腔。

5. 声带后部切开术，有小部分切开，也有全部切开，甚至声带外侧的声带肌等软组织切除，尽量扩大声门。杓状软骨切除也有小部分切除、部分切除、全部切除，也有加声带外侧黏膜下软组织切除等各种改良的切除方法。具体手术方式的选择需要平衡声门大小与嗓音的质量，二者是矛盾的，切除越多，声门越大，但嗓音反而更差。

（六）手术并发症及预防

1. **呼吸困难** 如果未作气管切开，术后早期声门水肿，有发生呼吸困难的风险。而术后3个月随着创面瘢痕增生，瘢痕收缩有引起声门再狭窄的风险。所以建议术前气管切开，术后尽早堵管，待2~3个月后无呼吸困难再拔管。

2. **声带瘢痕增生** 未注意黏膜及黏膜下层的保护，激光切开离声带内侧黏膜缘太近，热损伤达黏膜下及黏膜层，造成声带瘢痕增生纤维化，引起喉狭窄。

3. **后连合粘连** 手术中激光切开位置与后连合的黏膜过近，后连合黏膜受到热损伤引起粘连。一旦发生后连合粘连，大大增加了双侧声带麻痹的治疗难度，需进一步进行喉狭窄整复+喉支撑子植入声门扩张术。

4. **呛咳误吸** 几乎所有患者术后会因为声门机械性扩大，吞咽时声门无法闭合而存在不同程度的饮水呛咳，误吸，后期绝大多数患者可以逐渐恢复。对于鼻咽癌放疗后引起饮水呛咳者、年龄超过70岁者，术后难以代偿者，手术务必谨慎。合并多组脑神经损伤导致参与吞咽的肌肉及感觉都受到损害者为手术相对禁忌证。

5. 发音障碍　由于机械性声门扩大术后在发音时声门无法闭合，术后发音功能均有不同程度的损害。术前需要与患者及家属充分沟通。

（李孟　郑宏良）

参考文献

[1] 中华耳鼻咽喉头颈外科杂志编辑委员会咽喉组，中华医学会耳鼻咽喉头颈外科学分会咽喉学组，中华医学会耳鼻咽喉头颈外科学分会嗓音学组. 声带麻痹诊断及治疗专家共识. 中华耳鼻咽喉头颈外科杂志，2021，56（3）：198-209.

[2] CZESAK M A, OSUCH-WÓJCIKIEWICZ E, NIEMCZYK K. Methods of surgical treatment of bilateral vocal fold paralysis. Endokrynol Pol, 2020, 71(4): 350-358.

[3] YILMAZ T, ALTUNTAŞ O M, SÜSLÜ N, et al. Total and partial laser arytenoidectomy for bilateral vocal fold paralysis. Biomed Res Int, 2016, 2016: 3601612.

[4] NAWKA T, GUGATSCHKA M, KÖLMEL J C, et al. Therapy of bilateral vocal fold paralysis: real world data of an international multi-center registry. PLoS One,
2019, 14(4): e0216096.

[5] BAJAJ Y, SETHI N, SHAYAH A, et al. Vocal fold paralysis: role of bilateral transverse cordotomy. J Laryngol Otol, 2009, 123(12): 1348-1351.

[6] YILMAZ T. Endoscopic partial arytenoidectomy for bilateral vocal fold paralysis: medially based mucosal flap technique. J Voice, 2019, 33(5): 751-758.

[7] LIDIA Z G, MAGDALENA F, MIECZYSLAW C. Endoscopic laterofixation in bilateral vocal cords paralysis in children. Int J Pediatr Otorhinolaryngol, 2010, 74(6): 601-603.

[8] ONGKASUWAN J, COUREY M. The role of botulinum toxin in the management of airway compromise due to bilateral vocal fold paralysis. Curr Opin Otolaryngol Head Neck Surg, 2011, 19(6): 444-448.

七、喉蹼（声带前连合粘连）

（一）疾病概述

1. 病因　喉蹼包括先天性喉蹼和获得性喉蹼，后者较为常见。先天性喉蹼与胚胎 8 周左右喉发育异常有关，此时若原杓间区封闭上皮溶解、吸收受阻，可在喉腔内遗留一层上皮膜，即为先天性喉蹼。获得性喉蹼通常与喉部损伤有关，包括医源性、外伤性以及气管插管等，以笔者临床经验喉癌与喉乳头状瘤术后的前连合粘连最为多见。

2. 发生部位　喉蹼可发生于喉的任何平面，最常见为声门喉蹼，其次为声门下喉蹼、声门上喉蹼，发生于两个喉平面的双喉蹼罕见。绝大部分的喉蹼发生于喉前部，少部分发生于喉后部或完全闭锁，其厚薄长度不一，薄者呈半透明蛛网状，厚者坚实多纤维组织。在临床上以声门前部喉蹼最为常见，通常较薄，呈透明 U 形，外侧端附着于真声带游离缘，中间呈拱形。

3. **症状** 喉蹼的症状与患者年龄、累及部位以及病变范围有关。婴幼儿患者中，较小的喉蹼可无症状，或仅有哭声低哑而无呼吸困难；较大的喉蹼可无哭声、吮乳困难、喉喘鸣、呼吸困难、窒息等，吸气时有喉阻塞现象；中度大小的喉蹼，喉腔可维持通气，但有声音嘶哑、吸气性呼吸困难。在儿童哭闹或呼吸道并发感染时，上述症状可加重。儿童和成人喉蹼患者一般无明显症状，偶有声嘶、发声易感疲倦，或在活动时稍感呼吸不畅。由于喉蹼影响声带振动，患者常常过强用力发声，可引起声带肥厚、声带小结等功能不良性病变。

4. **检查** 根据上述症状行喉镜检查可明确诊断，并可同时了解发病部位、累及范围等。婴幼儿需采用直接喉镜检查，并准备好硬性支气管镜与气管切开包，儿童和成人可采用间接喉镜检查或电子喉镜检查。喉镜下可见喉腔蹼样突起，色泽灰白或淡红，后缘整齐多呈弧形，少见呈三角形。声门喉蹼在吸气时平整，哭闹或声门关闭时，喉蹼向下隐藏或向上突起似声门肿物。影像学检查（如 CT、MRI）对确定喉蹼厚度，以及对于声门下和双喉蹼的诊断，具有一定作用。

5. **治疗方案** 喉蹼在治疗上多以改善嗓音与呼吸功能为主[1]，目前主要采用手术治疗，包括显微镜下 CO_2 激光手术与经颈外径路喉气管重建手术。对于后天性喉蹼，尤其是喉癌或乳头状瘤术后形成的喉蹼，患者往往呼吸困难症状并不严重，就诊目的主要在于改善嗓音功能。而经颈外径路破坏了前连合结构，使得患者发音功能难以恢复，临床实际应用并不多[2-3]。1985 年 CO_2 激光首次被应用于治疗喉蹼[4]，此后显微镜搭配 CO_2 激光处理喉蹼的手术方式不断革新。此微创术式具有手术创伤小，可精准切割的特点，更有利于术后嗓音恢复等优点，实际应用更为普遍[5-6]。然而，也有学者认为 CO_2 激光热损伤可导致瘢痕形成，其狭窄复发率会高于使用"冷器械"，但研究显示 CO_2 激光与"冷器械"的术后复发率并差异无统计学意义[7]。因此笔者认为预防复发的关键点，依然在于是否保留了足够黏膜以充分覆盖创面。

6. **焦点** 对于解决由单纯喉蹼引起的呼吸困难，目前临床常用微创术式均能较好地达到目的。然而由于声带的精细结构及其所具有的发音功能，术者在选择术式时，考虑的是如何更好地改善嗓音功能。因嗓音手术要求较高，且喉蹼所在部位往往空间狭小，术野不易暴露，显微缝合等精细操作不易实施。因此，也有虽经历多次手术，但嗓音改善仍达不到预期的可能。目前临床上常用的喉蹼微创术式主要包括以下三类[8-9]：①单纯喉蹼切开松解，此术式基本重复了喉蹼形成的损伤机制，术后复发率较高；②切开放置喉膜或植入 T 形管，放置喉膜的术式操作比较复杂，在喉膜放置期间有固定缝线断裂或者喉膜脱落的可能，气管异物风险始终存在，而 T 形管植入术式较为常用，但需要进行气管造口，患者带管至少 6 个月，最长可达 12 个月，误吸、肺炎等风险增加，且 T 形管圆柱形结构与声门原有三角形结构不一致，不利于嗓音功能进一步改善；③单侧或双侧声带黏膜瓣＋显微缝合，此术式传统方法为单侧黏膜瓣显微缝合，即以非对称方式在喉蹼贴近任一侧声带处做切口组成瓣膜，进行单侧缝合，笔者在此基础上进行改良，即在喉蹼正中纵行切开，去除瘢痕组织后进行双侧声带上下黏膜对位缝合，能最大程度地恢复声带原有结构，更有利于改善嗓音功能[10]。

此外，也有学者认为局部应用丝裂霉素 C，能有效抑制纤维增生与瘢痕形成，预防喉蹼复发[11]。然而，在 2006 年 Agrawal 报道了一例局部应用丝裂霉素 C 导致喉蹼癌变的病例[12]，因此其安全性尚有待进一步探讨。总之，目前喉蹼的治疗以显微镜搭配 CO_2 激光的微创术式为主，其难点在于如何恢复或改善患者的嗓音功能，值得临床医师的重视与进一步研究。

7. 鉴别诊断　喉蹼需与声门下狭窄、喉软化症、声带麻痹、环杓关节固定、杓状软骨脱位、韦氏肉芽肿病、喉结节病、喉淀粉样变等相鉴别，较大儿童和成人喉蹼应详细询问病史，以区分先天性或获得性喉蹼，若为后者还需注意是否由白喉、结核、狼疮、喉软骨膜炎等引起，喉镜检查有助于鉴别。

（二）治疗原则

治疗原则首先为改善通气，若患者无明显呼吸困难，应主要考虑改善患者的嗓音功能。对于喉闭锁的新生儿，应立即在直接喉镜下置入支气管镜穿破隔膜；对于婴幼儿喉蹼，无论有无症状均建议及早手术治疗，以有利于喉腔发育，并可减少呼吸道感染，治疗后大多不再复发；对于儿童和成人喉蹼，若无明显症状不建议手术治疗，明显声嘶或呼吸困难者可行手术治疗。

（三）手术适应证和禁忌证

1. 手术适应证　①气道受限；②音调异常升高；③发声困难。

2. 手术禁忌证　①无功能性的嗓音受限及气道受限；②未控制的咽喉反流；③活跃期的复发性呼吸道乳头状瘤且无任何呼吸受限。

（四）手术设备

可采用 CO_2 激光或光纤激光，对于较薄的声门前部喉蹼也可采用喉刀切开。

（五）手术步骤

在临床上以声门前部喉蹼最为常见，其传统手术方式包括单侧微瓣法与 T 形管（或喉膜）置入法，后者需进行二次手术取出 T 形管（或喉膜）。在临床工作中对于外伤或手术导致的前连合粘连型喉蹼，笔者常采用显微镜下双侧黏膜瓣 + 显微缝合法进行处理，此术式在传统内镜单侧微瓣法基础上进行改良，使重建声门接近于正常声门，更有利于改善患者嗓音质量。笔者团队采用嗓音障碍指数（voice handicap index，VHI）量表，对于 102 例前连合粘连型喉蹼进行综合分析，其中 37 例接受了显微镜下双侧黏膜瓣 + 显微缝合法，另外 65 例未行缝合。分析结果显示，一方面双侧黏膜瓣缝合能显著改善患者嗓音质量，另一方面接受双侧黏膜瓣缝合术式的患者喉狭窄复发率显著降低。因此笔者认为，对于前连合粘连型喉蹼采用双侧黏膜瓣 + 显微缝合法，能给患者带来更好的嗓音质量与更低的复发率，其不足主要在于显微操作能力要求较高，需术者长期反复训练才能掌握显微缝合技巧。下面就内镜下单侧微瓣法、内镜下喉膜置入法、显微镜下双侧黏膜瓣 + 显微缝合法三种术式分别进行介绍。

1. 内镜下单侧微瓣法　此术式最早由 Schweinfurth[12] 报道，其关键点在于沿一侧声带边缘切开喉蹼，使对侧声带拥有足够黏膜瓣覆盖创面。术后一侧声带创面裸露，对侧声带创面用黏膜瓣充分覆盖，可有效减少术后再次粘连。笔者认为，此术式未能完全恢复声带原有结构，从提升嗓音质量方面进行考虑仍有改善空间[9,13]。

（1）全麻插管，支撑喉镜暴露声门及前连合。

（2）使用 0°、30°、70° 喉内镜显示及评估喉蹼上下厚度，采用角度内镜设计切口位置。

（3）以非对称方式在贴近任一侧声带游离缘或声带表面做切口，构建声带微黏膜瓣。

（4）使用冷器械或光纤激光完全松解喉蹼直至前连合或甲状软骨内侧面，尽量多保留一侧黏膜，去除黏膜瓣下面及同侧声带对应声门下区域的瘢痕及多余组织。

（5）内镜下可翻转黏膜瓣至声门下，采用 5-0 或 6-0 可吸收缝线对位缝合黏膜。

2. **内镜下喉膜置入法** 此类术式关键点在于使用黏膜瓣以外的材料包括喉膜、T 形管等，对双侧声带创面进行充分覆盖，待创面愈合后再取出材料[8,14]。笔者认为，此术式虽能有效预防声带再次粘连，但其缺点在于材料脱落导致气管异物的风险始终存在，且存在有皮肤感染、肉芽肿形成等并发症。

（1）全麻插管，支撑喉镜使假声带回缩并充分暴露声门及前连合，前连合上方需有足够空间放置喉膜。

（2）显示及评估喉蹼上下厚度，采用 30° 与 70° 内镜设计切口位置。

（3）使用冷器械或激光在喉蹼中间由下至上纵行切开，直至前连合 / 甲状软骨内侧面。

（4）用激光在甲状软骨内侧面做一约 1mm 凹槽，超过前连合上方 3～4mm，下方 4～5mm，以尽量靠前放置喉膜。

（5）采用 30° 与 70° 内镜观察喉蹼上下松解范围并确定喉膜尺寸。

（6）修剪喉膜至合适大小，可采用大杯状钳将喉膜置入喉腔进行评估。

（7）在显微镜或角度内镜下，使用喉内外进针器将 0 号线从声门下穿出至颈前，用血管钳固定。

（8）缝线末端穿过喉镜，用缝线固定喉膜脊两端。

（9）在前连合上方区域，使用喉内外进针器将喉膜上的缝线穿出至颈前。

（10）使用相同力量牵拉颈前穿出的两条缝线，引导喉膜就位，用 30° 与 70° 角度内镜确定喉膜是否位于合适位置，若不在合适位置，应予以重新缝合并固定。

（11）将缝线系在手术组固定于皮肤上，再次确定喉膜位置，喉膜置入术毕。

（12）置入术后 10～14 天应取出喉膜，全身麻醉为首选麻醉方式。

（13）采用直接喉镜，0° 内镜观察喉腔，尤其喉膜上部。

（14）使用大杯状钳，确认牢固抓住喉膜后，拆除颈前缝线，经喉镜移除喉膜。

（15）充分面罩给氧，重复喉镜及内镜检查，若有严重的肉芽形成或喉蹼再形成，应重复喉膜置入的操作。

3. **显微镜下双侧黏膜瓣 + 显微缝合法** 此术式关键点在于，在喉蹼正中纵向切开，尽量去除双侧黏膜下瘢痕组织，随后采用可吸收缝线进行双侧黏膜瓣显微缝合。此术式能最大程度地恢复声带原有结构，改善嗓音质量，且双侧黏膜瓣对创面的有效覆盖，能有效预防声带再次粘连（图 6-3-19、图 6-3-20）。

喉蹼（前连合粘连）激光手术

（1）全麻插管，支撑喉镜暴露声门及前连合。

（2）0°、30°、70° 喉镜显示及评估喉蹼上下厚度，采用角度内镜设计切口位置。

（3）显微镜下使用冷器械或激光在喉蹼正中由下至上纵行切开，直至前连合 / 甲状软骨内侧面，形成较大的新的声门。

（4）先处理一侧新建声门前部（喉蹼切开处）的瘢痕组织，使用黏膜钳夹住黏膜下瘢痕组织并向中线牵拉，使用 CO_2 激光挖除部分黏膜上下缘间的瘢痕组织，并尽量保留声带黏膜，使声门前部上下黏膜边缘间形成悬空，为减少张力、显微缝合减少黏膜缺损提供可能，同法处理对侧病变。

（5）采用 6-0 至 8-0 可吸收缝线进行喉蹼切开部位上下缘黏膜瓣对位显微缝合，先处理一侧声带前部，再处理对侧，每侧缝合 2~3 针，重建出黏膜缺损较少的新的大声门区。

（6）缝合结束后，仔细检查有无线头遗漏，清点缝针。

（7）退出支撑喉镜，术毕。

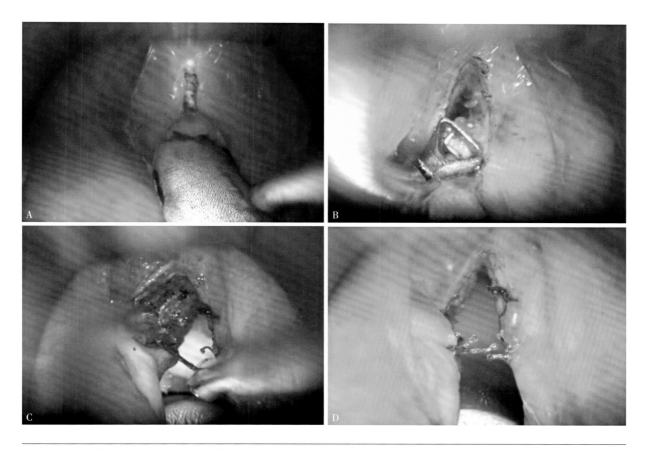

图 6-3-19　显微镜下双侧黏膜瓣 + 显微缝合法（术中情况）

A. 激光松解前连合粘连至甲状软骨板；B. 去除瘢痕组织；C. 双侧黏膜瓣对位缝合；D. 每侧缝合 2~3 针。

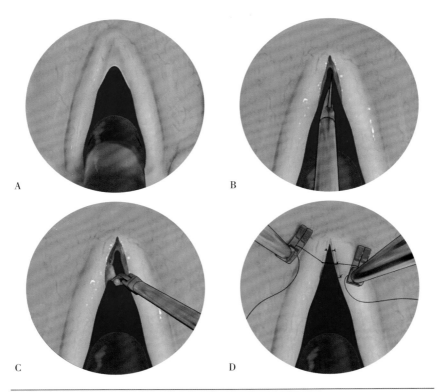

图 6-3-20　显微镜下双侧黏膜瓣 + 显微缝合法示意图

A. 采用支撑喉镜充分暴露前连合直至甲状软骨内板；B. 采用激光或喉显微剪松解前连合粘
连至甲状软骨板；C. 去除瘢痕组织；D. 双侧黏膜瓣上下对位显微缝合，每侧 2～3 针。

（六）围手术注意事项及技术要点

1. 喉蹼治疗需根据患者全身状况、年龄、病因、范围以及声带活动情况综合评估后确定，术前应采用电子喉镜直接观察喉内结构、病变范围、声带活动度及黏膜波情况，薄层增强 CT 可辅助判断喉蹼厚度，有利于帮助确定手术方式与切除范围。

2. 在麻醉允许情况下，术中尽量选用较小口径的麻醉插管，以利于充分暴露病变部位。

3. 术中在去除瘢痕组织时，应尽可能多地保留声带黏膜，以制作黏膜瓣充分覆盖声带创面，预防声带再次粘连；采用 6-0 至 8-0 可吸收缝线进行喉蹼切开部上下缘黏膜瓣对位显微缝合。一般情况下，黏膜缘会有一点距离而存在一定的张力：应用耐张力较好的 6-0 的单股可吸收缝线，采取腔外打结法效果好，但缝针比较大，腔内缝合操作较困难；应用 8-0 的缝线时缝针较小，较好操作，但是缝线容易断，张力不大时，用其行腔内打结也是不错的选择。重建的新声门区较大，黏膜缺损很少，减少再次粘连的机会。

4. 术后予以吸入用布地奈德混悬液喷喉，可选处理措施包括静脉使用抗生素（限围术期）、抑制咽喉反流、镇痛等，并至少留院观察一夜，注意呼吸情况。

5. 次日患者即可正常发音，但勿高声说话、歌唱等。术后 1 周、3 个月、6 个月定期复查电子喉镜，以防喉蹼复发。

（胡章威　雷文斌）

参考文献

[1] YOO M J, ROY S, SMITH L P. Endoscopic management of congenital anterior glottic stenosis. Int J Pediatr Otorhinolaryngol, 2015, 79(12): 2056-2058.

[2] TUNKEL D E. A novel stent for treatment of combined anterior glottic web-subglottic stenosis. International Journal of Pediatric Otorhinolaryngology, 2005, 69(7): 893-896.

[3] MCNAUGHT R C. Surgical correction of anterior web of the larynx. The Laryngoscope, 1950, 60(3): 264-272.

[4] COTTON R T, TEWFIK T L. Laryngeal stenosis following carbon dioxide laser in subglottic hemangioma. Report of three cases. Ann Otol Rhinol Laryngol, 1985, 94(5): 494.

[5] 钮燕，杨晓红，吕操，等. 支撑喉镜下 CO_2 激光辅助喉膜置入术治疗喉蹼的疗效观察. 中国耳鼻咽喉颅底外科杂志，2017, 23（2）：109-111.

[6] CAO Y, SUN G. Surgical treatment modalities for iatrogenic anterior glottic stenosis. Ann Otol Rhinol Laryngol, 2018, 127(12): 946-952.

[7] FUSSEY J M, BORSETTO D, PELUCCHI S, et al. Surgical management of acquired anterior glottic web: a systematic review. J Laryngol Otol, 2019, 133(10): 867-874.

[8] 韩德民，萨达洛夫，徐文. 嗓音医学. 2 版. 北京：人民卫生出版社，2017.

[9] ROSEN C, SIMPSON C B. Operative techniques in laryngology. Berlin: Springer-Verlag, 2008.

[10] HU Z W, CHEN L, MA R Q, et al. Effect of bilateral vocal fold microsuturing on voice quality improvement in patients with anterior glottic webs: a retrospective observational study. J Voice, 2022, S0892-1997(22)00249-1.

[11] ELIASHAR R, ELIACHAR I, ESCLAMADO R, et al. Can topical mitomycin prevent laryngotracheal stenosis? Laryngoscope, 1999, 109(10): 1594-1600.

[12] AGRAWAL N, MORRISON G A. Laryngeal cancer after topical mitomycin C application. J Laryngol Otol, 2006, 120(12): 1075-1076.

[13] SCHWEINFURTH J. Single-stage, stentless endoscopic repair of anterior glottic webs. Laryngoscope, 2002, 112(5): 933-935.

[14] LICHTENBERGER G, TOOHILL R J. New keel fixing technique for endoscopic repair of anterior commissure webs. Laryngoscope, 1994, 104(6): 771-774.

八、喉气管狭窄

（一）疾病概述

1. 定义和病因　喉气管狭窄是由各种原因所致的喉部和气管任何区域瘢痕增生、管腔变窄或闭锁，导致呼吸和发声功能障碍的一类疾病。涉及声门上区、声门区、声门下区及气管的任一或多个解剖区域。狭窄可能是先天性的或获得性的，先天性喉气管狭窄较少，而获得性喉气管狭窄在临床上并不少见，其病因包括开放或闭合性喉气管外伤、医源性损伤、化学损伤、特异性炎症，另外喉部肿瘤等手术后也较常见。

2. 分度和分期　根据管腔狭窄占总横截面积的比例，喉气管狭窄分为 4 度（Myer-Cotton 分级）：①Ⅰ度，管腔阻塞面积＜50%；②Ⅱ度，管腔阻塞面积51%～70%；③Ⅲ度，管腔阻塞71%～99%；④Ⅳ度，完全阻塞。根据狭窄的位置和长度（McCaffrey分类），喉气管狭窄分为4期：①Ⅰ期，病变局限于声门下或气管，长度＜1cm；②Ⅱ期，病变局限于环状软骨平面、未累及声门或气管的声门下狭窄，长度≥1cm；③Ⅲ期，声门下狭窄累及颈段气管，但未累及声门；④Ⅳ期，狭窄累及声门伴单侧或双侧声带固定[1]。

3. 治疗方案 喉气管狭窄病情复杂，是国内外公认的难治之症。虽然治疗方式很多，但常需多次手术。范围较小、瘢痕较薄的喉气管狭窄，首选的治疗方法为内镜下微创手术。而范围较大、瘢痕较厚或有明显的软骨支架缺损的喉气管狭窄，通常需要进行开放手术。

4. 诊断与鉴别诊断 根据病史、症状、喉镜检查，结合喉气管的影像学检查，作出诊断并不困难，确诊后还需要通过内镜及影像检查判定狭窄的部位、范围和程度。对于原因不明的喉气管狭窄需与单纯双侧声带麻痹、儿童喉气管软化、喉淀粉样变、喉气管良恶性肿瘤、甲状腺肿瘤、纵隔肿瘤等侵犯压迫喉气管所致的狭窄相鉴别，甚至与免疫性疾病如IgG_4相关疾病鉴别，必要时作病理学检查，切除的组织为瘢痕结缔组织或非特异性炎性组织，排除病理特殊性疾病，则可以明确诊断。

（二）内镜微创手术适应证和禁忌证

1. 手术适应证 目前内镜微创手术主要用于治疗范围小、瘢痕较薄的喉气管狭窄，内镜下结合冷器械或激光、等离子技术解除腔内狭窄后，联合球囊扩张或黏膜瓣转位，并以喉膜、胸管、T形管、带模支架置入腔内支撑，避免了开放性手术。笔者团队的经验是狭窄长度不超过0.5cm，管腔阻塞面积不超过70%可以进行内镜微创手术；对于管腔狭窄程度轻的患者如Ⅰ度狭窄，狭窄长度超过1cm也可以尝试微创手术治疗；对于气管狭窄范围更大，长度更长的患者可以尝试支架置入术。

（1）儿童喉气管狭窄：儿童喉气管狭窄，尤其是急性获得性声门下狭窄，Myer-Cotton分度Ⅰ度、Ⅱ度，可在内镜直视下以球囊扩张导管将狭窄处瘢痕撑裂而使管腔扩大，有效率高达90%，避免了开放性手术，术后无明显并发症。然而对于先天性声门下狭窄或者获得性慢性声门下狭窄的患儿，球囊扩张治疗的有效率尚不理想，如连续球囊扩张治疗3个循环后仍无法缓解者建议行开放性手术[2]。

（2）喉部狭窄或跨声门的范围局限的狭窄：该类型的狭窄包括单一区域如声门部、声门上区、声门下区狭窄，或者联合狭窄，但范围较小的狭窄，可选择经口内镜下以激光或等离子射频等热器械切除瘢痕，根据狭窄范围，在切除过程中可以选择黏膜瓣翻转覆盖创面，并在内镜下显微缝合黏膜瓣使其固定，视情况置入喉膜、胸管、T形管等支撑手术创面或黏膜瓣。而对于狭窄范围较大、较厚的瘢痕，经口内镜手术操作难度大、复发率高，建议开放手术。

（3）气管狭窄：对于范围局限的气管狭窄，可选择纤维气管镜下气管狭窄瘢痕激光切除或电刀切除，再进行球囊扩张术，范围较大者做气管支架置入术或颈部开放喉气管成形T形管置入术。

2. 手术禁忌证

（1）严重心肺功能障碍、全身性疾病、无法耐受全麻手术患者。严重的喉阻塞患者，需先行低位气管切开术。

（2）颈短、颈椎强直、张口困难、颌颅面畸形（如短下颌、上颌前突畸形）等，无法完全暴露狭窄部位的患者。

（3）单纯声带麻痹、恶性肿瘤侵及喉气管、儿童喉气管软化、纵隔肿瘤或大血管畸形压迫气管所致的狭窄。

（4）明显的软骨支架缺损、环周状的瘢痕且长度 > 1cm、杓状软骨纤维化固定或有多次内镜下治疗失败病史者。

（三）术中应用的治疗技术

1. CO_2 激光技术　CO_2 激光双手操作、精准切割和非接触无血化等特点，提高了手术精确度和术野的清晰度，临床上得到较广泛应用，但由于激光只能直线传送，对病变充分暴露有较高要求。CO_2 激光适用于处理声门上狭窄和声门型狭窄，对于声门下狭窄，由于受声门遮挡影响，传统 CO_2 激光操作困难，近年来出现光纤 CO_2 激光可以克服这种困难。

2. 等离子射频消融技术　等离子手术系统可配合手术显微镜、支撑喉镜、喉显微器械应用，不过手术刀头较粗大，手术精准性差于激光手术。由于操作过程温度低，因此仍可实现较小创伤。相对于 CO_2 激光来说，等离子射频技术对病变暴露要求较低。等离子手术系统的成本较低，可考虑将其替代 CO_2 激光应用于喉气管狭窄的内镜微创治疗。

3. 黏膜瓣转位修复技术　单纯以激光或等离子等热器械切除瘢痕，再狭窄率很高，因此黏膜瓣转位技术逐渐受到重视。用激光切开黏膜下的瘢痕组织，并用缝线或纤维蛋白胶将黏膜瓣重新固定到合适位置，覆盖创面[3]。但该技术只能用于范围相对较小的狭窄。

4. 喉支撑物置入技术　在内镜下以激光或等离子射频等热器械切除瘢痕后，可根据狭窄的位置、狭窄范围和狭窄程度，选择适当的支撑物，以支撑喉气管腔，或利用转位的黏膜瓣，防止再狭窄。对于声门区较薄的粘连和狭窄，如喉蹼、前连合粘连等，可在内镜下先以激光切开粘连带，然后置入硅胶模、硅胶管和 T 形硅胶管支撑气道，可用于声门上、声门下或跨声门的狭窄以及瘢痕厚度较大或者后连合粘连的患者。

5. 内镜下球囊扩张技术　内镜下球囊扩张技术适用于儿童急性获得性声门下狭窄，Myer-Cotton 分度为Ⅰ度、Ⅱ度的病例，避免了开放性手术。在内镜直视下将带气囊的导管送至狭窄部位，使气囊充气，用气囊的膨胀力量将狭窄处瘢痕撑裂而使管腔扩大，由于球囊扩张导管是在狭窄部位呈放射状扩张，不会撕裂正常部位黏膜，压力可控并能保持一定时间，治疗效果较好。

6. 内镜下气管支架置入技术　对于颈段气管狭窄患者，在纤维气管镜下以激光或高频电刀切除气管壁肉芽及瘢痕组织，或以球囊扩张狭窄部位，根据情况还可置入金属扩张支架。由于金属扩张支架易于放置曾被广泛应用于气管支气管狭窄，但因支架难以拆除且金属网状支架容易引起瘢痕和肉芽组织增生，增加气管食管瘘的风险，目前使用频率在降低[4-5]。

（四）术前准备与手术步骤

1. 内镜下球囊扩张术

（1）术前签署知情同意书及进行药品器械的准备：局麻药如2%利多卡因、丁卡因、黏膜收缩剂呋麻滴鼻液，另外准备多巴胺、肾上腺素、尼可刹米等升压药物及呼吸兴奋药物，准备气管切开包、简易呼吸器等以备急救时使用。

（2）患者一般情况及凝血状态的评价：对患者的一般状况以及心肺功能进行评价，其前提是患者至少能够耐受气道的喉支气管镜检查。出血有可能是并发症之一，治疗前应检查患者的凝血状态，慎重起见，应在围手术期禁用任何抗凝药物或抗血小板药物。

（3）狭窄部位及范围的测定：术前应充分了解患者发生气道狭窄的病因和病程的长短，通过胸片和喉部CT、颈胸部CT、气道三维重建等影像资料及喉气管镜检查评估狭窄的发生部位和范围。根据患者耐受情况，亦可以选择超细电子支气管镜对狭窄的部位和范围进行进一步的测量，并可了解狭窄远端的气道情况，有助于治疗操作的进行。必要时行心肺功能检查、血气分析。

（4）扩张球囊导管的选择：根据对狭窄部位和范围的评估，选择合适大小的球囊导管。根据狭窄的特点选择球囊的直径和长度，一般球囊的直径不超过狭窄部位气道正常状态下的直径；球囊的长度应适宜，最好稍长于狭窄段，太短无法达到扩张的效果，且扩张时球囊容易滑动，太长易损伤狭窄两端正常的气道黏膜。初次扩张时由于支气管壁弹性差，纤维组织坚硬，狭窄程度重，可选用较细的球囊，扩张数次后再考虑逐渐加大球囊的直径。

（5）麻醉方式的选择

1）局部麻醉：在治疗前半小时可适当加用阿托品0.5mg肌内注射和苯二氮䓬类镇静剂，如咪达唑仑10mg肌内注射等。咽喉部用2%利多卡因5mL局部喷雾或雾化吸入。在进行操作治疗过程中支气管镜通过声门后再对气道内追加适量的麻醉剂。注意2%利多卡因总量不超过20mL。

2）全身麻醉：对于气管狭窄者，如需进行高压球囊扩张气道成形术则需在全麻下进行，建议采用喉罩连接机械通气，整个操作过程均需在机械通气支持下完成。

（6）术中监护：术中需要严密监测心电图、血压、呼吸和SaO_2；局麻者可根据需要通过鼻导管给氧；全麻者需连接麻醉机进行机械通气支持，并建立静脉通道以方便给药；术中如出现生命体征的波动或血氧饱和度急剧下降时应暂停操作，待患者生命体征平稳后再进行球囊导管扩张，如估计难以继续进行则终止手术操作。

（7）手术方法与操作步骤：球囊的导入和定位可经支气管镜直接导入和沿导丝导入。具体手术方法有4种，现逐一介绍。

1）支气管镜联合X线透视导入球囊法

A. 插入导丝法：经鼻或经口将支气管镜送入狭窄段气道上端，局部追加适量麻醉药后，经支气管镜活检孔道导入导引丝（直径为 0.89mm），将导引丝末端插入至狭窄段远端。此过程在透视下进行，以防引导丝的盘曲损伤肺组织。当导引丝的位置确定后，保持其位置，退出支气管镜。

B. 球囊的导入：将事先选择好的球囊导管沿导引丝缓慢推入气管管腔内，并根据球囊两端的不透 X 线标记确认球囊已送至狭窄段，然后经另一鼻孔或口腔再次插入支气管镜，操作者就可以在支气管镜直视下监控球囊扩张。

C. 球囊扩张：在球囊送至狭窄段并准确定位后，将高压枪泵与球囊进行连接，并将充填剂注入球囊。充填剂可以为水、气体或稀释的显影剂（便于 X 线下透视观察）等，最常用的充填剂为水。根据所选择的球囊导管的特性，多由较小压力开始渐增压力，使压力达到 303.99～506.65kPa（即 3～5atm，1atm＝101.33kPa）。每次球囊可保持膨胀状态 1～3min。根据扩张后狭窄部位的直径，可反复充填球囊，一次操作可反复充填 3～4 次。

D. 球囊退出：在球囊充填剂完全回抽后，若狭窄段气道管径明显增大，说明球囊扩张气道成形术获得成功，即可将球囊连同导引丝一起退出。整个退出过程动作应轻柔，以免造成球囊的损坏和声带的损伤。再对气管管腔进行清理，确认无活动性出血后，退出支气管镜。若球囊充填剂回抽后气道直径增大不明显，可在 1 周后再次球囊扩张。

2）经支气管镜直接导入球囊法：采用经支气管镜直接导入球囊法则只能选用大操作孔道的治疗型支气管镜。经鼻或口将支气管镜送入狭窄段气道上端，局部追加适量麻醉药后，将事先选择好的球囊导管经支气管镜钳道插入，导管的球囊部分送至狭窄段，球囊稍长于狭窄的两端。之后的操作同上述方法。

3）支气管镜直视下球囊扩张法：此方法将导引丝经支气管镜活检孔插入，并通过气道狭窄部位进入远端气管 20mm 以上，留置导引丝，确认进入气道的长度，同时缓缓退出支气管镜，沿导引丝将球囊插入到预定位置。为明确球囊扩张情况，可重新插入支气管镜，直视下观察球囊扩张（图 6-3-21）。

4）经硬性支气管镜球囊扩张法：患者在全麻条件下，经口插入硬性支气管镜，对气道进行检查，直至其远端靠近气管狭窄处，可经球囊导管测量狭窄直径和长度。术中采用高频喷气通气，吸入气氧浓度（fractional concentration of inspired oxygen，FiO_2）维持在 0.21～1.0。进行球囊扩张时，可先吸入 100% 纯氧 2min。将高压枪泵与球囊连接，注入充填剂进行扩张，过程中机械通气可被暂停，第一次扩张达 202.66kPa（2atm）维持 1min，可进行重复扩张 2～3 次，此后可使球囊扩张至 303.99kPa（3atm）压力维持 1～3min，扩张间隙恢复机械通气。

2. **内镜狭窄瘢痕切除支撑物置入术**　术前检查及术前评估同球囊扩张术，采用全身麻醉。手术步骤具体如下。

（1）消毒、喉镜声门暴露同内镜球囊扩张术。

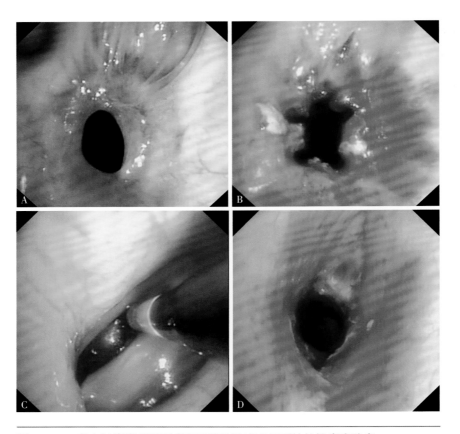

图 6-3-21　喉支气管镜直视下球囊扩张法治疗声门下结核性瘢痕狭窄

A. 电子支气管镜示声门下 2cm 喉与气管交界处膜状瘢痕狭窄，狭窄环直径约 3mm；B. 采用针状高频电刀（40W）分别于狭窄环 2 点、5 点、8 点、10 点及 12 点钟位置切割松解瘢痕环，切割后管腔直径扩大至 4～5mm；C. 采用 5835 型高压球囊（压力 506.65kPa，506.65kPa，607.98kPa，时间各 30s）对狭窄环进行扩张，管腔扩大至 8～9mm；D. 术后呼吸困难明显改善，术后术区形态。

（2）连接激光器与手术显微镜，显微镜下暴露病变部位，并调整激光光斑到最小状态。

（3）置入一片浸湿生理盐水的脑棉片，保护气管插管的球囊及气道黏膜。

（4）用激光切除肉芽组织、松解粘连带或栅格状切开瘢痕组织。保持术野干净，彻底止血后取出脑棉片。

（5）根据狭窄位置、狭窄范围和狭窄程度，选择显微缝合创面或黏膜瓣转位覆盖创面（参见"（三）术中应用的技术"中"3"）；或选择适当的支撑物置入术（参见"（三）术中应用的技术"中"4"），选择支撑物大小，修剪合适长短，置入术区，调整至满意位置。

（6）喉硅胶膜片一般用于前连合粘连造成的喉狭窄，一般采用硅胶片做成扇形，从颈外正中线声门上下各穿 1 根 1-0 尼龙线到喉腔内，从喉腔取出到喉镜外，分别将两根线在扇形硅胶片的上下两端穿入到凹面打结，然后将硅胶片经喉镜送入喉腔卡于前连合，收紧尼龙线，在颈外打结固定硅胶片[6]。

（7）硅胶管用于整个喉腔包括声门上下狭窄、声带后连合粘连狭窄、多个区域狭窄的患者。置入硅胶管的大小取决于狭窄腔的大小，置入方法与喉膜类似，也是通过颈前正中线引入尼龙线到喉腔内，将硅胶管固定于颈前。但需要 4 号尼龙线，以防缝线断裂硅胶管脱落，如果没有专用的硅胶管，可以以胸管替代（图 6-3-22）。

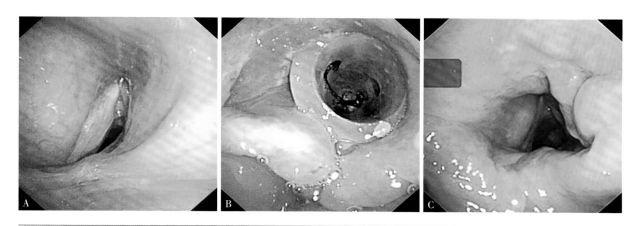

图 6-3-22　声门狭窄后连合粘连内镜手术

A. 术前外伤后声门狭窄，声带后连合粘连；B. 术中激光切开后连合及狭窄的瘢痕，置入大号胸管，粗尼龙线固定于颈外；C. 术后 1 个月拔出胸管后再过 3 个月喉镜所见，声门狭窄消失。

（8）T 形硅胶管需从气管切开口置入，并在内镜下调整位置。因其形状为 T 形，固定比较稳定、牢靠。但需要颈部切开，气管切开范围也较大（图 6-3-23）[7]。

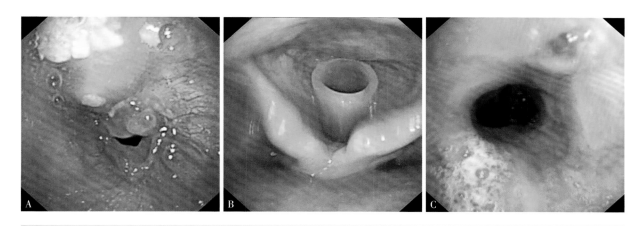

图 6-3-23　声门下狭窄内镜激光瘢痕切开及 T 管置入术

A. 患者术前喉镜可见声门下狭窄，初步评估为 Ⅱ 度；B. 术中于狭窄处采用激光栅栏状切开瘢痕切除术，并通过气管切开处放入 T 形硅胶管达杓状软骨水平；C. 术后半年拔除 T 形管，声门下狭窄明显改善，堵管后 3 个月无呼吸困难。

（9）对于声门上型狭窄或支撑物上端超过室带者，需用塞子塞住管口上端以防误吸，并行气管切开术，术后留置气管套管。

（10）术毕，检查无活动性出血，支撑物位置合理，固定牢靠，退出支撑喉镜。

喉硅胶片一般于术后 2～3 周取出，硅胶管需在术后 1 月内取出。可在局麻电子喉镜或全麻支撑喉镜下取出，用钳子夹住硅胶片（或 T 形管），剪断颈外固定之缝线，将其拉出喉腔，自口内取出。T 形管可留置 3～6 个月，甚至更长时间，在全麻下经气管皮肤瘘口取出。

3. 内镜气管支架置入术

（1）支架置入的术前评估及准备

1）支架置入术前检查及评估同球囊扩张术。

2）支架规格的选择：Gianturco 支架、Ultraflex 支架和 Wallstent 支架，选择直径大于正常气道内径（气道横径和纵径的平均值）10%～20%，长度大于病变段 20mm 左右，使用 Wallstent 支架时也可等于病变段长度。对于 Z 形被膜支架，选择直径小于正常气道内径 5%～10%，长度大于病变段 20～40mm。

不同的支架具有不同的张力。对外压性狭窄、瘢痕狭窄或狭窄程度较重的患者，宜放置张力较大的支架，如 Z 形支架或金属丝较粗的网状支架（金属丝直径 > 0.22mm），而对动力性狭窄或良性气道狭窄（瘢痕狭窄除外）则宜选用张力较小的网状支架（金属丝直径 < 0.22mm）和 Ultraflex 支架。

3）向患者和家属交代病情，说明手术过程，签署操作知情同意书，做好患者工作，以获得良好的配合。

4）准备药品器械及急救设备的准备，包括 2% 肾上腺素、2% 利多卡因、液体石蜡或利多卡因胶浆、氧气、吸引器、抢救药品、气管插管导管、心电血氧饱和度监护仪等，如需透视引导释放支架，则需要床边 X 线机。

5）根据置入支架的类型及患者的选择，决定通过可弯曲支气管镜或硬性支气管镜联合可弯曲支气管镜置入支架，前者在支气管镜室进行，后者要在手术室进行。

（2）术前麻醉及用药：术前禁食 4～6h，紧张焦虑者可肌内注射地西泮 5～10mg；甲泼尼龙 40mg 静脉注射，有良好的解痉、预防气管黏膜水肿及抗过敏作用；阿托品 0.5mg 肌内注射，能减少呼吸道分泌物。对于通过可弯曲支气管镜置入支架者，一般采用局部 2% 利多卡因麻醉即可，麻醉效果欠佳时可加用静脉麻醉药如咪达唑仑 2.5～5.0mg 及芬太尼 50～100μg 静脉注射。不能配合手术者、儿童需要在手术室全麻下使用硬性支气管镜，全麻时应密切观察患者情况。

（3）支架置入的具体方法与步骤

1）支气管镜直视下置入管状覆膜金属支架：支气管镜引导插入导丝后退出镜头，再次通过另一鼻腔或口腔插入支气管镜，将装有支架的置入器沿导丝插入气道，在支气管镜直视下放置支架。下面以一例病例对该操作过程进行详细说明。

男性，63 岁，食管癌术后、气管食管瘘，反复咳嗽咳脓痰。电子支气管镜下可见声门下气管中段膜部一椭圆形瘘口，边缘光滑，瘘口大小约 16mm×8mm，透过瘘口可见胃管（图 6-3-24A）；

于右下叶基底段置入导丝，在导丝引导下于气管腔内置入 BOSTON SCIENTIC 管状覆膜金属支架（20mm×60mm）（图 6-3-24B）；支架上端位于气管上段，支架位置及膨胀程度可，腔内透过覆膜见瘘口封闭完全，封闭瘘口居于支架中段膜部（瘘口上端距支架上端约 35mm，瘘口下端距支架下端约 25mm）（图 6-3-24C）；支架下端位于气管内距隆突上方 16mm（图 6-3-24D），腔内直径 18～19mm。治疗后患者咳嗽咳痰明显改善。

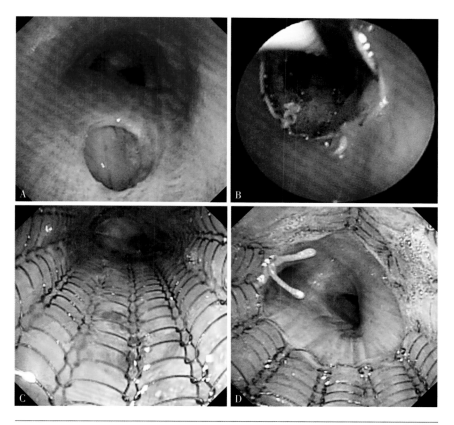

图 6-3-24　气管金属覆膜支架置入术

A. 电子支气管镜下可见声门下气管中段膜部一椭圆形瘘口，边缘光滑，瘘口大小约 16mm×8mm，透过瘘口可见胃管；B. 导丝引导下于气管腔内置入管状覆膜金属支架（20mm×60mm）；C. 支架位置及膨胀正常，腔内透过覆膜见瘘口封闭完全，封闭瘘口居于支架中段膜部；D. 支架下端位于气管内距隆突上方 16mm，腔内直径 18～19mm。

　　2）Z 形被膜支架放置方法：Z 形被膜支架输送器由支架输送鞘（包括带有引导头的输送鞘内芯和输送鞘鞘管）、装支架的内管和支架后方的顶推管组成，通过三套管放置支架。支架释放时一般采用定位尺固定顶推管上方，能确保释放时支架输送器不移位。支架释放前在支架上缘的回收线上连接有调整尼龙线，通过内管及顶推管间隙延伸到顶推管上方，释放支架后该线可调整支架位置或取出支架，支架释放完成后予剪断并抽出。

　　A. 支气管镜结合定位尺放置支架：先经口插入支气管镜，以支气管镜测量病变段以下拟放支架的下缘位置至门齿的距离（S），将带有支架和顶推管的内管插入鞘管内，将定位尺预先调至鞘管刻度上的S点至顶推管后缘把手的长度。经支气管镜活检孔送入导丝进入气管狭窄段，沿导丝送入气管支架输送鞘，使输送鞘长度标尺的S点平门齿，固定鞘管，退出内芯；插入带有支架和顶推管的内管，将定位尺前缘顶住门齿，后端紧靠顶推管把手，卡在鞘管上，后退鞘管，支架即释放在气管内。

B. 支气管镜引导结合支架输送鞘置入支架：支气管镜经口插入到病灶下方，测量拟放支架的下缘距门齿的距离，支气管镜引导插入导丝后退出。沿导丝送入支架输送鞘，输送鞘插入到已测得的位置处，固定鞘管，退出输送鞘内芯；经鞘管插入支气管镜，观察鞘管下缘是否与拟放支架的下缘一致。然后将装有支架和顶推管的内管，经鞘管插入，定位尺前缘顶住门齿固定，上段卡口紧靠顶推管把手上，后退鞘管及支架内管，支架即释放在气道内。先抽出顶推管及内管，后退鞘管少许，经鞘管插入支气管镜观察支架位置是否合适，如位置偏低可提拉支架上方的调整尼龙线使支架上移，定位准确后剪断和抽出尼龙线，退出支气管镜及鞘管。如支架位置偏高，将支架拉出体外重新放置。

C. 硬性内镜联合可弯曲支气管镜引导下置入支架：患者需全身麻醉，取仰卧位或侧卧位，将硬性支气管镜经口通过声门进入气管内，将远端位于病灶上缘，通过硬镜插入软性内镜，观察病灶下方的距离，退出软性内镜后将装有支架和顶推管的内管经硬性内镜管腔插入，固定顶推管的同时后退支架内管，支架即被释放，硬性内镜下观察并调整支架位置。

3）Gianturco支架放置方法

A. 硬性内镜结合X线透视放置：患者取仰卧位或侧卧位，将硬性支气管镜经口通过声门进入气管内，远端位于狭窄段上缘，在X线透视下插入导丝通过狭窄段（亦可使用支气管镜或单弯导管经硬性内镜放置导丝），将带扩张器（输送器内芯）的输送器鞘经硬性内镜在导丝引导下送入气管，远端通过狭窄段，快速退出输送器内芯，将支架放入输送器鞘管内，用平头推送器将支架迅速送至气管狭窄段，支架主体部分位于狭窄段中间，固定推送器，后退输送器鞘管，支架即释放在气管的指定位置。

B. 采用支气管镜结合X线透视放置：将支气管镜经口送至声门上（也可进入气管内狭窄段上方），在X线监视下，经其活检孔插入导丝进入气管内，到达狭窄段远端，退出支气管镜，在X线透视下沿导丝插入输送器鞘放置支架。

（4）支架置入术后的处理

1）病情的观察：术后密切观察患者的症状是否改善。

2）复查支气管镜：支架置入24～48h内应复查支气管镜，观察支架扩张情况、支架有无移位，同时要清理支架腔内分泌物。

3）术后用药：可适当予以抗感染、止血、化痰药物，超声雾化吸入祛痰药及雾化生理盐水湿化气道。

4）后续治疗：气道内支架只是一种对症治疗，术后应根据患者得的原发疾病给予积极的病因治疗，以达到最好的治疗效果。

（五）围手术注意事项及技术要点

1. 术前采用电子喉镜、纤维气管镜、喉气管 CT、MRI 及影像三维重建技术，确定狭窄的部位、范围和程度，选择合适的手术方案；内镜下喉狭窄手术一般适用于Ⅰ度或Ⅱ度狭窄，长度 1cm 以内。气管狭窄的内镜手术适应证如前所述。

2. 对于需采用硬性内镜的患者，术前用改良 Mallampati 分级法结合 Yamamoto 分级法力求准确评判声门暴露的难易，两个评分均为Ⅳ度者不建议经口微创手术。

3. 术前与麻醉医师沟通，在维持生命体征稳定安全的前提下，尽量选择较小口径的麻醉插管。

4. 有严重呼吸困难而又未行气管切开的患者，应先行气管切开术，解除气道梗阻后，经气管造口处麻醉插管，再进行后续操作。

5. 气道支架置入后出现扩张不理想时，可用球囊导管插入到支架腔内，协助扩张支架。当狭窄十分严重支气管镜未能插到远端或导丝未能通过狭窄段时，无法置入支架进行治疗，此时应先予球囊扩张狭窄管腔。

6. 球囊扩张术采用支气管镜导入法需要考虑患者是否能够耐受支气管镜检查，部分患者需进行多次治疗。支气管镜操作者应熟悉操作技术，并且在需要时能使用其他介入治疗的方法。

7. 球囊导管扩张技术治疗良性气管狭窄疗效确切，但是对处在活动期的气管结核需在正规的抗结核治疗下进行。

8. 在实施高压球囊导管扩张成形术时，为了避免并发症的发生需要注意选择合适的球囊导管；在直视下进行球囊扩张，避免球囊移位；同时在填充球囊使其膨胀时，用力要均匀，速度不宜过快。

9. 部分显微镜下暴露欠佳，CO_2 激光切除困难的喉气管狭窄，可改行经口内镜辅助下光纤激光切除或等离子切除，开放性手术是重要的后备方案。

10. 以激光或等离子等热器械切除狭窄处瘢痕组织，解除狭窄后，根据狭窄的位置、程度和范围选择合适的防粘连、防再狭窄技术，如黏膜瓣转位覆盖创面、内镜下创面显微缝合术、喉硅胶薄片、硅胶管、T 形管、带模支架等支撑物置入技术等，使黏膜瓣贴附创面，扩张管腔，支撑管腔壁的创面上皮化、软组织纤维化并形成坚硬的瘢痕。

11. 术后观察呼吸情况 24h，如有呼吸困难、出血等并发症应及时查明原因并处理。

12. 针对手术本身造成的气道损伤，术后可给予药物辅助治疗以减少手术诱导的炎症反应，提高手术效果，包括使用糖皮质激素、抗生素、锌剂、止血药物等。

13. 对于气管内有支撑物的患者，术后需加强雾化吸入及气道湿化护理，防止痰痂堵管。

14. 确保支撑物固定牢靠，术后定期复查，及时发现并处理肉芽肿、狭窄复发、支撑物移位或脱落等情况。自制的支撑物如喉硅胶片、胸管，因为缝线固定于颈外，异物反应较大，一般术后4周内取出。

（六）手术并发症及防治

1. **呼吸困难** 常发生于术后支撑物移位，支撑物上端组织肿胀覆盖管口，术后肉芽增生堵塞管腔再狭窄，术后痰痂堵管等。针对具体的原因加以预防与处理，如支撑物置入的位置要精准，支撑管的上下端均应至少越过狭窄部位5mm[8]。缝线固定要牢固，术后进行适当的消炎、消肿、抗感染治疗，呼吸道的正确护理，防止干痂堵塞。

2. **呛咳误吸** 声门上区狭窄瘢痕切除后，如果管状支撑物置入的高度低于室带，支撑物上端不需要加塞，反之如果置入高度高于室带则上端需要加塞，防止误吸、呛咳、吸入性肺炎等并发症的发生。

3. **喉腔出血** 内镜手术术后出血尤为少见，持续咳出新鲜血液，需要排除口腔黏膜、咽部腭弓撕裂出血，喉腔创面的持续出血，往往是小血管出血，术中用肾上腺素棉片压迫止血，仍然出血者，则钳夹电凝止血。术后出血保守治疗无效者，应到手术室止血。

4. **支撑物移位、脱落** 支撑物的置入位置尤为重要，其上下两端的高度在术中要反复调整，自制的支撑物需要缝线固定，达到牢固可靠，术后一般4周内及时取出，以防缝线过久断裂，异物反应及支撑物脱落。

5. **喉气管再狭窄** 术后喉气管再狭窄与狭窄的原因、狭窄的程度与采用的手术方法密切相关，如狭窄程度Ⅲ或Ⅳ度，狭窄高度超过10mm，内镜手术容易失败，需要做喉气管重建术，故术前掌握内镜手术的适应证是降低再狭窄的关键。术中规范手术操作，尽量切除瘢痕扩大喉腔，合理运用相关的治疗技术，以提高治疗效果。

（陈梦婕　黄海东　杨辉辉　郑宏良）

参考文献

[1] 中华医学会耳鼻咽喉头颈外科学分会咽喉学组，中华医学会耳鼻咽喉头颈外科学分会嗓音学组，中华医学会中华耳鼻咽喉头颈外科杂志编辑委员会咽喉组. 喉气管狭窄诊断与治疗专家共识. 中华耳鼻咽喉头颈外科杂志，2018，53（6）：410-413.

[2] 王颖. 儿童喉气管狭窄的研究进展. 临床耳鼻咽喉头颈外科杂志，2018，32（21）：1684-1686.

[3] SHAPSHAY S M, BEAMIS J F, HYBELS R L, et al. Endoscopic treatment of subglottic and tracheal stenosis by radial laser incision and dilation. Ann Otol Rhinol

Laryngol, 1987, 96(6): 661-664.

[4] WACKYM P A, SNOW J B. Ballenger's otorhinolaryngology: head and neck surgery. 18th ed. USA: PMPH USA, 2016.

[5] MOUNEY D F, LYONS G D. Fixation of laryngeal stents. Laryngoscope, 1985, 95(8): 905-907.

[6] 刘锋，李兆基，周水淼，等．T 形硅胶管在治疗喉气管狭窄中的应用．第二军医大学学报，2002，23

（3）：307-310.

[7] 杨树栋，汪春梅，柳广南．气管球囊扩张联合镍钛合金气管支架置入治疗良性气管狭窄．临床荟萃，2006，21（10）：703-705.

[8] SHI S, CHEN D, LI X, et al. Outcome and safety of the montgomery t-tube for laryngotracheal stenosis: a single-center retrospective analysis of 546 cases. ORL J Otorhinolaryngol Relat Spec, 2014, 76(6): 314-320.

第四节　咽喉及邻近解剖区域良性病变

一、会厌囊肿

（一）疾病概述

会厌囊肿（epiglottic cyst）是会厌舌面、会厌喉面或会厌谷的常见的良性病变，常由黏液潴留导致。

1. **临床表现**　经常由耳鼻咽喉头颈外科医师和麻醉科医师在检查或操作中发现。由于会厌囊肿经常是无症状的，很难确定在普通人群中的发病率。当会厌囊肿产生症状时，往往也是非特异的，例如咽喉部不适或者咽部异物感。有时候当麻醉医师在给患者插管时会意外发现大的会厌囊肿，导致插管困难或者增加气道阻塞的风险。间接喉镜或电子喉镜检查可发现会厌舌面、会厌喉面或者会厌谷的光滑半球形新生物，表面呈灰白或浅黄色。

在成人急性会厌炎的队列研究中发现，会厌囊肿的患病率为 25%。这些患者有较高的急性气道梗阻的风险，需要紧急气道干预（气管切开或环甲膜切开）的风险增加了近 6 倍（28% vs. 5%）[1]。会厌囊肿患者发生会厌炎的比例为 12.5%～17%[1,2]，比没有会厌囊肿的患者高了 15 倍[3]。因此，有必要在急性会厌炎发作之后检查是否有合并会厌囊肿。因此当会厌囊肿产生症状时，可以通过内镜下或显微镜下行切除或者囊肿揭盖术。

2. **鉴别诊断**

（1）会厌癌：会厌癌表现为会厌外表粗糙，溃烂，不规则。内镜检查一般可鉴别。

（2）急性会厌炎：急性会厌炎急性起病，患者表现为咽痛，发音含糊，吞咽困难或呛咳，严重者可有呼吸困难，检查见会厌充血肿胀。可与会厌囊肿合并存在。一般通过病史和检查可鉴别。

（二）手术适应证和禁忌证

1. **手术适应证**　对有症状的会厌囊肿可采取手术治疗。手术方式有支撑喉镜显微镜 CO_2 激光切除术，支撑喉镜下等离子射频消融术，以及囊肿揭盖术。

2. **手术禁忌证**

（1）严重心肺功能障碍，全身性疾病等，无法耐受全麻手术患者。

（2）颈短、颈椎强直、张口困难、颌颅面畸形（如下颌短小、上颌前突畸形）等，无法完全暴露肿瘤边界及完整切除肿瘤的患者。

（三）手术步骤及技术要点

会厌囊肿 CO_2
激光切除术

1. 手术步骤

（1）支撑喉镜的通用手术步骤同早期喉癌（详见第七章第三节）。

（2）会厌囊肿 CO_2 激光切除术：如图 6-4-1 所示。

1）用吸管推压囊肿，检查病变范围，确定切除范围。

2）通常将激光设置为 1~1.5W，连续模式。

3）用吸引器管辅助暴露，沿囊肿边缘切除，完整切下囊肿。

4）术中注意彻底止血。

2. 技术要点　选择合适大小的吸引管推压囊肿，使能够充分暴露囊肿边界，在囊壁包膜与正常组织间隙切开分离，完整取下囊肿。

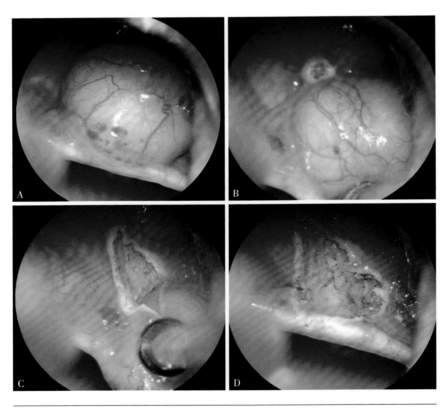

图 6-4-1　会厌囊肿 CO_2 激光切除术示例图

A. 术前可见会厌喉面一大囊肿；B. 激光切开囊肿表面黏膜；C. 吸引管辅助暴露，沿囊肿边缘进行激光剥离；D. 术后即刻可见创面规整，无活动性出血。

（四）围手术期注意事项

1. 术前与麻醉医师沟通，在维持生命体征稳定安全的前提下，尽量选择较小口径的麻醉插管，譬如 5.5 号、6.0 号或 6.5 号，大管径的麻醉插管会占据声门区的大部分空间，影响病变的暴露。

2. 术后一般无须行气管切开，但需床边备气管切开包，密切观察是否有呼吸困难，及时处理。

3. 手术快结束时可嘱麻醉医师使用地塞米松推注静脉，成人患者大约 5mg，以降低术后会厌水肿的风险。

（陈枫虹　雷文斌）

参考文献

[1] YOON T M, CHOI J O, LIM S C, The incidence of epiglottic cysts in a cohort of adults with acute epiglottitis. Clin Otolaryngol, 2010, 35(1): 18-24.

[2] BERGER G, AVERBUCH E, ZILKA K, Adult vallecular cyst: thirteen-year experience. Otolaryngol Head Neck Surg, 2008, 138(3): 321-327.

[3] BORNER U, LANDIS B N. Epiglottic cyst: rare, but potentially dangerous. Thorax, 2016, 71(3): 294.

二、喉淀粉样变

（一）疾病概述

1. **疾病特征**　喉淀粉样变（amyloidosis of the larynx）是特发性的淀粉样蛋白在组织和器官中的细胞外沉积[1]。目前病因尚不明确。喉淀粉样变是非常罕见的疾病，新发病例为 5/1 000 000～10/1 000 000 人／年。最常见的发病部位是肾脏、心脏和肝脏[2]。20% 的淀粉样变发生于头颈部。而喉淀粉样变占喉良性病变 0.2%～1.2%[3]。该病高发年龄是 40～60 岁，男女比例 3：1[4]。症状因病变部位和病变大小而不同，小的喉淀粉样变可无症状，当病变累及声带时出现声嘶，当病变较大时患者可有喉喘鸣、呼吸困难。内镜下，喉淀粉样变外观表现为淡黄色、光滑、质稍硬、无明显边界（图 6-4-2）。确诊依靠病理学检查。尽管喉淀粉病变很少为系统性淀粉样变，仍建议确诊后进行全身检查，包括血液检查（如血清游离轻链检查、尿蛋白检测、尿轻链检测等）[5]。

2. **鉴别诊断**

（1）喉乳头状瘤：外表粗糙，乳头状散在分布。病理学活检可鉴别。

（2）喉癌：多有烟酒史，表面粗糙，可有溃烂、出血。病理活检可鉴别。

（3）复发性多软骨炎：常累及多个器官，导致松软耳、马鞍鼻、胸廓塌陷及视觉、听觉和前庭

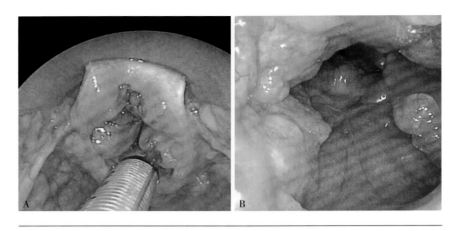

图 6-4-2　喉淀粉样变的内镜下表现

A. 内镜下可见会厌喉面、喉前庭散在淀粉样变；B. 内镜下可见鼻咽部散在的淀粉样变。

功能异常。喉镜检查可表现为喉部狭窄。

（二）微创手术适应证和禁忌证

1. 手术适应证　喉淀粉样变的治疗方式包括保守观察和手术切除病变组织。手术目标是恢复气道的通畅，尽量保留喉功能。手术方式有球囊扩张术、激光切除术、切割器切除术、等离子射频切除和喉部分切除术。因为喉淀粉样变是良性病变，当以保留喉功能为首要目标，绝大多数都可选择微创支撑喉镜手术。

2. 手术禁忌证

（1）严重心肺功能障碍，全身性疾病等，无法耐受全麻手术患者。

（2）颈短、颈椎强直、张口困难、颌颅面畸形（如下颌短小、上颌前突畸形）等，无法完全暴露肿瘤边界及完整切除肿瘤的患者。

（三）术中应用的治疗技术

1. 等离子射频技术　等离子射频技术的工作原理是通过射频电场的作用，将水电解产生等离子体，从而对组织产生化学消融的作用。工作温度为 40～70℃。以喉等离子射频刀头为例，可分为两款，一款为声门上刀头（EIC7070-01），工作长度 16.5cm，工作电极直径 3.8mm，电极为片状，可加快消融速度，适合大面积病变。刀杠可弯曲，能够到达激光难以到达的部位；另一款为声门和声门下刀头（EIC7071-01），长度 19.0cm，工作电极直径 2.8mm，电极为丝状，可精确定位，适用于精细解剖结构和较小的病变类型。刀杠不能弯曲。

等离子射频技术用于喉淀粉样变的优势是可配合内镜使用，角度灵活，全面切除病变，避免遗漏。消融迅速适合大块病变，术后水肿反应轻，可避免气管切开，对喉功能保留好。缺点是不够精细，止血功能比较弱，如出血多需配合其他工具止血。

2. CO_2 激光技术　CO_2 激光的优点是光斑小，切割精准，适合于较小的喉淀粉样变。缺点是工作温度 300～600℃，热损伤大，有气道爆炸、瘢痕形成、气道狭窄的风险。

3. **切割器** 切割器的优点是没有热损伤，切割迅速。缺点是容易出血，视野不清晰，容易形成瘢痕。

（四）手术步骤及技术要点

1. **手术步骤**

（1）支撑喉镜的通用手术步骤同早期喉癌（详见第七章第三节）。

（2）检查病变范围，确定切除范围。

（3）取活检。

（4）通常设置等离子射频刀头为消融 7 挡，电凝为 3 挡，确保出水够大，负压通畅，否则刀头容易堵塞。

（5）采取蚕食法，逐步缓慢地消融掉病变组织，至肉眼正常组织。

（6）彻底止血（图 6-4-3）。

2. **技术要点** 由于等离子射频的工作原理是化学消融，所以在使用的时候刀头和组织要保持"若即若离"，不能用力按压在组织上，不但切除效果差，刀头还容易堵塞（图 6-4-4）。

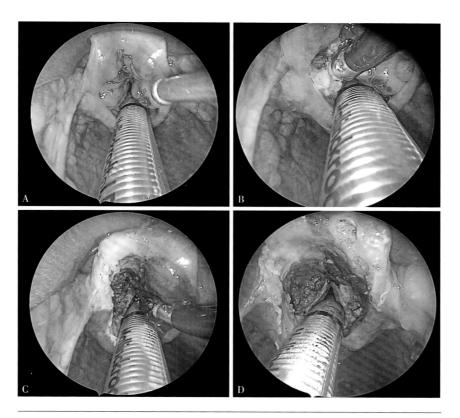

图 6-4-3 应用等离子射频手术切除喉淀粉变

A. 术前；B. 切除左侧病变；C. 切除右侧病变；D. 术后即刻表现。

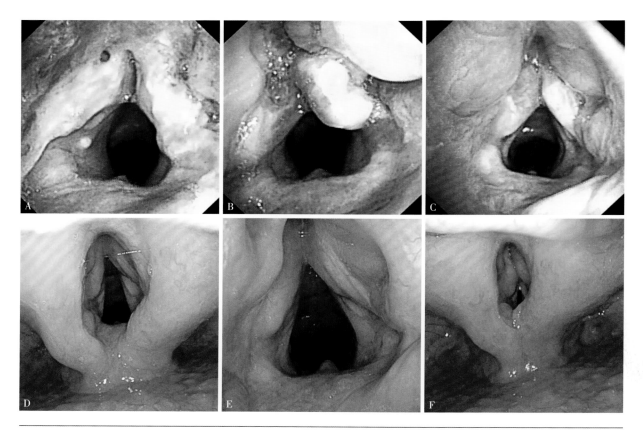

图 6-4-4 等离子射频治疗喉淀粉变术后随访图片

A. 术后 3 天，可见伪膜渗出，喉部无明显狭窄；B. 术后 2 周，局部仍可见白膜；C. 术后 6 个月，未见复发，无明显瘢痕形成和狭窄；D. 术后 4 年，左侧杓状软骨内侧和后连合见少许淀粉样变，其余部位未见复发；E. 术后 4 年发音相表现；F. 术后 4 年吸气相表现。

（五）围手术期注意事项

参同会厌囊肿围手术期注意事项。

1. 术前与麻醉医师沟通，在维持生命体征稳定安全的前提下，尽量选择较小口径的麻醉插管，譬如 5.5 号、6.0 号或 6.5 号，大管径的麻醉插管会占据声门区的大部分空间，影响病变的暴露。

2. 术后一般无须行气管切开，但需床边备气管切开包，密切观察是否有呼吸困难，及时处理。

（陈枫虹　雷文斌）

参考文献

[1] PHILLIPS N M, MATTHEWS E, ALTMANN C, et al. Laryngeal amyloidosis: diagnosis, pathophysiology and management. J Laryngol Otol, 2017, 131(S2): S41-S47.

[2] MERLINI G, WESTERMARK P. The systemic amyloidoses: clearer understanding of the molecular mechanisms offers hope for more effective therapies. J Intern Med, 2004, 255(2): 159-178.

[3] SIPE J D, BENSON M D, BUXBAUM J N, et al. Nomenclature 2014: amyloid fibril proteins and clinical classification of the amyloidosis. Amyloid, 2014, 21(4): 221-224.

[4] SEND T, SPIEGEL J L, SCHADE G, et al. Amyloidosis of the upper aerodigestive tract: management of a rare disease and review of the literature. Dysphagia, 2019, 34(2): 179-191.

[5] BARTELS H, DIKKERS F G, LOKHORST H M, et al. Laryngeal amyloidosis: localized versus systemic disease and update on diagnosis and therapy. Ann Otol Rhinol Laryngol, 2004, 113(9): 741-748.

三、血管瘤和脉管畸形

（一）疾病概述

1. **疾病特征**　脉管异常性疾病是来源于血管或淋巴管等脉管系统的良、恶性肿瘤或发育畸形，发生在头颈部及口腔颌面部的脉管性疾病占全身的 60%，通常发生在颌面部的皮肤及眼、鼻、唇、舌、咽、腮腺等器官，造成颌面部的畸形及功能障碍，且可继发感染出血等，是危害人类身心健康的重要疾患之一[1]。

2. **分类**　1982 年，John B. Mulliken 基于血管内皮细胞生物学特性的分类方法，将之前统称为"血管瘤"的病变重新分为血管瘤和脉管畸形。血管瘤存在血管内皮细胞的异常增殖，脉管畸形则无此现象。

（1）血管瘤：血管瘤常见于新生儿或出生后 1 个月，特征是病变部位的血管内皮细胞异常增殖。血管瘤有着独特的生物学行为，可单发或全身多发，其发展经历了新生期、增殖期、平台期、消退期和终止期等阶段。目前认为主要与"血管新生"和"血管生成"密切相关，且近年的学术研究观点认为后者起主要作用。

（2）脉管畸形：脉管畸形是血管或淋巴管的先天性发育畸形，出生时即已发生。该病是由于胚胎发育时期"血管生成"过程的异常，从而导致血管结构的异常。初期临床特征不明显，待体积增大后才被发现。脉管畸形不发生消退而是缓慢地扩张，并且贯穿整个病程。表浅的血管瘤或脉管畸形的诊断并不困难，位置较深的病变则需行体位移动试验和穿刺检查予以诊断。对于动静脉畸形以及深层组织内的静脉畸形、大囊型淋巴管畸形等，为了确定其部位、大小、范围及其吻合支的情况，可以采用超声检查、动脉造影、病变腔造影、计算机体层血管成像（CTA）、磁共振成像（MRI）或磁共振血管成像（MRA）、数字减影血管造影（DSA）等检查协助诊断[2]。

3. 鉴别诊断

（1）婴幼儿血管瘤：最早期的皮损表现为充血性、擦伤样或毛细血管扩张性斑片。未经治疗的瘤体消退完成后，有25%～69%的患儿残存在皮肤及皮下组织退行性改变，包括瘢痕、萎缩、色素减退等[3]。

（2）血管内皮瘤：血管内皮瘤是指血管内皮来源的良性、交界性或恶性肿瘤，包括卡波西型血管内皮瘤、丛状血管瘤和其他少见的血管内皮瘤。大多数无特征性的临床表现，一般表现为皮肤黏膜缓慢生长的单发或多发结节或斑块，均需通过病理学来明确诊断[4]。

（3）毛细血管畸形：又称葡萄酒色斑，系先天性皮肤毛细血管扩张畸形，常于出生时出现，好发于头、面、颈部，也可累及四肢和躯干。表现为边缘清楚而不规则的红斑，压之褪色或不完全褪色。随着年龄的增长，病灶颜色逐渐加深、增厚，并出现结节样增生。部分严重的病变可伴有软组织，甚至骨组织的增生，导致患部增大变形等。

（4）海绵状血管瘤：是静脉异常发育产生的静脉血管结构畸形。临床表现不一，从独立的皮肤静脉扩张或局部海绵状肿块，到累及多组织和器官的混合型表现。出生时即存在，生长速度与身体生长基本同步，不会自行退化。局部为柔软、压缩性、无搏动的包块。包块体积大小可随体位改变或静脉回流快慢而发生变化。有时可触及瘤体内有颗粒状静脉石。静脉血栓形成，表现为局部疼痛和占位效应导致的相关器官功能障碍[5]。

（5）动静脉畸形：动静脉畸形是一种高流量的先天性血管畸形，由扩张的动脉和静脉组成，异常的动静脉之间缺乏正常毛细血管床。动静脉畸形发生率低，无性别差异。40%～60%的患者出生时即发现，易被误诊为毛细血管畸形或血管瘤。头颈部相对好发，其次为四肢、躯干和内脏。病灶表现为皮肤红斑、皮温高、可触及搏动或震颤。局部可出现疼痛、溃疡或反复出血，严重者因长期血流动力学异常可致心力衰竭。动静脉畸形还引起外观畸形、重要组织器官受压、功能损害等[6]。

（6）淋巴管畸形：以往称为"淋巴管瘤"，是一种常见的先天性脉管畸形疾病。根据淋巴管囊腔的大小将淋巴管畸形分为巨囊型、微囊型和混合型3型。巨囊型淋巴管畸形由1个或多个体积≥2cm³的囊腔构成（即以往所称的囊肿型或囊性水瘤）；微囊型淋巴管畸形则由多个体积＜2cm³的囊腔构成（即以往的毛细管型和海绵型）；二者兼而有之的则称为混合型淋巴管畸形。约75%的淋巴管畸形发生在头部、颈部，其次为腋窝、纵隔及四肢。淋巴管畸形的临床表现差异很大，受病变的类型、范围和深度的影响，可表现为皮肤黏膜上充满液体的小泡，或表现为巨大的肿物。巨囊型淋巴管畸形通常由不止1个囊腔组成，囊腔之间可以相通或不相通。囊腔中含有水样的透明液体，有波动感，有时不透光或呈琥珀色。而微囊型淋巴管畸形病灶相对较实心。若穿刺抽出淡黄色清亮淋巴液即可诊断为淋巴管畸形。

（二）硬化剂注射治疗的适应证和禁忌证

1. 适应证　①静脉畸形；②淋巴管畸形，适用于巨囊型和混合型淋巴管畸形。

2. 禁忌证

（1）动静脉畸形：含有动静脉成分的血管畸形，直接将硬化剂注入动脉血管可引起广泛的坏死。可以先进行栓塞，堵塞血流后再注入硬化剂，可提高动静脉畸形的治疗效果。

（2）面部危险三角区域：面部危险三角区域内的静脉经眼上静脉和眼下静脉直接与海绵窦沟通。应尽量避免对这一区域进行硬化治疗。

（三）术中应用的治疗技术

血管内硬化治疗因微创、有效、操作简单等优点，是治疗静脉畸形、淋巴管畸形的主要方法，其疗效取决于病变的血管结构和硬化剂的局部作用时间。常用的硬化剂种类繁多，有平阳霉素、聚多卡醇、十二烷基磺酸钠、无水乙醇等，它们均是通过不同机制破坏血管或淋巴管内皮细胞，使管腔纤维化闭锁，达到治愈的目的。其中平阳霉素具有治愈率高、安全、操作简便、副作用少等优点，是我国常用的硬化剂[7]。该治疗方法对于低流量、小范围的脉管畸形效果显著，但对于高流量脉管畸形（如动静脉畸形），硬化治疗的效果较差。可将多种硬化剂混合制成复合剂达到延长局部作用时间、增强硬化效果的目的。笔者单位使用纤维蛋白黏合剂作为平阳霉素的缓释载体，在治疗面颈部及咽喉部脉管畸形中取得了良好效果。硬化治疗单独使用效果不佳时，还可以与手术和/或激光疗法结合使用。

（四）手术步骤与围术期处理

1. 术前评估　手术前需综合病变位置、体格检查、超声检查、内镜检查和增强磁共振检查结果，准确评估病变性质、血液流速、病变与周围重要结构尤其是大血管和气道的位置关系，避免将硬化剂注入大血管引发严重不良反应。表浅部位病变可局麻手术，咽喉等部位病变需要考虑全麻在支撑喉镜下手术，术中如果发生气道梗阻时还需进行气管切开，位于颈深部时手术需要超声引导（图6-4-5）。

2. 平阳霉素纤维蛋白胶复合剂的配制　用2mL生理盐水溶解8mg平阳霉素制成4mg/mL的平阳霉素溶液。在双联注射器黑色管装入50mg/mL的纤维蛋白原溶液1.5mL+4mg/mL的平阳霉素溶液1mL，在双联注射器红色管装入500IU/mL的凝血酶溶液1.5mL+4mg/mL的平阳霉素溶液1mL，配成5mL平阳霉素浓度1.6mg/mL+纤维蛋白原30mg/mL+凝血酶300IU/mL的平阳霉素纤维蛋白胶复合剂。当使用头皮针做延长针管进行咽喉部注射时，应减半纤维蛋白原和凝血酶浓度（图6-4-6）。

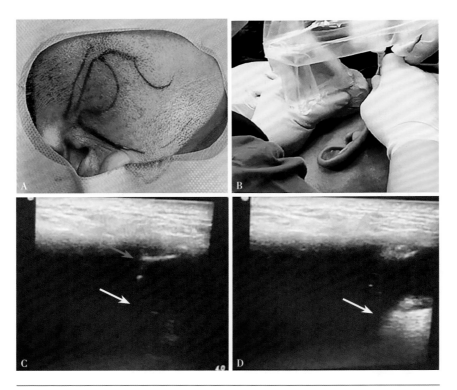

图 6-4-5 超声引导下瘤腔内硬化剂注射

A. 定位颞下窝病变；B. 超声探头置于定位标记上方；C. 红色箭头代表注射器的进针位置，白色箭头代表瘤腔位置；D. 白色箭头代表硬化剂注射时在瘤腔内的显影。

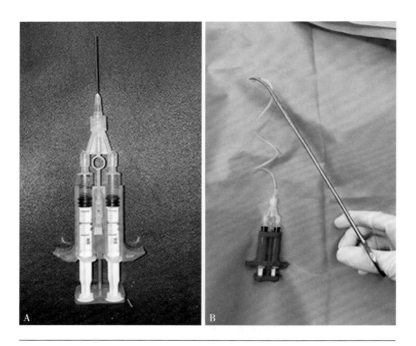

图 6-4-6 纤维蛋白胶复合剂的配制

A. 双联注射器接直针头；B. 双联注射器接头皮针。

3. **平阳霉素复合剂的注射**　在病变边缘进针，缓慢推进，禁止在同一处进针点的停留时间过长，以防针头被黏合剂凝胶堵塞。平阳霉素单次注射总量不超过 8mg。注射完后局部压迫止血。注射过程中密切观察病灶变化情况。对于浅表病变，可于正常皮肤或口腔黏膜进针，在病灶 2~4 个不同方向注射平阳霉素复合剂；对于深部病变，可在超声引导下进行注射。注射前，尽量从脉管畸形处抽取囊液（血液和淋巴）。根据临床检查、超声扫描、CT、MRI 等检查确定注射部位是否合适。单次注射平阳霉素最大剂量不超过 8mg。

4. **术后处理**　为避免术后出现发热、肺纤维化、过敏等不良反应，患者术后可口服泼尼松 8mg，每天 1 次，连续 3 天，儿童剂量需减半。如果需要再次治疗，治疗间隔为至少 4 周。直径 > 5cm 的病灶通常需要 2~5 个疗程。图 6-4-7~图 6-4-13 展示了平阳霉素注射治疗各种病变的前后效果对比。

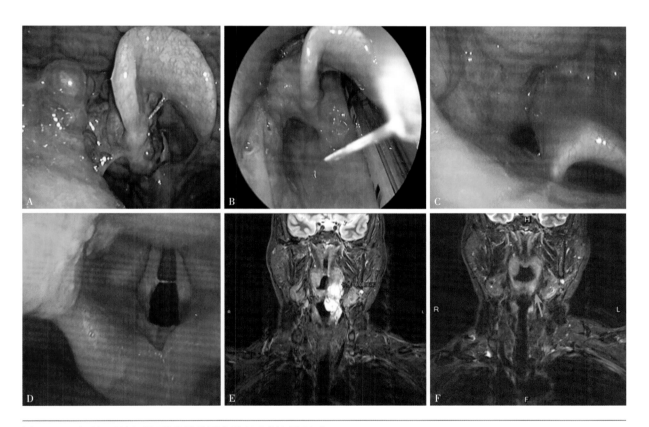

图 6-4-7　左咽、喉部平阳霉素纤维蛋白胶复合剂硬化治疗

A. 术前喉镜检查；B. 第 1 次注射治疗后喉镜表现；C 和 D. 治疗结束后 3 个月复查喉镜表现；E. 治疗前增强 MRI 检查，病变大小约 6.7cm×3.8cm×1.2cm；F. 治疗结束后 3 个月复查增强 MRI，病变完全消失。

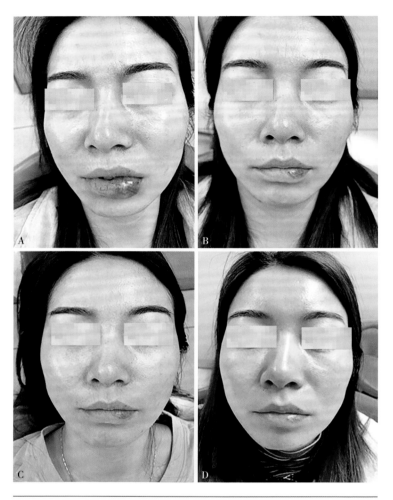

图 6-4-8　左下唇静脉畸形平阳霉素复合剂硬化治疗

A. 左下唇病变治疗前外观；B. 左下唇病变 1 次硬化治疗后外观；C. 左下唇病变 2 次硬化治疗后外观；D. 左下唇病变硬化治疗半年后外观。

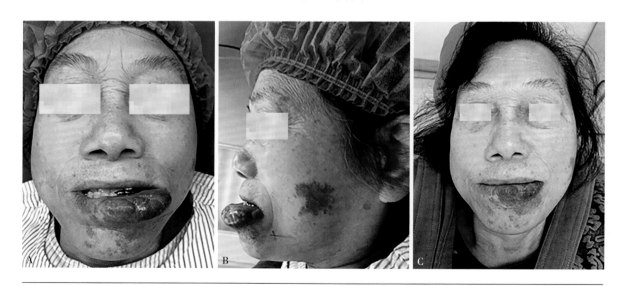

图 6-4-9　下唇静脉畸形平阳霉素复合剂硬化治疗

A. 下唇病变治疗前（正面照）；B. 下唇病变治疗前（侧面照）；C. 下唇病变 3 次治疗后（正面照）。

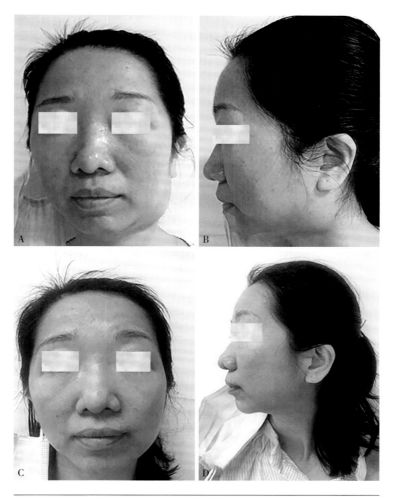

图 6-4-10　腮腺淋巴管畸形平阳霉素复合剂硬化治疗

A. 腮腺病变治疗前（正面照）；B. 腮腺病变治疗前（侧面照）；C. 腮腺病变 1 次硬化治疗后（正面照）；D. 腮腺病变 1 次硬化治疗后（侧面照）。

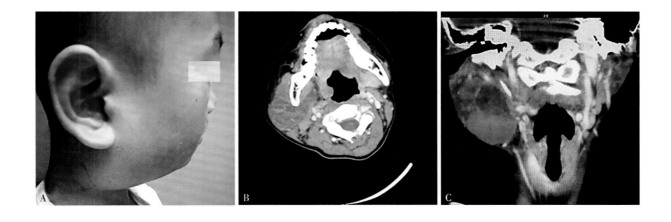

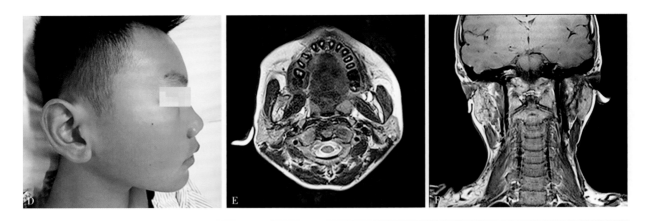

图 6-4-11 腮腺淋巴管畸形平阳霉素复合剂硬化治疗

A. 腮腺病变治疗前（侧面照）；B. 腮腺病变治疗前（CT 水平面）；C. 腮腺病变治疗前（CT 冠状面）；D. 腮腺病变 1 次硬化治疗后（侧面照）；E. 腮腺病变 1 次硬化治疗后（CT 水平面）；F. 腮腺病变 1 次硬化治疗后（CT 冠状面）。

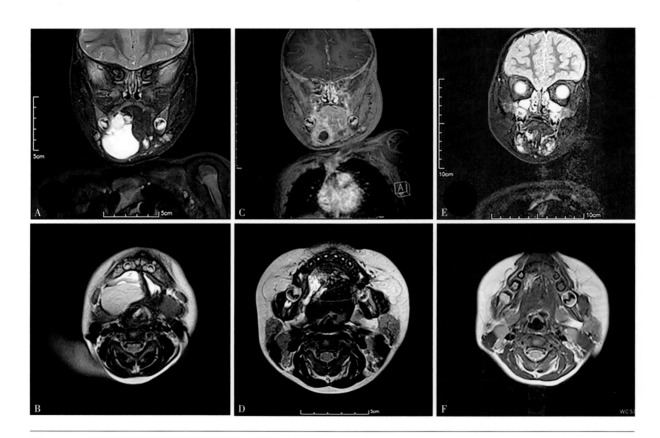

图 6-4-12 口底淋巴管畸形平阳霉素复合剂硬化治疗

A. 口底病变治疗前（冠状位 CT）；B. 口底病变治疗前（水平位 CT）；C. 口底病变 1 次治疗后（冠状位 CT）；D. 口底病变 1 次治疗后（水平位 CT）；E. 口底病变 2 次治疗后（冠状位 CT）；F. 口底病变 2 次治疗后（水平位 CT）。

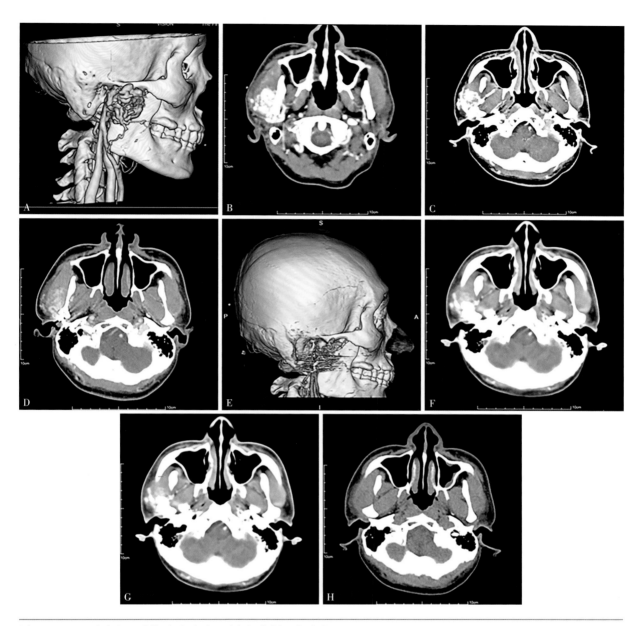

图 6-4-13　腮腺咬肌区动静脉畸形平阳霉素复合剂硬化治疗

A. 腮腺咬肌区病变治疗前（CT 动脉造影侧面照）；B. 腮腺咬肌区病变治疗前（CT 水平面）；C. 腮腺咬肌区病变介入栓塞治疗后（CT 水平面）；D. 腮腺病变 1 次硬化治疗后（CT 水平面）；E. 腮腺病变 2 次硬化治疗后（CT 动脉造影侧面照）；F. 腮腺病变 2 次硬化治疗后（CT 水平面）；G. 腮腺病变 4 次硬化治疗后（CT 水平面）；H. 腮腺病变 5 次硬化治疗后（CT 水平面）[7]。

（五）手术并发症及防治

1. **皮肤坏死**　可能由于硬化剂注射过量、过浅或渗入皮下组织所致，无水乙醇最为常见。

2. **神经麻痹**　硬化剂注射到血管内或在运动或感觉神经周围注射时，可能导致神经麻痹。

3. **发热**　博来霉素、OK-432 注射后常出现发热，平阳霉素有时也可发生，经对症处理后一般均可缓解[8]。

4. **过敏反应**　可出现轻微皮疹、荨麻疹，偶尔可发生过敏性休克，应引起高度重视。

5. 间质性肺炎和肺纤维化 博来霉素或平阳霉素可引起毛细血管内皮细胞损伤，但这种并发症与用药量有密切关系。

6. 误伤大血管和重要神经 应做好术前评估，避免将硬化剂注入大血管和重要神经周围。

（王博　雷文斌）

参考文献

[1] 中华医学会整形外科分会血管瘤和脉管畸形学组. 血管瘤和脉管畸形的诊断及治疗指南（2019 版）. 组织工程与重建外科杂志，2019，15（5）：277-317.

[2] CHEN W L, HUANG Z Q, ZHANG D M, et al. Percutaneous sclerotherapy of massive venous malformations of the face and neck using fibrin glue combined with OK-432 and pingyangmycin. Head Neck, 2010, 32(4): 467-472.

[3] KOLOKYTHAS A. Vascular malformations and their treatment in the growing patient. Oral and Maxillofacial Surgery Clinics of North America, 2016, 28(1): 91-104.

[4] BUCKMILLER L M, RICHTER G T, SUEN J Y. Diagnosis and management of hemangiomas and vascular malformations of the head and neck. Oral Dis, 2010, 16(5): 405-418.

[5] LEGIEHN G M, HERAN M K. Venous malformations: classification, development, diagnosis, and interventional radiologic management. Radiol Clin North Am, 2008, 46(3): 545-597.

[6] CHEN W, WANG J, LI J, et al. Comprehensive treatment of arteriovenous malformations in the oral and maxillofacial region. J Oral Maxillofac Surg, 2005, 63(10): 1484-1488.

[7] ZHAO J H, ZHANG W F, ZHAO Y F. Sclerotherapy of oral and facial venous malformations with use of pingyangmycin and/or sodium morrhuate. International Journal of Oral and Maxillofacial Surgery, 2004, 33(5): 463-466.

[8] 王博，林宇，乐慧君，等. 平阳霉素纤维蛋白胶复合剂与平阳霉素地塞米松复合剂治疗咽喉部静脉畸形的疗效比较. 中华耳鼻咽喉头颈外科杂志，2023，58（6）：5-10.

四、梨状窝瘘

（一）疾病概述

1. 疾病特征 梨状窝瘘是较为少见的颈部先天性疾病，源于胚胎发育期第 3 鳃囊、第 4 鳃囊的发育异常，分别占全部鳃器发育异常的 2%～8% 及 1%～4%[1]。其中，第 3 鳃裂瘘始于梨状窝的基底部，第 4 鳃裂瘘始于梨状窝的尖端，穿过环甲肌、咽下缩肌，在环甲关节后内侧或外侧斜行穿出，在喉返神经外侧下行，局限于甲状腺周围或穿过甲状腺向下延伸至颈根部[2]。由于区分第 3 鳃囊和第 4 鳃囊发育异常所致瘘管相当困难，一些学者选择将二者视为同一病变，因这两种病变均源于梨状窝，故将其统称为先天性梨状窝瘘[3]。

2. **临床表现**　梨状窝瘘的临床表现多为复发性低位颈部脓肿、急性化脓性甲状腺炎及颈部肿物。在新生儿或小婴儿也可能表现为呼吸窘迫、喘鸣及吞咽困难。90% 发生于颈部左侧，这可能与胚胎发育有关。炎症静止期进行瘘管的完整切除是根治该病的唯一方法，但因长期炎症刺激常导致术野瘢痕粘连，使得常规开放性手术难以在术中准确辨认瘘管，导致完整切除瘘管难度高，复发率居高不下。

3. **诊断**　对于可疑的梨状窝瘘，常需借助内镜及影像学检查辅助诊断，但传统的食管吞钡以显露瘘管或喉镜下寻找瘘口阳性率并不高。笔者长期工作探索发现嘱患者仰卧并同时行吹气球的动作可以充分暴露梨状窝的底部，如梨状窝底部仍不能完全窥清时助手可予以辅助提喉，一般都能直视到清晰显露的梨状窝全貌（图 6-4-14）。此外，笔者提倡口服碘普罗胺后行 CT 增强检查，能帮助术者更好地辨认瘘管的走形，分辨瘘管与甲状腺、环甲关节的毗邻关系从而有助于手术方式的制订和执行（图 6-4-15）。其次，颈部 B 超检查有助于对甲状腺炎症的判断，从而辅助对梨状窝瘘的诊断及走形方式的判别。

4. **鉴别诊断**　依据病史、局部检查可作出初步诊断。对于难以解释的颈部肿块、复发性颈部感染、急性化脓性甲状腺炎应考虑到本病。颈部鳃源性肿块需注意与结核性淋巴结炎、血管瘤或淋巴管瘤、表皮样囊肿、颈动脉体瘤、神经纤维瘤、脂肪瘤、恶性肿瘤囊性变、甲状舌管囊肿等相鉴别。如瘘管穿出，梨状窝瘘的外瘘口常位于颈侧胸锁乳突肌前缘的中、下 1/3 交界处，注意与结核性瘘管、咽瘘等相鉴别。通过喉镜、CT、MRI 及细针穿刺病理学检查可进行鉴别。

5. **治疗方法**　近年来，随着内镜技术的进步，很多作者提出使用电灼、化学烧灼、CO_2 激光烧灼等类似方法来治疗梨状窝瘘管，但仍有一定的缺陷[4]。笔者结合微创手术方法的优势，针对梨状窝瘘管的走形方式，在减少创伤的基础上完整切除瘘管，明显降低复发率。

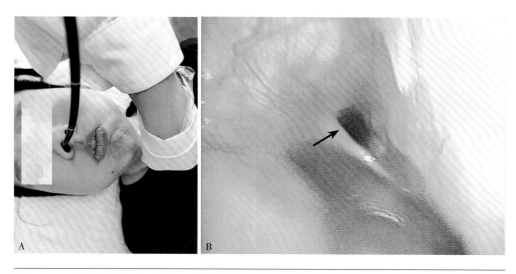

图 6-4-14　吹气球法行电子喉镜更能充分暴露梨状窝底部

A. 应用吹气球法行电子喉镜；B. 电子喉镜下显示梨状窝瘘口（黑色箭头）。

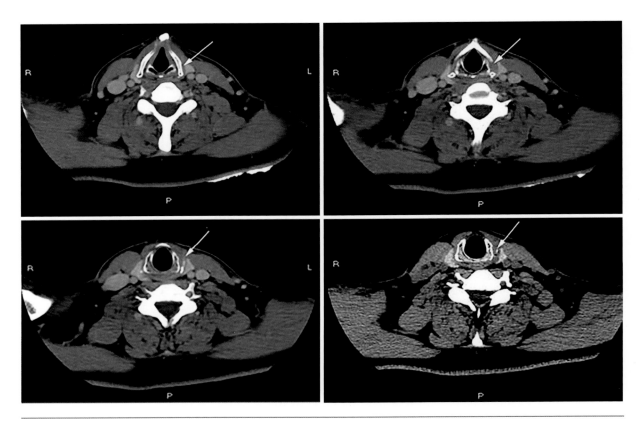

图 6-4-15　口服碘普罗胺后行 CT 增强检查评估瘘管走形
→所指为梨状窝瘘管。

（二）临床焦点

　　梨状窝瘘并非罕见的先天性疾病，随着技术手段的提高，梨状窝瘘的检出率明显上升，但其反复复发一直是临床痛点和争议热点。近年主流方法推荐梨状窝内镜手术[5-6]，最常见的手术方式包括等离子射频消融及激光烧灼内瘘口以闭合瘘口。此类方法通过烧灼内瘘口形成瘢痕以闭合瘘口，可达到隔绝食物、咽腔分泌物或病原微生物进入瘘管组织的目的，但此法仍然会残留瘘管上皮，并使闭合的梨状窝瘘遗留一个密闭的腔隙，在抵抗力低下或继发感染后再次复发。此外，经颈外径路完整切除瘘管是目前公认根治梨状窝瘘的手术方式。该手术方式类似颈淋巴结清扫的术式，创伤大，术后常在颈部遗留较长的瘢痕，影响患者生活质量。其次，术野瘢痕粘连增加手术的难度，完整切除瘘管较难，复发率高。近年来，很多学者提倡采用内瘘口单纯烧灼结合颈部探查的手术方式，此法结合了两者的优点，但其精准性较低，仍然难以实现完整切除瘘管的目的。笔者针对瘘管的走行方式，利用微创手术方法的优势提出一种新的改良手术方法。首先利用 CO_2 激光的精准性高及热损伤小的特性，贴着瘘管壁沿组织间隙实现内瘘管的完全切除，再在内镜的直视下，放置带有亚甲蓝染色的吸收性明胶海绵以定位瘘管的位置，之后再从颈外入路经颈部小切口即可实现外瘘管的切除。

（三）手术适应证和禁忌证

手术彻底切除瘘管是唯一有效的根治方法。炎症活动期患者应在炎症控制后施行手术。对于无症状的幼儿甚至成年患者可先注意观察，不必急于手术。

1. **手术适应证** 瘘管反复感染影响工作或日常生活者建议尽快彻底切除。

（1）无颈部炎症感染史的梨状窝瘘的患者，或只有一次感染发作史的梨状窝瘘的患者，且经检查发现瘘管与甲状腺无明显关系，可仅仅进行经支撑喉镜激光梨状窝内瘘管切除术；或者可用长电刀或电凝刀烧灼内瘘口。

（2）有反复感染史的梨状窝瘘，或者发现甲状腺受累于梨状窝瘘，建议行经支撑喉镜激光梨状窝内瘘管切除术 + 经颈外入路颈部小切口梨状窝外瘘管切除术。

2. **手术禁忌证**

（1）炎症活动期患者。

（2）支撑喉镜下未能完全暴露梨状窝底部者。

（3）造血系统疾病及凝血功能障碍者。

（4）其他严重全身性疾病者。

（四）手术步骤

所有患者均进行气管插管下全身静脉麻醉并仰卧放置，肩下垫高使颈部轻度后仰。所有患者在手术前 30min 接受应用静脉预防性抗生素。术前应根据病史及影像学检查评估瘘管的走形，对于瘘管局限在环甲关节周围，未穿过甲状腺且未延伸至颈根部的患者，采用内镜下 CO_2 激光切除内瘘管即可。如瘘管穿过甲状腺，需在内镜下切除内瘘管的同时，联合颈外径路颈部小切口切除外瘘管，实现梨状窝瘘的完整切除。另外，如不具备 CO_2 激光设备条件，可用长电刀或电凝刀烧灼内瘘口替代，操作简便，尽管会残留少许瘘管组织，但也能较大程度地减少梨状窝瘘的复发。

梨状窝瘘激光切除 + 颈部手术

1. **经支撑喉镜激光梨状窝内瘘管切除术**

（1）支撑喉镜充分暴露患者患侧的梨状窝内瘘口、Betz 黏膜皱襞（梨状窝内侧与食管入口处的纵向黏膜皱襞）及食管入口。

（2）0° 高清内镜下判断瘘口所在位置，切换显微镜，连接激光部分。

（3）使用 CO_2 激光以 2W 连续脉冲模式沿瘘口周围做圆形切口，在吸引管的辅助下沿瘘管纵轴贴着瘘管外组织间隙对瘘管进行剥离切除，注意不要累及肌肉层。

（4）从梨状窝内瘘口处开始剥离瘘管，直至甲状软骨板内侧面切断瘘管。

（5）最后的少许残留部分用 CO_2 激光直接进行切割气化，以最大程度地切除瘘管的内衬上皮（图 6-4-16）。

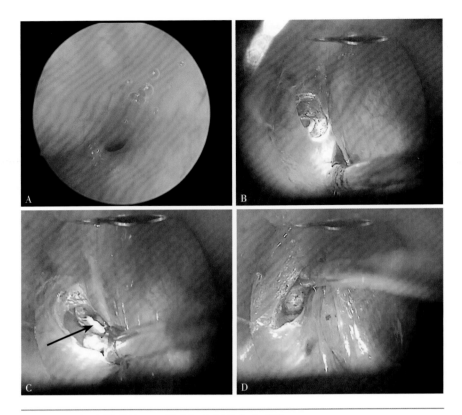

图 6-4-16　经支撑喉镜 CO_2 激光切除梨状窝内瘘管

A. 内镜下判断瘘口所在位置；B. 沿瘘口周围做圆形切口；C. 剥离瘘管直至甲状软骨板内侧面（黑色箭头示梨状窝瘘口）；D. 激光切割气化残余部分。

（6）0° 内镜下使用浸有亚甲蓝的可吸收性明胶海绵（0.2cm×1cm）填塞入切除瘘管后的创口底部，从而为接下来的开放手术示踪定位瘘管的位置（如无须行开放手术，此步省略）。

（7）将梨状窝黏膜切缘拉拢，予以 8-0 可吸收缝线对位缝合梨状窝黏膜（图 6-4-17）。

（8）置入鼻饲管，退出支撑喉镜，转颈外入路切除外瘘管。

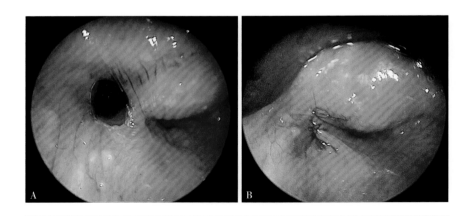

图 6-4-17　梨状窝创面的处理

A. 填塞浸有亚甲蓝的可吸收性明胶海绵；B. 对位缝合梨状窝黏膜。

2. 经颈外入路颈部小切口梨状窝外瘘管切除术

（1）患者仰卧，撤垫肩，颈部伸直，常规消毒铺巾。

（2）沿颈部皮纹于环状软骨水平、瘘口附近横行切开皮肤 3 ~ 4cm，尽可能选择原颈部切口减少手术瘢痕（图 6-4-18）。

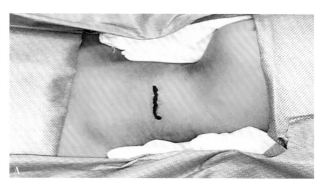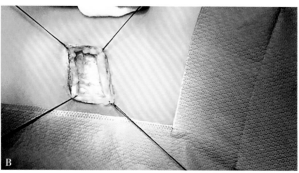

图 6-4-18　颈部小切口

A. 设计颈部切口；B. 制备颈部皮瓣。

（3）自瘢痕与正常组织分界处开始解剖，以钝性分离和锐性分离相结合的方法沿着瘢痕及正常组织间隙顺瘘管纵轴追踪至"蓝色"标识处（一般位于甲状软骨下方，必要时可切除甲状软骨下角及部分甲状软骨板以充分显露瘘管）。

（4）对于颈部炎性瘢痕组织不多，甲状腺未见明显炎症的患者，可直接在环甲关节周围沿着正常组织间隙寻找瘘管，将颈部瘢痕组织连同瘘管一并切除。对于甲状腺瘢痕明显或合并甲状腺脓肿的患者，需将受累甲状腺叶、颈部增生的瘢痕组织连同瘘管一并切除。因炎症导致瘢痕增生、解剖不清需在切除甲状腺的同时注意在环甲关节周围精细解剖，妥善保护喉返神经、喉上神经及甲状旁腺（注意不要太靠近喉返神经及其滋养血管，不可过于牵拉损伤并尽量保持其滋养血管的完整性）。

（5）完整切除瘘管及其相应的瘢痕组织、受累甲状腺叶后，清洗创面，仔细检查有无活动性出血。

（6）确认无活动性出血后，荷包内翻缝合封闭创面底部，术野放置负压引流管自手术切口引出，分别缝合皮下组织及皮肤，术毕（图 6-4-19）。

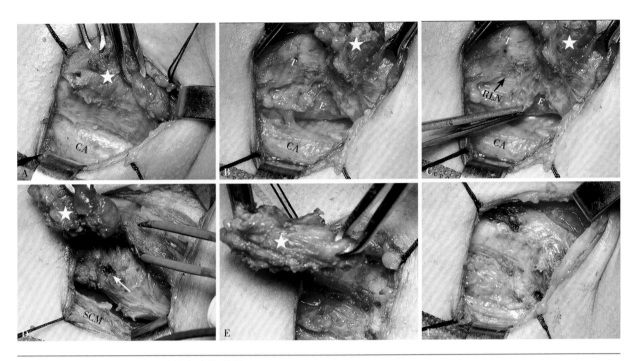

图 6-4-19　经颈外径路切除梨状窝瘘外瘘管

A. 沿间隙分离瘘管；B. 沿间隙分离瘘管，寻找喉返神经；C. 解剖并保护喉返神经；D. 分离至"蓝色"标识处切除瘘管；E. 切除的大体标本；F. 切除后创面情况。其中，T. 气管，E. 食管，RLN. 喉返神经，SCM. 胸锁乳突肌，CA. 颈内动脉，☆. 瘘管、受累甲状腺叶及相应的瘢痕组织。

（五）围手术期注意事项及技术要点

1. 术前行电子喉镜时嘱患者仰卧并同时行吹气球的动作，必要时助手可予以辅助提喉，一般都能直视到清晰显露的梨状窝全貌寻找内瘘口，明确诊断，是手术顺利开展的前提。

2. 术前应通过对增强 CT/MRI 在电脑上连续阅片评估瘘管的走形，结合颈部 B 超评估瘘管与甲状腺的关系，如颈部感染史较少且经评估发现与甲状腺无明显关系时仅需经支撑喉镜下切除内瘘管或仅通过长电刀或电凝刀烧灼内瘘口即可。但若颈部感染严重、内镜手术复发或经评估发现瘘管与甲状腺关系密切者需在支撑喉镜下切除内瘘管的同时行颈外径路外瘘管的切除。

3. 梨状窝内瘘口多狭小、深在、隐蔽，特别对于幼儿寻找瘘口更为困难。术中寻找梨状窝内瘘口时，应注意将喉镜自食管入口处缓慢向后退至梨状窝处，在此过程中仔细寻找以明确瘘口的位置。同时，注意固定好支撑喉镜以免滑脱影响暴露。

4. 术中在支撑喉镜下切除内瘘管后于创口底部放置浸有亚甲蓝的可吸收性明胶海绵，不仅可以通过亚甲蓝示踪，帮助我们准确定位瘘管的位置，还便于我们仅仅经颈部小切口即可实现外瘘管的精准切除，而且可吸收性海绵上的染剂不会因为弥散而干扰视野，且因为其的可吸收性，术后可降解无须取出。

5. 行颈外径路切除梨状窝瘘外瘘管时，应注意妥善保护喉返神经。可在环甲关节 1cm 内的周围如咽下缩肌深面，或以甲状腺下动脉为标识，或气管食管沟周围寻找喉返神经并予以解剖、保护，注意不要太靠近喉返神经及其滋养血管，不可过于牵拉损伤并尽量保持其滋养血管的完整性。

（李芸　雷文斌）

参考文献

[1] NICOUCAR K, GIGER R, POPE J R, et al. Management of congenital fourth branchial arch anomalies: a review and analysis of published cases. Journal of pediatric surgery, 2009, 44(7): 1432-1439.

[2] LI Y, LYU K, WEN Y, et al. Third or fourth branchial pouch sinus lesions: a case series and management algorithm. J Otolaryngol Head Neck Surg, 2019, 48(1): 61.

[3] MADANA J, YOLMO D, GOPALAKRISHNAN S, et al. Cervical infection secondary to pyriform sinus fistula of branchial origin. Congenital anomalies, 2009, 49(4): 276-278.

[4] DERKS L S, VEENSTRA H J, OOMEN K P, et al. Surgery versus endoscopic cauterization in patients with third or fourth branchial pouch sinuses: A systematic review. Laryngoscope, 2016, 126(1): 212-217.

[5] 中国妇幼保健学会微创分会儿童耳鼻咽喉学组. 儿童先天性梨状窝瘘诊断与治疗临床实践指南. 临床耳鼻咽喉头颈外科杂志，2020，34（12）：1060-1064.

[6] 钟华，弓亦弘，丘柳柳，等. 新生儿先天性梨状窝瘘伴感染微创治疗 1 例. 中华耳鼻咽喉头颈外科杂志，2023，58（4）：377-379.

五、下咽、食管入口瘢痕狭窄

（一）疾病概述

1. 定义　下咽与食管入口瘢痕狭窄是指由于各种原因导致下咽或食管入口瘢痕组织增生，甚至粘连，进而引起下咽与食管入口狭窄，导致吞咽困难、呛咳、误吸等症状。

2. 病因　下咽和／或食管入口瘢痕狭窄在临床上并不多见，常见原因有下咽部手术时黏膜及黏膜下组织切除过多或对位不良，造成狭窄；下咽、食管入口恶性肿瘤放疗后局部瘢痕挛缩，导致狭窄[1]；下咽部手术后发生咽瘘者因感染炎症瘢痕结缔组织增生易发展为下咽食管入口瘢痕狭窄；其他常见病因还有外伤、腐蚀伤、烧伤、特异性或非特异性感染等引起下咽瘢痕组织增生，少数患者可由先天性发育异常所致。

3. 诊断　根据上述的病因，结合症状及内镜检查所见，必要时 CT 等影像学检查，下咽与食管入口狭窄的诊断较为容易，但不明原因的狭窄需要与以下疾病鉴别。

4. 鉴别诊断

（1）IgG$_4$ 相关性疾病（IgG$_4$-RD）：本病多发于中老年男性，是一种慢性、进行性炎症伴纤维化的疾病，可累及多个脏器，如唾液腺、胰腺、胆道等。患者血清 IgG_4 水平常升高，受累组织或器官中有 IgG_4 阳性浆细胞浸润，病变部位出现硬化或纤维化，以及阻塞性静脉炎。必要时作病理学检查，以明确诊断。

（2）咽部良恶性肿瘤：咽部良恶性肿瘤的占位效应可引起下咽和/或食管入口狭窄，进而导致吞咽困难，需与本病相鉴别。可以通过电子喉镜检查、影像检查和病理学检查确诊。

（3）食管失弛缓症：食管失弛缓症是一种原发性全食管运动功能障碍性疾病，主要表现为吞咽困难、反胃和胸痛。根据症状、体征、食管造影检查、胃镜检查、食管测压检查可作出诊断。

（二）微创手术适应证和禁忌证

1. 手术适应证　各种原因导致的下咽、食管入口非环形瘢痕狭窄。

2. 手术禁忌证　禁忌证包括：①有严重全身疾病者，严重心肺功能障碍、全身衰竭、昏迷、不能自主吞咽者；②瘢痕狭窄较重且范围广泛者；③多次内镜手术效果不佳者；④下咽部肿瘤复发者；⑤活动性肺结核等传染病活动期。

（三）治疗方案和术中应用的治疗技术

手术治疗的目标是改善吞咽困难的程度，从而改善患者的生活质量。下咽与食管入口瘢痕狭窄的治疗一直是临床医师面临的难题[2]。对早期的下咽食管狭窄者，采用类固醇激素、抗生素治疗；对晚期、严重的下咽食管狭窄者选择内镜扩张、下咽和/或颈段食管支架置入术[3]，必要时选择合适的修补材料行下咽食管成形术[4]。近年来出现的在内镜下以激光或等离子射频松解或切除下咽、食管入口瘢痕后置入支架的内镜微创技术，取得了满意的治疗效果。手术中应用的治疗技术有内镜下管腔扩张技术、食管腔内支架植入技术、CO_2 激光瘢痕松解切除术、等离子射频瘢痕切除技术等。CO_2 激光手术具有的双手操作、精准切割、非接触无血化等优势，提高了手术稳定性、精确度及术野的清晰度，在临床上得到较广泛的应用。等离子射频消融技术操作过程温度低，对组织损伤小，但其手术刀头较大，精准性略差。

（四）手术步骤

下面以内镜下咽、食管入口瘢痕狭窄切除松解术为例，详细叙述手术步骤（图 6-4-20），其他如食管狭窄支架手术及球囊扩张手术，可以联合消化科完成。

1. 患者仰卧，经鼻全麻插管。如患者原先留置气管套管，则拔除气管套管后，自气管皮肤瘘口处置入麻醉插管。

2. 使用氯己定将患者口周及口腔内黏膜消毒，常规铺巾。

3. 浸湿纱布并置入患者口中，垫于中切牙之上，保护患者上唇及中切牙。

4. 选择适当的喉镜及器械，右手持支撑喉镜，左手撑开患者口腔并固定舌前部，沿口腔正中置入支撑喉镜，依次暴露舌根、会厌、下咽、食管入口区域。

5. 充分暴露下咽、食管入口瘢痕狭窄区域，观察病变情况，连接支撑器械并根据需要调整暴露角度及深度。

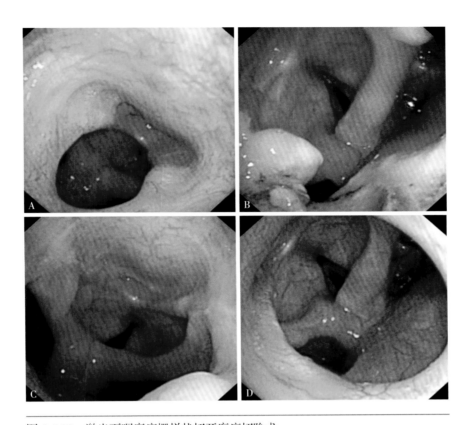

图 6-4-20　激光下咽瘢痕栅栏状切开瘢痕切除术

A. 术前电子喉镜下可见外伤后下咽在声门上区水平呈严重的环形狭窄；B. 术后第 1 天电子喉镜检查见下咽瘢痕已经切除，创面白色伪膜；C. 术后 1 个月复查喉镜见创面呈浅栅栏状；D. 术后半年创面有轻度瘢痕增生，但下咽狭窄程度较术前明显减轻。

6. 连接 CO_2 激光部分，调整激光光斑至最小。

7. 置入一根浸湿生理盐水的脑棉片，保护气管插管。

8. 用 CO_2 激光栅格状切开下咽瘢痕，尤其要充分切除松解梨状窝狭窄区域的瘢痕。对于累及食管入口的狭窄，选择非环形的瘢痕狭窄患者的手术，也是纵行切开瘢痕，扩大食管入口保持术野干净，彻底止血后取出脑棉片。也可以采用等离子射频代替 CO_2 激光，步骤相同。

9. 经鼻置入胃管。

10. 对于下咽食管入口严重狭窄的患者，完成上述步骤后，将大号胸管剪成适当长度，置入术区，也可以采用指套，达到扩张及支撑的目的。胸管中下部及上端分别用 7 号粗大尼龙线穿过胸管，下方的尼龙线从喉部引出固定于颈外；上端的尼龙线可以从鼻咽鼻腔引出，固定于前鼻孔。

11. 对于部分患者切开切除食管入口的瘢痕后，可以球囊扩张，往往需要局部定期反复扩张。

12. 对于食管入口以下的狭窄，可请消化科进行软管胃镜下球囊扩张或支架置入术治疗。

13. 退出支撑喉镜，术毕。

（五）围手术期注意事项与技术要点

由于瘢痕的增生，无论采用何种方法，都难以完全治愈消除瘢痕。因此首先要避免和预防瘢痕性狭窄。手术尽量减轻瘢痕的再生，减少瘢痕狭窄引起的吞咽困难，术后给予鼻饲，加强抗感染治疗。

1. 术前应详细询问病史和检查，去除烟酒刺激、咽喉反流等原因以消除或减轻炎症，尽量避免炎症引起组织增生再次瘢痕狭窄。

2. 术前评估下咽食管瘢痕狭窄的程度，严重的狭窄或反复内镜手术再狭窄的患者，建议开放手术，组织瓣修复，功能重建。

3. 术中尽量采用纵行栅栏状切开增生的瘢痕，避免大块切除造成创面再次瘢痕增生、再次狭窄。如果采用等离子射频刀，也采用同样的切除方法。

4. CO_2 激光的光斑务必调整到最聚焦的状态，激光越聚焦对周围组织的热损伤越轻，术后的瘢痕增生越轻。

5. 严重的狭窄瘢痕切开后，以球囊扩张，并可以利用支撑材料局部支撑扩张，待上皮化后去除支撑物。

6. 严重的瘢痕狭窄需要切除，创面可以采用转位的黏膜瓣覆盖，局部支撑物压迫，防止与创面脱离坏死。

（六）手术并发症及防治

1. **咽瘘** 主要原因为下咽食管侧壁切除过深，造成穿孔、张力过大、感染等。

2. **狭窄复发** 主要与下咽缺损的范围大、瘢痕增生重、狭窄程度重有关，还与术后感染、术后瘢痕挛缩、肉芽组织增生等有关。严重的下咽食管入口狭窄，反复内镜手术无效者，需要开放手术，甚至组织瓣修复下咽食管。

3. **误吸呛咳** 下咽食管入口狭窄的患者往往本身伴有误吸及呛咳的症状，下咽食管入口狭窄瘢痕切除后，吞咽功能仍需要时间代偿适应，如果下咽食管入口留置了支撑管，也可能影响吞咽功能，造成呛咳。如果患者术后误吸、呛咳严重，需要留置胃管，鼻饲饮食；待创面愈合后尽早进食，康复锻炼。

4. **咽腔出血** 持续咳出新鲜血液，需要排除口腔黏膜、咽部腭弓撕裂出血。下咽食管入口创面的持续出血，往往是小血管出血，术中肾上腺素棉片压迫止血，仍然出血者，则钳夹电凝止血；术后大量出血，血凝块可能堵塞气道引起呼吸困难，因此出血保守治疗无效者，应到手术室止血，但此类情况极其少见。

5. **呼吸困难** 术后下咽黏膜瘢痕收缩、再狭窄如果影响到声门上区域，或者合并气道狭窄，可引起呼吸困难。术中规范手术操作，尽量切除瘢痕扩大下咽腔食管入口的同时要注意保护喉部黏膜，合理运用相关的治疗技术，预防喉狭窄的发生。

（陈梦婕　郑宏良）

参考文献

[1] TANG S, SINGH S, TRUELSON J M. Endotherapy for severe and complete pharyngo-esophageal post-radiation stenosis using wires, balloons and pharyngo-esophageal puncture (PEP) (with videos). Surg Endosc, 2010, 24(1): 210-214.

[2] LARRAÑAGA J J, BOCCALATTE L A, PICCO P I, et al. Treatment for postchemoradiotherapy hypopharyngeal stenosis: Pharyngoesophageal bypass

using an anterolateral thigh flap-A case report. Microsurgery, 2019, 39(6): 543-547.

[3] GALLO A, PAGLIUCA G, DE VINCENTIIS M, et al. Endoscopic treatment of benign and malignant strictures of the cervical esophagus and hypopharynx. Ann Otol Rhinol Laryngol, 2012, 121(2): 104-109.

[4] 张立强，栾信庸，潘新良，等. 下咽食管狭窄的治疗. 临床耳鼻咽喉科杂志，2000，14（12）：546-548.

六、咽旁肿物

（一）疾病概述

1. 咽旁间隙的解剖要点 咽旁间隙（parapharyngeal space，PPS）是位于环咽肌、咀嚼肌群以及腮腺之间的潜在漏斗状间隙，其基底部位于颅底，顶点位于舌骨。PPS解剖部位深在，结构复杂，外界为上颌骨深面、腮腺以及翼内肌，内界为咽上缩肌上部的颊咽筋膜以及扁桃体窝，后界为椎前筋膜和颈椎。

临床上以茎突及其附着肌肉以及韧带为界，将PPS分为茎突前间隙以及茎突后间隙。茎突前间隙较小，为狭义的咽旁间隙，包括脂肪以及疏松的结缔组织、腮腺深叶、咽后淋巴结、咽升动脉、腭升动脉等，因此茎突前间隙最常见的肿瘤是唾液腺来源，包括来自腮腺深叶、咽侧壁的小唾液腺等。茎突后间隙又称颈动脉间隙，包含颈内动脉、静脉、第Ⅸ对～第Ⅻ对脑神经、交感神经干以及颈深淋巴结等结构，这个空间最常见的肿瘤是神经鞘瘤、颈动脉体瘤以及其他来源于下脑神经的神经源性肿瘤（图6-4-21）。

2. 疾病特征 咽旁间隙肿瘤较为罕见，其发病率约占头颈部肿瘤的0.5%。其中大部分肿瘤为良性肿瘤，约占80%，恶性肿瘤约占20%，此外有极少部分为炎性肿块。1篇超过1 000例的回顾性分析以及本中心的回顾性研究发现，PPS的良性肿瘤以唾液腺来源（40%～50%）或神经来源（40%）的肿瘤为主，其中唾液腺来源的肿瘤多为多形性腺瘤（65%），而神经源性的肿瘤主要是副神经节瘤（49%）、神经鞘瘤（31%）。恶性肿瘤则以腺样囊性癌、鳞状细胞癌与恶性淋巴瘤居多，且鳞状细胞癌多为转移性的，原发灶多来自鼻咽部、腭扁桃体、多数与原发癌并存[3]。表6-4-1纳入了本中心以及其他中心对PPS肿瘤病理类型的分析情况。

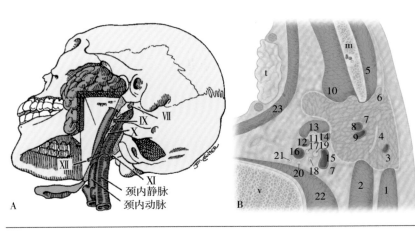

图 6-4-21　咽旁间隙解剖示意图

A. 咽旁间隙示意图[1]；B. 茎突前 / 后间隙主要结构[2]。

右侧图例：

m. 下颌骨	t. 腭扁桃体
v. 椎体	1. 胸锁乳突肌
2. 二腹肌后腹	3. 颈外静脉
4. 面神经	5. 咬肌
6. 腮腺导管	7. 腮腺内淋巴结
8. 颈外动脉	9. 下颌后静脉
10. 翼内肌	11. 茎突
12. 茎突咽肌	13. 茎突舌肌
14. 茎突舌骨肌	15. 颈内静脉
16. 颈内动脉	17. 舌咽神经
18. 脊副神经	19. 迷走神经
20. 颈交感干	21. 舌下神经
22. 椎前肌	23. 咽上缩肌

表 6-4-1　不同中心报道的咽旁间隙肿瘤病理类型

病理分型	病理类型	Shahab et al.	Zhi, et al.	Hughes, et al.	Cohen, et al.	Shi, et al.	Sun, et al.	van Hees, et al.
良性肿瘤	多形性腺瘤	34	57	68	33	50	16	31
	神经鞘瘤	11	36	0	16	72	34	9
	副神经节瘤	35	8	30	67	2	8	30
	神经纤维瘤	3	18	0	7	1	4	2
	血管瘤	0	9	1	1	8	5	2
	其他	15	16	33	14	17	23	6
恶性肿瘤	腺样囊性癌	5	2	10	1	0	0	4
	多形性腺瘤恶变	0	0	7	1	4	0	3
	软骨肉瘤	0	3	0	1	1	0	0
	横纹肌肉瘤	0	0	0	1	2	0	1
	肌上皮瘤	0	0	0	3	1	0	1
	淋巴瘤	2	4	0	3	5	4	1
	转移癌	0	0	0	5	0	0	3
	其他	9	9	23	13	9	9	6
总计		114	162	172	166	167	103	99

3. **临床表现**　PPS 的解剖位置较深，且大多数肿瘤为良性病变，生长缓慢，因此早期症状比较隐匿。许多患者直至肿瘤体积较大（直径为 2.5 ~ 3.0cm）时才会出现症状，或在体检中偶然发现肿瘤，因此临床诊断通常较为滞后。

PPS 肿瘤最常见的临床表现为颈部或口内肿块。茎突后间隙的肿瘤可能会压迫第Ⅸ对 ~ 第Ⅻ对脑神经以及颈部交感神经干，出现声带麻痹或 Horner 综合征，同时脑神经受累或肿瘤向内压迫可能导致吞咽困难、发音困难和呼吸困难的症状。肿瘤向上生长可阻塞咽鼓管的开口，导致单侧耳闷或中耳炎。表 6-4-2 是不同中心报道的咽旁间隙肿瘤的临床表现，需要注意的是 1 名患者可同时出现表中 1 种及 1 种以上的症状。

表 6-4-2　不同中心报道的咽旁间隙肿瘤的临床表现

临床表现	Hughes	Cohen	Shi	Sun	van Hees
颈部 / 口内肿物	145	—	92	68	—
咽部不适 / 吞咽梗阻感 / 异物感	22	12	86	24	22
耳闷 / 听力下降 / 耳鸣 / 耳痛	84	14	26	32	1
睡眠打鼾 / 呼吸不畅	—	—	18	5	9
咽痛	4		13	8	
声嘶	—		6	—	4
面颊部 / 上颈部疼痛	11	10	6	—	17
说话含糊	18	12	6	10	3
张口受限	—		5	—	—
头痛	2		4		
鼻塞 / 鼻出血			4		
伸舌偏斜	3		3		
面部麻木	7		2	3	
无症状	—	—	47	—	45
其他	5	5		6	2

4. 治疗原则　大部分 PPS 良性肿瘤均能够手术切除。

（1）手术治疗：手术目的为完整切除肿瘤的同时减少神经功能损伤，因此术前应全面评估手术是否能够使患者获益。

（2）非手术治疗：放射治疗通常是主要的非手术治疗方式，其并发症发生率以及治疗后脑神经麻痹的发生率均低于外科手术[5]，但放疗对肿瘤的控制率则不如手术治疗。

（二）手术适应证和禁忌证

1. 手术适应证

（1）茎突间隙肿瘤：茎突前间隙肿瘤由于距离颈内动脉或第Ⅸ对 ~ 第Ⅻ对脑神经距离较远，病理类型以唾液腺来源的多形性腺瘤为主，存在恶变的风险，因此应当手术完整切除肿瘤[8]；茎突后间隙有脑神经以及颈部大血管走行，术后出现神经功能损伤和大血管损伤的风险较高，因此对于神经功能正常或者神经功能恢复缓慢的高龄患者可以密切观察随访，出现神经受累症状，如声带麻痹、吞咽困难等的患者应当尽早切除肿瘤，且术前应当全面评估健侧迷走神经或舌下神经。

（2）颈动脉体瘤：颈动脉体瘤的切除策略应当参考 Shamblin 分型。Shamblin Ⅰ型和Ⅱ型的肿瘤体积较小，未侵犯或与动脉粘连，同时脑神经损伤的风险也较小；Shamblin Ⅲ型肿瘤较大且侵犯动脉，一般需连同颈动脉一同切除并重建[9]（图 6-4-22）。

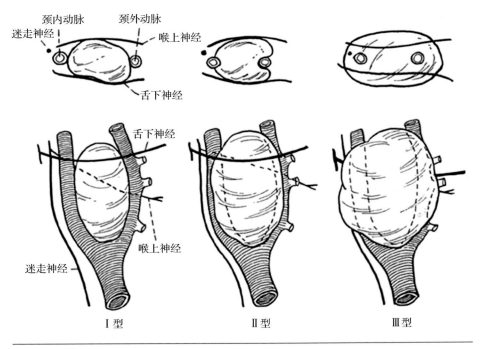

图 6-4-22　颈动脉体瘤 Shamblin 分型示意图

Ⅰ型. 肿瘤体积较小，与颈动脉粘连较少，主要局限在颈动脉分叉内，手术切除无困难；Ⅱ型. 肿瘤体积较大，与颈动脉有一定粘连，肿瘤部分包绕颈动脉，瘤体可被切除，有时需要临时颈动脉转流；Ⅲ型. 肿瘤体积巨大，瘤体将颈动脉完全包裹，手术常需颈动脉切除和血管移植。

2. 手术治疗禁忌证

（1）严重心肺功能障碍或全身性疾病，无法耐受手术的患者。

（2）肿瘤侵犯范围较大无法切除，或恶性肿瘤无法保证安全切缘的患者。

（3）颈内动脉受累且未通过球囊闭塞试验的患者。

（4）良性肿瘤生长缓慢或无症状的老年患者，如果术前评估神经损伤风险较大，应尽量避免手术。

（三）围手术期注意事项

1. 术前评估

（1）体格检查：对于怀疑 PPS 肿瘤的患者应当进行详细的体格检查，除头颈部肿瘤的常规检查外，颈部和口咽部双合诊以及脑神经症状的检查十分重要。根据本中心的回顾性分析，接近 70% 的患者在体格检查中可触及咽部或颈部肿块，少部分患者出现张口受限、伸舌偏斜等脑神经受累症状。但根据不同中心的报道，约有 30% 的患者无症状，近 20% 的患者无阳性体征，因此影像学检查对于 PPS 肿瘤的评估至关重要[4]。

（2）影像学检查：由于该解剖区域的体格检查存在局限性，因此所有怀疑 PPS 肿瘤的患者均应行影像学检查，以判断肿瘤所在位置、大小、侵犯范围以及毗邻结构，我们需要着重关注肿瘤位于茎突前间隙还是茎突后间隙、肿瘤与腮腺以及颈内动脉的关系、肿瘤与颅底的关系。CT 与 MR 是评估 PPS 肿瘤的首选检查[5]。

1）CT 检查：CT 能够对肿瘤的大小、形状及与邻近组织结构的解剖关系有很好的显示（图 6-4-23），且对骨质的成像优于 MRI，能够显示肿瘤内部的钙化情况，并能够明确肿瘤是否侵袭周围骨质，判断肿瘤位于茎突前间隙还是茎突后间隙，同时也能够判断茎突前间隙肿瘤与腮腺深叶的位置关系。此外，CT 三维重建能够多平面、多角度直观地显示颈内动脉的走行及其与周围结构的空间关系（图 6-4-24），有利于术者术中对颈内动脉的保护[6]。

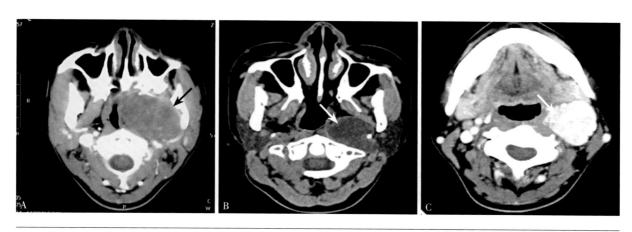

图 6-4-23　咽旁间隙常见肿瘤 CT 表现

A. 多形性腺瘤（黑色箭头）；B. 神经鞘瘤（白色箭头）；C. 颈动脉体瘤（白色箭头）。

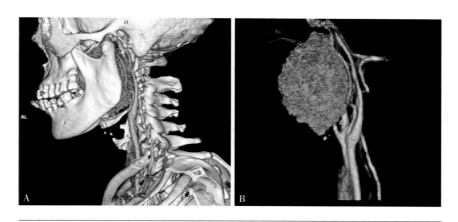

图 6-4-24　咽旁间隙肿瘤的 CT 三维重建

A. 咽旁间隙肿瘤的 CT 三维重建；B. 肿物与颈部血管的位置关系。

2）MRI 检查：MRI 对软组织的显像优于 CT，并且能够更好地明确肿瘤与血管以及颅底的关系（图 6-4-25）。同时不同肿瘤在强化时具有特征性的表现，有助于明确病理类型。多形性腺瘤为 T_1 低信号，T_2 高信号，并可使颈内动脉向后移位。神经鞘瘤与多形性腺瘤类似，为 T_1 中等或低信号，T_2 较高信号，来源于迷走神经的神经鞘瘤常引起颈内动脉向前内侧移位，而来源于交感神经的神经鞘瘤则使颈内动脉向前外侧移位。副神经节瘤在 T_2 加权图像可见特征性的"盐和胡椒"征，此外在动静脉畸形中也可观察到血流空隙。

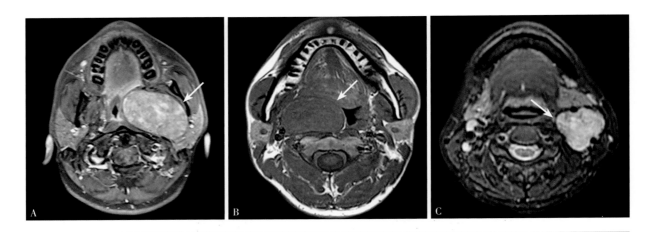

图 6-4-25　咽旁间隙常见肿瘤的 MR 表现

A. 多形性腺瘤；B. 神经鞘瘤；C. 颈动脉体瘤。白色箭头指示为各种咽旁间隙肿瘤。

（3）其他检查：对于体积较大的颈部副神经节瘤（迷走神经副神经节瘤、颈动脉体瘤等），通常推荐术前行血管造影以明确肿瘤与大血管的关系。CTA 和 MRA 能够清晰显示肿瘤与颈内外动脉之间的关系，并能反映血管受压以及移位的情况。对于部分血供丰富的肿瘤，如副神经节瘤或孤立性纤维瘤等，以及怀疑颈动脉侵犯的病例，需行 DSA 检查以了解脑部供血和 Wills 环的代偿情况，进而正确评估肿瘤切除是否安全或是否可以同时进行血管栓塞治疗（图 6-4-26）。此外，如果怀疑肿瘤侵犯颈内动脉或术中可能损伤颈内动脉时，应进行颈动脉球囊闭塞试验。细针穿刺活检对于判断肿瘤病理类型有一定帮助[7]，但由于存在出血及肿瘤种植转移风险，不建议作为术前常规检查。由于存在出血以及肿瘤种植转移的风险，因此不推荐切开活检。

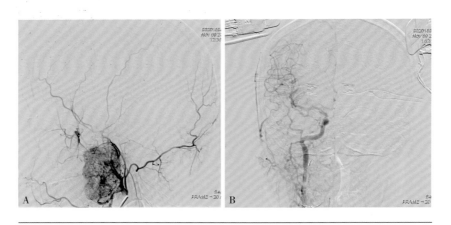

图 6-4-26　咽旁间隙孤立性纤维瘤 DSA 表现

A. DSA 示右侧肿块血供丰富；B. 动脉栓塞后 DSA 表现。

2. **其他术前准备**　大部分 PPS 肿瘤都能够由头颈外科医师手术切除治疗，但由于 PPS 肿瘤病理类型繁多，手术径路多样。例如肿瘤侵犯翼腭窝或鼻咽部时则适合通过经鼻内镜进行手术，侵犯颈静脉孔的肿瘤则多须经颞下窝入路对肿瘤进行切除。血供丰富的肿瘤在术前需介入科进行血管栓塞。因此对 PPS 肿瘤的治疗，以头颈外科为主，同时鼻科、耳科、介入科、神经外科以及血管外科的 MDT 团队有助于优化治疗方案。

（四）手术入路与手术步骤

PPS 肿瘤的手术极具挑战性。常见的手术入路包括经颈侧入路、经颈侧 – 腮腺入路、经下颌骨裂开外旋入路、经颞下窝入路及经口入路。外科医师应当基于肿瘤的大小、位置、病理学特征、肿瘤与颅底和重要神经血管的位置关系以及患者的全身情况，采用不同入路[10]。

手术入路选择的基本原则为充分暴露肿瘤，实现肿瘤完全切除，同时减轻术后并发症。每一种方法都有其优势和局限性，下文将着重讨论常见手术入路的特点以及手术要点。

1. **经颈侧入路** 经颈侧入路是目前处理 PPS 肿瘤最常见的手术入路，根据报道约 46% 的患者采用该手术入路治疗[5]。该入路适用于位于 PPS 中下部的良、恶性肿瘤。

（1）特点与手术技巧

1）优势：能够充分暴露手术野，并能够直视下观察脑神经以及周围大血管，有效降低了损伤颈部动脉和重要神经的风险。因此即便是体积较大的 PPS 肿瘤，经颈侧入路也是相对安全的。手术切口位于颈部的皮肤横向皱褶处，分离皮下组织和颈阔肌，注意定位并保留面神经下颌缘支。将下颌下腺从周围组织中分离，并将下颌下腺向前方移动，这样可以暴露茎突前间隙的尖端（图 6-4-27）。

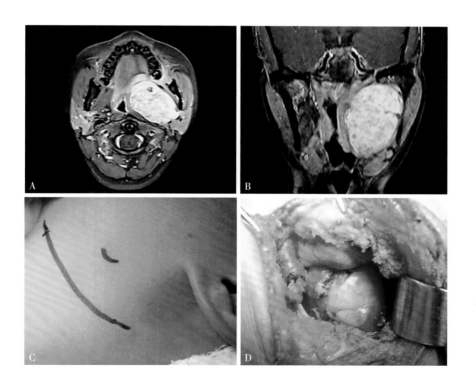

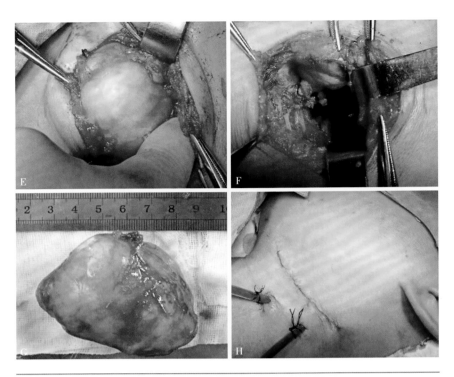

图 6-4-27　经颈侧入路切除多形性腺瘤

A. 术前 MR 检查表现（水平位）；B. 术前 MR 检查表现（冠状位）；C. 颈部切口；D. 暴露肿瘤；E. 钝性分离剜除肿瘤；F. 术后术腔；G. 切除的肿瘤；H. 术后伤口及引流。

2）局限性：对靠近 PPS 内界或上界的肿瘤暴露欠佳。为了扩大该入路对 PPS 肿瘤的暴露，可以行茎突下颌骨韧带切断。如果有必要的话，可以切除茎突附着的肌肉组织和二腹肌后腹，从而进一步扩大暴露。此外，与其他入路联合应用也能够改善肿瘤暴露不良的问题，如下文所述的经颈侧 - 腮腺入路。

为了降低肿瘤复发的风险，应尽量保证肿瘤整体切除，保留完整的肿瘤包膜。术后在术腔放置负压引流管促进术腔愈合，并行加压包扎。

（2）内镜的应用：由于该入路术腔较深，因此术后评估是否完整切除肿瘤存在一定困难，同时也难以处理术腔出血。内镜具有全方位视野以及清晰的放大图像，能够拓宽术者的视野。通过内镜辅助观察术腔是否存在肿瘤残留，或对术腔进行双极电凝止血，能够有效降低术后并发症发生的风险[4]（图 6-4-28）。

2. 经颈侧 - 腮腺入路

（1）特点：经颈侧 - 腮腺入路需要解剖面神经，适用于累及面神经的腮腺深叶来源的肿瘤、位置较高的神经源性肿瘤及恶性肿瘤，以弥补经颈侧入路对 PPS 上部肿瘤暴露不足的缺陷。

（2）手术技巧：手术切口为颈部切口向上延伸至耳前，做一个 S 形切口。通过胸锁乳突肌前缘、乳突尖等解剖标志来确定面神经的主干，确定面神经主干后将腮腺组织紧贴神经表面分离，游离所有的面神经分支并保留腮腺浅叶。在分离面神经分支后，将腮腺深叶剥离，并通过钝性分离进入 PPS（图 6-4-29）。

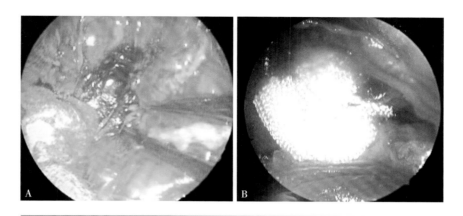

图 6-4-28　内镜辅助术腔探查及止血

A. 内镜下双极电凝止血；B. 填塞止血材料。

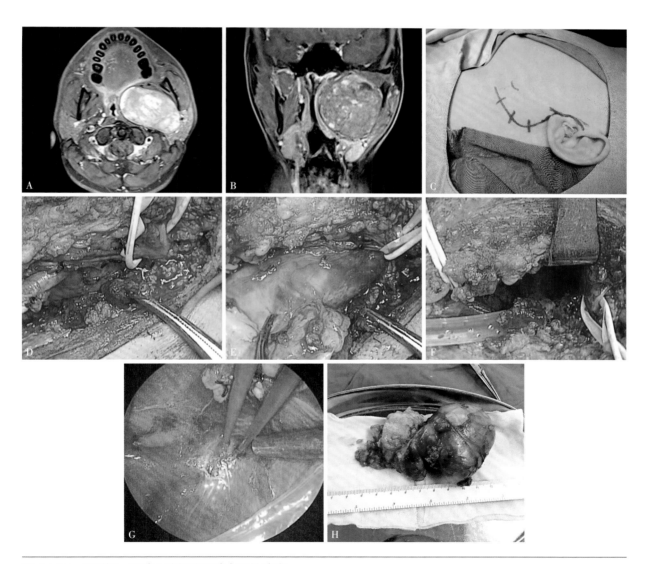

图 6-4-29　经颈侧 – 腮腺入路切除腮腺多形性腺瘤

A. 术前水平位 MRI 表现；B. 术前冠状位 MRI 表现；C. 颈部切口；D. 分离并保护面神经；E. 完整切除肿瘤；F. 术后术腔，保留面神经；G. 内镜辅助下术腔止血；H. 切除的肿瘤。

良性肿瘤通常采取保留面神经的腮腺浅叶切除术，在行腮腺部分浅叶切除的同时，行肿瘤所在部位的部分深叶切除。该术式切除了肿瘤及其周围作为切缘的腮腺浅叶组织，术后复发率明显下降，且术后面神经麻痹发生率明显低于腮腺全切除术。恶性肿瘤原则上应行保留面神经的腮腺全切除术，与肿瘤贴近或有粘连的面神经分支应予切除，同时一期行面神经吻合或移植。

（3）术中面神经监测：面神经与腮腺解剖关系密切，因此术中如何定位并保留面神经是腮腺肿瘤手术中的重要步骤。目前术中解剖面神经的方法有两种：①分支法是从面神经末梢开始，先解剖下颌缘支或颊支，然后从远端向近端解剖出面神经各分支及总干；②主干法是沿外耳道前壁软骨向深面分离，解剖出面神经总干，沿总干解剖出颈面干和颞面干，再分别解剖出面神经的5个分支。两种方法均需手术者熟练掌握面神经的解剖，且均存在术后暂时性面瘫的可能性。

术中面神经实时监测能够辅助术者精确定位面神经，并且能够提供术中面神经的实时状态，缩短手术时间并对术后神经功能提供预测，有助于降低术后面神经功能障碍的风险。

3. 经下颌骨裂开外旋入路

（1）特点：下颌骨影响了PPS上界和内界的暴露，因此对于侵犯颈内动脉和靠近颅底的恶性肿瘤、复发或体积较大的肿瘤，下颌骨裂开能够更好暴露肿瘤，以达到完整切除的目的。但下颌骨裂开术同样增加了下颌骨错位、颞下颌关节功能紊乱、颞下颌关节炎症和下牙槽神经损伤的额外风险，此外下颌骨裂开的患者需行气管切开术，以防止舌后坠引起的窒息。

（2）手术技巧：下颌骨裂开通常采用下颌下切口，将耳前S形切口沿下颌骨向下延伸，切除下颌下腺并离断口底肌肉，定位并保护颏神经。在唇颊沟处做切口至病变侧的下颌侧切牙和尖牙之间，沿切口向上切断龈缘，向后掀起骨膜，显露唇侧下颌骨。下颌骨下缘应尽量向后暴露，为锯开下颌骨提供足够空间。下颌骨断离前应在切骨线上放置两块钛板预固定并做标记，以便下颌骨裂开后能够准确恢复咬合关系[11]。下颌骨锯开后，在保留下牙槽神经的情况下将下颌骨向外侧移位，暴露肿瘤并切除（图6-4-30）。肿瘤切除后应对下颌骨进行修复，并推迟口腔营养时间。

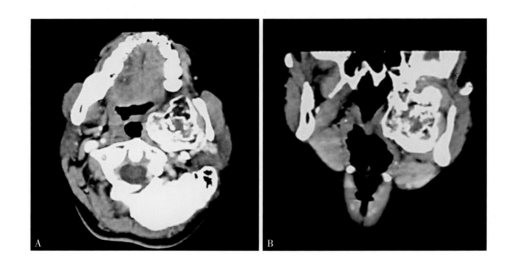

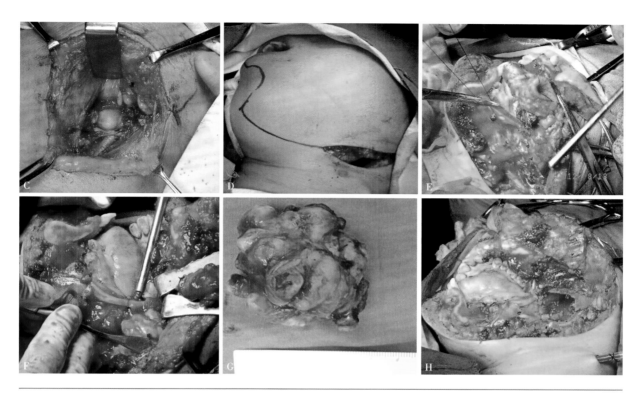

图 6-4-30　经下颌骨裂开入路切除咽旁间隙软骨肉瘤

A. 术前水平位 CT 表现；B. 术前冠状位 CT 表现；C. 经颈侧入路暴露肿瘤下极；D. 沿下颌骨延长切口；E. 离断口底肌肉；F. 暴露肿瘤；G. 切除肿瘤；H. 术后术腔。

4. 经颞下窝入路

（1）特点：经颞下窝入路适用于侵犯颅底或颈静脉孔的肿瘤。该入路暴露范围较大，可清晰显示肿瘤范围，但由于创伤较大，且需同时摘除腮腺组织，因此出血以及面神经损伤风险较大。目前有研究表明，经鼻内镜入路同样能较好地暴露颞下窝，且能够避免医源性听力损失以及面神经损伤，有望在部分肿瘤中替代传统的经颞下窝入路，但其具体临床应用仍需进一步研究[12]。

（2）手术技巧：经颞下窝入路包括 A 型、B 型、C 型、D 型四型，其中 A 型、B 型、C 型均为耳后切口（图 6-4-31），D 型为耳前切口（图 6-4-32）。四种入路暴露范围以及适应证不同。

1）A 型主要适用于侵犯颈静脉孔的肿瘤，术中需完整暴露面神经，并在颅中窝底、外耳道前壁以及颧弓根处磨制新面神经管，将面神经前移后暴露颈静脉球，从而彻底切除颈静脉孔区病变。术后以脂肪填塞术腔，并转移颞肌瓣加固缝合。该术式能够清晰显露颈内动脉垂直段与颈内静脉的关系，以便于保护颈内动脉。术中切除二腹肌后腹能够充分暴露颈部及侧颅底。

2）B 型适用于颞下窝后部的肿瘤，术中需首先定位面神经，但无须将其向前移位。术中需截断颧弓并将颞下颌关节移位，在充分暴露颈内动脉垂直段与水平段的前提下切除颅中窝底的病变，术后颧弓复位时应使用钢丝固定，以免面部过分塌陷。

3）C 型为 B 型基础上向前拓展，适用于侵犯颞下窝和鼻咽部软组织的病变。

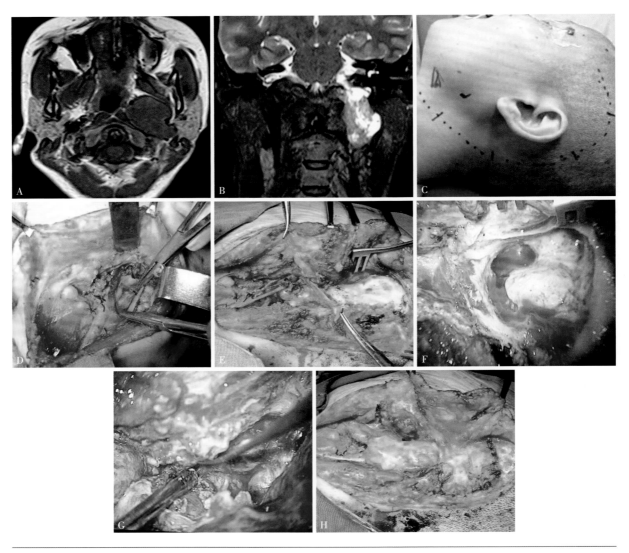

图 6-4-31　经耳后切口颞下窝入路切除神经鞘瘤

A. 术前影像学检查（水平位）；B. 术前影像学检查（冠状位）；C. 耳后 C 形切口；D. 颈部入路暴露肿瘤下极；E. 暴露乳突；F. 显微镜下游离颈静脉球；G. 切除肿瘤；H. 脂肪填塞术腔。

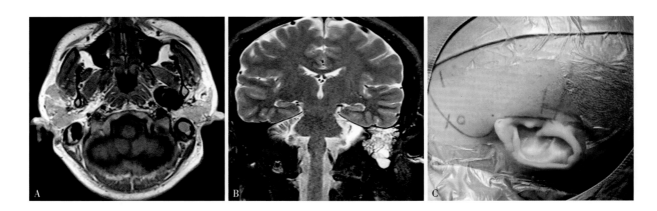

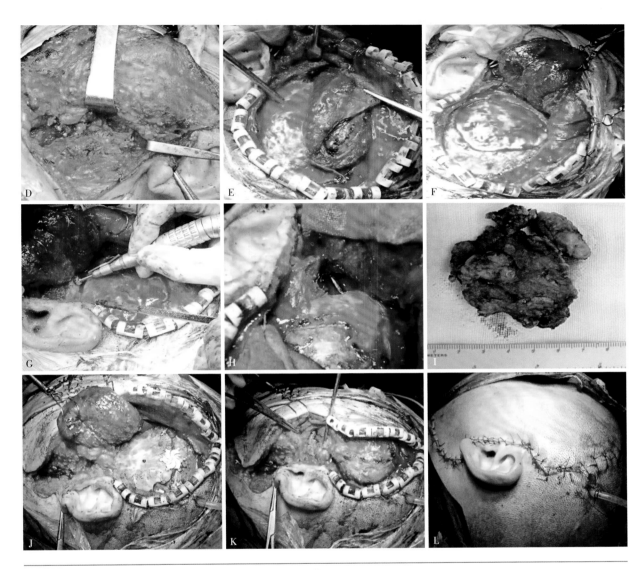

图 6-4-32　经耳前切口颞下窝入路切除巨细胞修复性肉芽肿

A. 术前影像学检查（水平位）；B. 术前影像学检查（冠状位）；C. 做耳前半冠状切口；D. 游离面神经并切除腮腺浅叶；E. 翻开颞肌瓣；F. 移除颅骨瓣；G. 磨除部分颧弓；H. 颈颅沟通切除肿瘤；I. 切除下来的肿瘤；J. 颅骨瓣复位固定；K. 颞肌复位加固缝合；L. 术后引流。

　　4）D 型适用于局限于硬脑膜外，不向颅中窝和颅后窝侵犯的良性肿瘤，该入路为耳前切口，无须暴露迷路，且面神经无须向前移位，因此降低了听力损伤和面神经损伤的风险。肿瘤切除后硬脑膜以带蒂颞肌瓣翻转修复，术腔放置引流。

　　5. 经口入路

　　（1）特点：经口入路切除 PPS 肿瘤仍然存在一定争议。该入路虽然能够避免颈部的手术瘢痕，但手术视野较差，同时术野可能被唾液污染，因此可能造成肿瘤切除不彻底、损伤重要神经血管以及术后感染的风险。内镜以及手术机器人的发展为术者提供更清晰的视野，降低因暴露不足导致的风险。手术机器人的机械臂在狭小空间的操作也更加精确，因此提升了经口入路切除 PPS 良性肿瘤的安全性。

（2）经口入路切除 PPS 肿瘤的探索：由于目前有关经口入路切除 PPS 肿瘤的病例较少，因此对于经口入路手术的应用尚无明确适应证。一项纳入了 22 项研究，113 例病例的 Meta 分析认为无血管畸形的茎突后间隙肿瘤适宜采用经口入路机器人手术（transoral robotic surgery，TORS）进行切除，对于来源于茎突前间隙的肿瘤可以考虑联合 TORS 与经颈侧 – 腮腺入路切除肿瘤[13]。我们认为通常肿瘤位于颈内动脉内侧，未突入茎突后间隙，体积较小且血供较少；且突入口咽部的 PPS 良性肿瘤可行内镜辅助下经口入路肿瘤切除。TORS 则适用于肿瘤包膜完整、位于颈内动脉内侧、水平位置不超过腮腺平面且无张口受限的病例。

（3）注意事项：内镜辅助经口入路或 TORS 术中应当注意内镜直视下操作，于咽侧壁最隆起处切开并钝性分离咽上缩肌，扩大术野，沿肿瘤外包膜钝性分离（图 6-4-33），当肿瘤过大无法

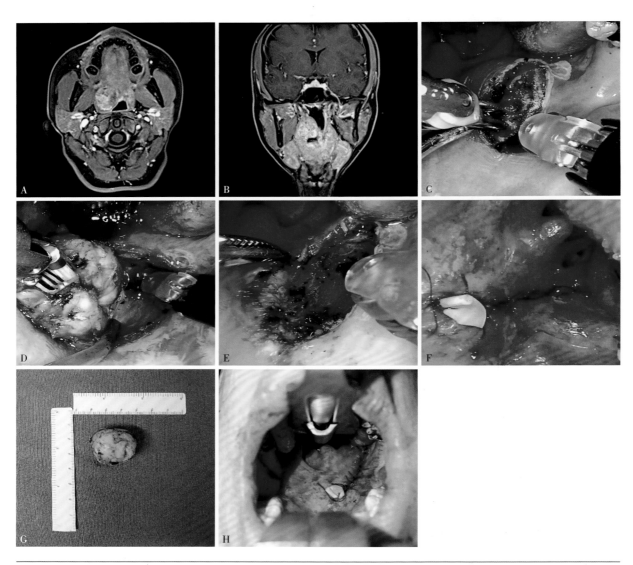

图 6-4-33 经口机器人切除多形性腺瘤

A. 术前影像学检查（水平位）；B. 术前影像学检查（冠状位）；C. 咽侧壁隆起处切开；D. 暴露并完整切除肿瘤；E. 术后术腔；F. 放置引流；G. 切除的肿瘤；H. 术后切口。

一次性取出时可予分次取出，对于肿瘤上极到达翼腭窝或鼻咽水平需联合鼻内镜辅助切除肿瘤[14]（图 6-4-34）。

无论是内镜辅助下经口入路还是 TORS，术中都应注意术腔充分止血，使用等离子时应避免在颈内动脉表面进行消融，否则可能造成假性动脉瘤形成，术后出血风险增加。此外，在 TORS 中，由于手术机器人缺少触觉反馈，因此术中应注意操作轻柔。对于术后存在出血风险的患者可行预防性气管切开，以避免术后大出血造成的窒息。为了防止伤口感染或延迟愈合，术腔内应放置负压引流，同时术后应当经鼻饲营养，推迟经口营养的时间。

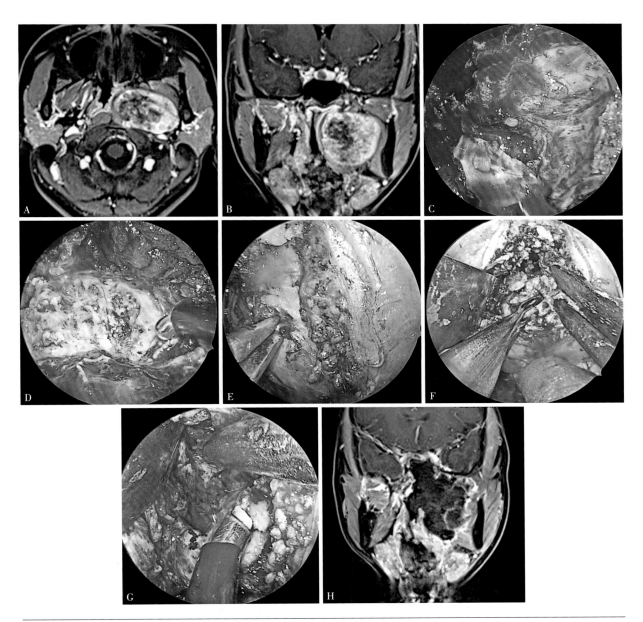

图 6-4-34　内镜辅助下经鼻 - 经口联合入路切除软骨肉瘤
A. 术前影像学检查（水平位）；B. 术前影像学检查（冠状位）；C. 经鼻内镜暴露翼腭窝；D. 经鼻内镜暴露肿瘤上半部分；E. 经口内镜暴露肿瘤下半部分；F. 经口内镜分块切除肿瘤；G. 经口切除剩余肿瘤；H. 术后影像。

（五）手术并发症

1. **脑神经损伤**　脑神经损伤是 PPS 肿瘤术后最常见的并发症，其中茎突前间隙手术以面神经损伤最为常见，茎突后间隙的神经鞘瘤易造成迷走神经损伤，出现声音嘶哑。其他少见的神经损伤并发症包括伸舌偏斜。部分患者在肿瘤切除术后出现第一口综合征，表现为每次进食第一口时腮腺区出现严重的痉挛或痉挛性疼痛，随着时间的推移该症状逐渐减轻。有研究表明将 A 型肉毒毒素注射到患侧腮腺可减轻症状。造成这一并发症可能与术中交感神经干受损，副交感神经过度活跃有关，但具体机制仍需进一步研究[15]。

2. **血管损伤**　血管损伤发生率较低，但由于 PPS 位置深在，且出血多为颈部大血管，因此可能造成患者死亡。最常出现的血管损伤为颈内动脉损伤，其次为颈静脉、椎动脉及颈外动脉。术中通过内镜辅助探查止血有助于降低术后出血的概率，对于术后出血风险较大的患者建议术中行气管切开。

3. **肿瘤复发**　PPS 肿瘤复发主要原因包括肿瘤包膜的破裂以及肿瘤未完全切除。其中 PPS 良性肿瘤复发率较低，在本中心随访的 150 名 PPS 良性肿瘤患者中，仅有 1 人在术后出现复发，这与文献报道的复发率接近。而恶性肿瘤复发率较高，根据文献报道术后 5 年无复发生存率为 57%～60%[3]，于本中心手术治疗的 17 例 PPS 恶性肿瘤随访时间 9 个月～9 年，2 例失访，2 例术后 9 个月因复发死亡，1 例在术后 4 年复发，其余均无复发[4]。

4. **其他并发症**　其他罕见并发症包括切口感染、脑脊液漏、口腔皮肤瘘等。

（陶磊）

参考文献

[1] MYERS E N. Operative otolaryngology: head and neck surgery e-book: 2-Volume set. 2nd ed. Philadelphia: Saunders Elsevier, 2008.

[2] SHAH J P, PATEL S G, SINGH B, et al. Jatin shah's head and neck surgery and oncology E-book. 5th ed. London: Mosby Elsevier, 2019.

[3] KUET M L, KASBEKAR A V, MASTERSON L, et al. Management of tumors arising from the parapharyngeal space: a systematic review of 1,293 cases reported over 25 years. Laryngoscope, 2015, 125(6): 1372-1381.

[4] SHI X, TAO L, LI X, et al. Surgical management of primary parapharyngeal space tumors: a 10-year review. Acta Oto-Laryngologica, 2017, 137(6): 656-661.

[5] LÓPEZ F, SUÁREZ C, VANDER POORTEN V, et al. Contemporary management of primary parapharyngeal space tumors. Head Neck, 2019, 41(2): 522-535.

[6] 石小玲，陶磊，唐作华，等. 螺旋 CT 三维重建咽旁隙的研究. 中国耳鼻咽喉颅底外科杂志, 2018,

24（2）：109-113.

[7] MATSUKI T, MIURA K, TADA Y, et al. Classification of tumors by imaging diagnosis and preoperative fine-needle aspiration cytology in 120 patients with tumors in the parapharyngeal space. Head Neck, 2019, 41(5): 1277-1281.

[8] MATSUKI T, OKAMOTO I, TADA Y, et al. Resection of parapharyngeal space tumors located in the prestyloid compartment: efficacy of the cervical approach. Annals of Surgical Oncology, 2021, 28(6): 3066-3072.

[9] LIM J Y, KIM J, KIM S H, et al. Surgical treatment of carotid body paragangliomas: outcomes and complications according to the shamblin classification. Clin Exp Otorhinolaryngol, 2010, 3(2): 91-95.

[10] 石小玲，陶磊. 咽旁间隙肿瘤手术入路的研究进展. 中国眼耳鼻喉科杂志，2016，16（2）：135-137.

[11] KOLOKYTHAS A, EISELE D W, EL-SAYED I, et al. Mandibular osteotomies for access to select parapharyngeal space neoplasms. Head Neck, 2009, 31(1): 102-110.

[12] 严波，危维，杨晓彤，等. 内镜辅助耳前颞下窝入路颞下窝良性肿瘤切除术. 中国耳鼻咽喉颅底外科杂志，2020，26（6）：650-654.

[13] DE VIRGILIO A, COSTANTINO A, MERCANTE G, et al. Trans-oral robotic surgery in the management of parapharyngeal space tumors: a systematic review. Oral Oncology, 2020, 103: 104581.

[14] LI L, LONDON N R J R, PREVEDELLO D M, et al. Endonasal endoscopic transpterygoid approach to the upper parapharyngeal space. Head Neck, 2020, 42(9): 2734-2740.

[15] AVINÇSAL M Ö, HIROSHIMA Y, SHINOMIYA H, et al. First bite syndrome-An 11-year experience. Auris Nasus Larynx, 2017, 44(3): 302-305.

七、下咽食管入口病变（异物）

（一）疾病概述

常见的下咽食管入口良性病变主要包括下咽异物（可摘义齿、黏膜下异物）、梨状窝瘘管、局部脓肿、囊肿、息肉等，本章节重点讲述下咽食管入口异物的处理。

1. **诊疗现状**　随着可视内镜技术的发展，大部分的食管异物都是在胃镜下就可以轻松取出，并具有可视度高、创伤小、方便快速、痛苦低等优点，而传统的硬性食管镜通常仅用于少部分巨大质硬、带刺、嵌顿性的异物取出。但由于食管入口狭小，张力大，黏膜皱缩，术野暴露不良等解剖特点，不利于软性胃镜在该区域进行异物取出，因此该区域的异物一直是临床的难题及痛点。目前常用的处理方法包括硬性食管镜及直接喉镜检查术等，但对于食管入口及环后区异物查找及取出较为困难，尤其是嵌入黏膜下的细小尖锐异物，极难查找[1]。针对此类临床难题，笔者团队提出了支撑喉内镜的方法，这是属于常用的支撑喉镜手术的一种延伸和发展。对食管入口这个特殊区域的异物，我们可使用支撑喉镜挑起环状软骨板并固定，实现稳定地、充分地暴露食管入口，配合0°或30°硬性内镜仔细检查该区域，可轻易发现异物，甚至是不规则锐利的可摘义齿或嵌入黏膜下层的尖锐小异物，提高取出异物的成功率，缩短手术时间，减少并发症，属微创伤手术。

2. **临床特征**　下咽异物一般有明确的异物吞入史，这是诊断异物的重要依据。另外亦常见于意识不清、吞咽功能障碍或认知障碍的患者[2]。大部分患者有咽喉异物感、吞咽梗阻感、咽痛、痰中带血等症状。如异物引起周围区域感染时可引起吞咽疼痛、同侧放射性耳痛、颈项部疼痛。长期的异物残留可能导致食管入口黏膜肿胀，患者无法进食或只能进食流质，进而明显消瘦。若炎症累及喉腔时可出现声嘶和呼吸困难。若异物或脓肿邻近大血管，有损伤大血管造成严重出血的风险[3]。

3. 鉴别诊断 该病应与喉癌、食管癌、复发性呼吸道乳头状瘤、疣状癌、梭形细胞癌、下咽结核、下咽梅毒、下咽癌相鉴别。可通过喉镜检查、影像学检查和病理活检来进行鉴别诊断。

（二）手术适应证和禁忌证

1. 手术适应证

（1）异物主体位于食管入口，一般距离门齿不超过 22cm。

（2）无法通过电子喉镜下取出的下咽异物。

（3）食管入口无严重的闭锁、穿孔撕裂。

2. 手术禁忌证

（1）下咽食管入口无法通过支撑喉镜暴露的患者。

（2）食管中、下段的异物。

（3）严重心血管疾病。

（4）存在全身麻醉的禁忌证。

（5）严重颈椎病。

（6）患者已行多次支撑喉镜或食管镜下异物取出术失败，或其他原因拒绝签署手术知情同意书。

（三）手术设备

支撑喉镜下下咽－食管入口异物取出术一般会用到以下手术设备[4]。

1. 支撑喉镜 支撑喉镜多采用大口径管形挑镜，根据患者的年龄和异物的位置选用合适的喉镜；目前一般常用的有四款挑镜系列的支撑喉镜，该系列喉镜对杓状软骨、梨状窝和食管入口区域暴露较佳。四款支撑喉镜的区别主要在于镜长，其中儿童款镜长 11.5cm（型号 8587N）和 9.5cm（型号 8587P），成人款的镜长分别是 15cm（型号 8587A）和 17cm（型号 8587AA），可基本满足不同年龄、不同体型的患者挑起环后区暴露食管入口的需求（图 6-4-35）。

2. 支撑架和护胸板

3. 带支撑臂的手术椅

4. 支撑喉镜配备器械、食管异物钳（杯装钳或齿钳）

5. 内镜 内镜一般要求直径 4～5mm，长度 ≥ 30cm，内镜角度为 0°、30° 和 70°。

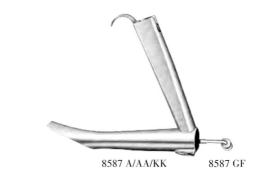

8587 A/AA/KK　　　8587 GF

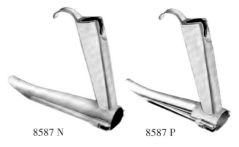

8587 N　　　　8587 P

图 6-4-35　常用型号的支撑喉镜

6. **定制牙托** 防止以切牙为支点造成损伤。

（四）手术步骤

1. **体位** 患者取仰卧位，颈部沿躯干屈曲，头相对颈部伸展，常规消毒包头铺巾，颈后放置啫喱垫，防止悬空。

2. **保护牙齿** 检查患者有无松动牙齿，佩戴牙托。

3. **放置支撑喉镜** 根据个人习惯，左手或右手持镜均可。首先用另一手的拇指和食指轻轻分开上下牙齿，然后将喉镜放入口内（整个过程均沿着麻醉插管向前滑行，并将麻醉插管压置于喉镜之下，切勿将切牙作为支点向下滑行），越过悬雍垂挑起舌根部即可窥见舌骨上会厌舌面和喉面、会厌谷、杓会厌皱襞舌面。先挑起会厌谷，如异物位于梨状窝或一侧喉咽后壁，则将麻醉插管推向对侧，挑起杓会厌皱襞后根据异物的部位调整好深度固定喉镜；如异物位于喉咽后壁正中或食管入口，可挑起环状软骨板并固定，使食管入口的黏膜皱褶完全舒展，充分暴露食管入口（图 6-4-36），可将会厌和麻醉插管一同挑起后调整好位置及深度，固定喉镜（图 6-4-37）。

4. **检查并取出异物** 支撑喉镜固定后使用硬性喉镜仔细检查下咽部异物所在部位，若异物无明显嵌顿或穿破食管，可予直接取出；若异物已穿破食管黏膜，需结合术前影像学了解穿孔所在位置，是否与重要血管神经相邻，在松解异物时应尽量避免向靠近血管神经破口侧移动，以免造成二次损伤。对于可摘义齿等带

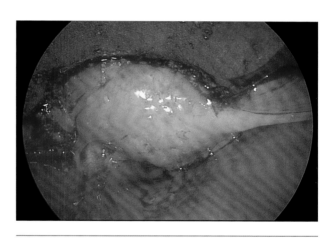

图 6-4-36 支撑喉镜下暴露食管入口

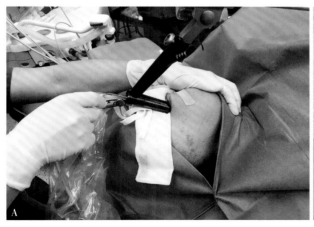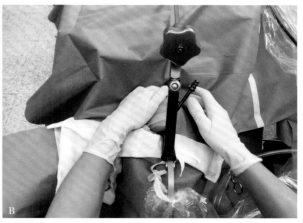

图 6-4-37 固定支撑喉镜

A. 侧面观；B. 正面观。

尖锐铁钩或锋利边缘的异物，在取出时，应先控制其锋利或尖锐的边缘，使用异物钳或吸管等器械将尖锐的部分从黏膜破口处退入食管，再将异物在没有任何阻力的情况下取出。有时为了避免异物在取出过程中损伤下咽或口咽黏膜，可将异物的尖锐面放入支撑喉镜中与支撑喉镜一并取出（图 6-4-38）。若异物嵌顿较紧，应缓慢松动后再取出，切勿暴力取出，避免造成食管黏膜大范围损伤及撕脱，必要时可行颈外入路下取异物。对于埋藏在黏膜下的异物，应在术前通过影像学充分评估异物所处的位置，一般可通过骨性标志进行定位，定位明确后，可在锁定区域内进行仔细探查。操作时应注意轻柔地用吸引管或黏膜钳拨动局部黏膜找出异物，骨性异物一般呈灰白色，质地较硬，对于黏膜的溃疡、白膜、瘘口或溢脓处，应仔细寻找，异物大多数位于这些黏膜损伤处的附近或深部，必要时可使用纤维黏膜刀切开下咽黏膜进行探查（图 6-4-39）[5]。

5. **取出后再次检查**　异物取出后，应再次进行内镜下检查，观察是否有异物残留、出血、穿孔或黏膜撕脱等情况。较小范围的黏膜撕脱可同期行支撑喉镜下黏膜瓣缝合修复术，若有较大范围的食管黏膜撕脱或穿孔，应请消化内科或胸外科会诊协助处理。术后应常规放置胃管。

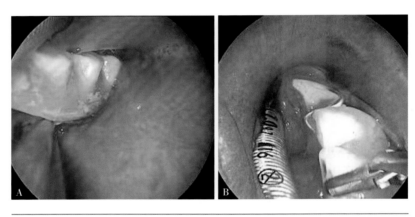

图 6-4-38　支撑喉镜下下咽食管入口处可摘义齿取出

A. 支撑喉镜下可见义齿嵌顿于食管入口；B. 取出义齿。

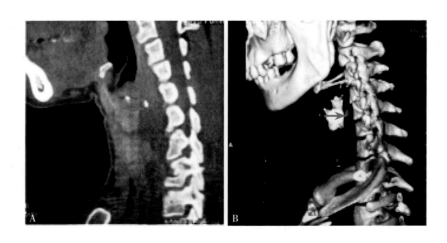

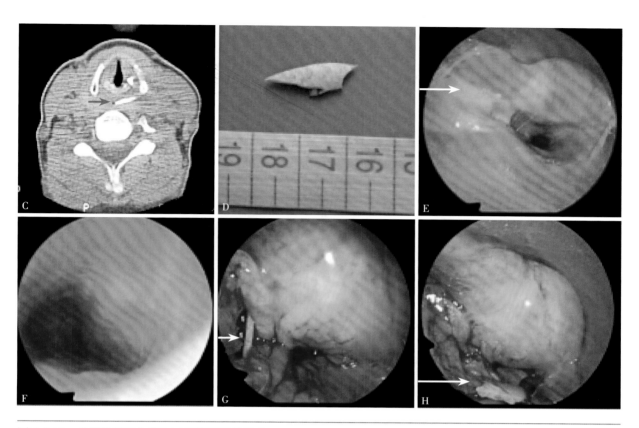

图 6-4-39　支撑喉镜下食管入口黏膜下异物取出

A. CT 矢状位异物位置；B. 三维重建矢状位异物位置；C. CT 水平位异物位置；D. 取出异物；E～H. 暴露食道入口后可见异物（箭头所指）。

（五）术后注意事项和并发症的处理

1. 术后注意事项

（1）留置胃管：减少吞咽动作可促进术区创面愈合、减少吞咽疼痛和减少感染发生率。术后5～7天可以行碘剂（如碘普罗胺）的食管造影检查，若无明显造影剂漏出，可开始尝试流质饮食，如无明显呛咳和疼痛感，即可拔除胃管。

（2）观察出血：术后应注意观察术区出血情况。

（3）治疗咽喉反流：术后使用质子泵抑制剂治疗咽喉反流可能会减少术区肿胀和瘢痕增生。

（4）抗感染：术后应使用抗生素抗感染，视情况使用激素减轻食管入口黏膜水肿。

2. 手术并发症及防治

（1）杓状软骨脱位：用支撑喉镜的最前端挑起环状软骨板的大部分，固定好，注意防止大幅度滑动，可有效避免该并发症。术后如怀疑脱位可行杓状软骨拨动复位。

（2）牙齿松脱、颈椎牵拉伤、截瘫：术中注意操作轻柔，可避免此类并发症。

（3）食管壁损伤合并感染：术中注意操作轻柔，术中可取分泌物培养及术后应用广谱敏感的抗生素。

（4）食管穿孔：术后禁食，留置鼻胃管。

（5）纵隔炎、纵隔脓肿：清除异物并充分引流脓性分泌物及术后应用广谱敏感的抗生素。

（6）异物未能取：改用其他术式如开放性手术进行异物取出[6]。

（六）围手术注意事项及技术要点

1. 对于食管异物的取出，胃镜或硬性食管镜一般作为首选治疗，而此手术主要针对位于食管入口区域的、体积较大或埋藏在黏膜下异物的补充手术，在临床开展此手术时应该注意好适应证。

2. 术前应该充分完善颈、胸部 CT 检查，明确异物的位置，同时也可排除严重的颈椎病。

3. 支撑喉镜下咽手术的关键是挑起环状软骨，暴露梨状窝以及食管入口，如果支撑喉镜自环状软骨滑脱，有可能引起杓状软骨脱位。因此手术首选长度及大小合适的支撑喉镜，用其平坦的前端挑起环状软骨板的大部分，固定好，谨防较大幅度滑动，可有效避免该并发症的发生。术后如怀疑杓状软骨脱位，明确诊断后应及时行杓状软骨拨动复位。

4. 放置支撑喉镜过程中对会厌的刺激可能会造成迷走反射，导致心率下降，因此手术中应密切留意患者的生命体征，和麻醉科医师密切沟通配合。

5. 若异物嵌顿很紧无法取出，或异物埋藏在黏膜下无法找寻，应考虑停止手术或重新讨论手术方式，切勿在异物未松动前暴力取出，以免造成下咽及食管黏膜严重穿孔。

6. 随着支撑喉镜器械及手术技术的不断改进和应用，一些以往需要开放手术处理的下咽部异物在支撑喉镜配合硬性内镜下便可处理，这样大大减轻了对患者的创伤，实现下咽手术微创化[8]。掌握支撑显微内镜下咽异物手术技术是咽喉科医师的一项必备技能，并通过结合显微内镜解剖结构，打破传统开放式手术理念，从而创造"微创、精准、预后好"的新理念[7]。

（高文翔　雷文斌）

参考文献

[1] EISEN G M, BARON T H, DOMINITZ J A, et al. Guideline for the management of ingested foreign bodies. Gastrointest Endosc, 2002, 55(7): 802-806.

[2] CHENG W, TAM P K H. Foreign-body ingestion in children: experience with 1,265 cases. Journal of pediatric surgery, 1999, 34(10): 1472-1476.

[3] MCGAHREN E D. Esophageal foreign bodies. Pediatrics in review, 1999, 20(4): 129-133.

[4] LI Z S, SUN Z X, ZOU D W, et al. Endoscopic management of foreign bodies in the upper-GI tract: experience with 1088 cases in China. Gastrointest Endosc, 2006, 64(4): 485-492.

[5] BADE K A. Catch me if you can: migrating oesophageal foreign body. BMJ Case Rep, 2014, 2014:

bcr2014203744.

[6] SHRESHTHA D, SIKKA K, SINGH CA, et al. Foreign body esophagus: when endoscopic removal fails.... Indian J Otolaryngol Head Neck Surg, 2013, 65(4): 380-382.

[7] IKENBERRY S O, JUE T L, ANDERSON M A, et al. Management of ingested foreign bodies and food

impactions. Gastrointest Endosc, 2011, 73(6): 1085-1091.

[8] BALCI A E, EREN Ş, EREN M N. Esophageal foreign bodies under cricopharyngeal level in children: an analysis of 1116 cases. Interact Cardiovasc Thorac Surg, 2004, 3(1): 14-18.

八、气管、支气管异物（支撑喉镜联合 Hopkins 内镜处理）

（一）疾病概述

1. **疾病特征**　气管、支气管异物是临床常见急症，75% 发生于 2 岁以下的幼儿，致死率较高，且较成人更难取出。异物可存留在喉咽腔、喉腔、气管和支气管内，引起声嘶、呼吸困难等症状，右支气管较左侧长度较短，且比较粗壮，故异物易落入右主支气管。

2. **病因和诊断**　儿童出现气道异物的常见原因：①幼儿喜欢抓东西塞进口，在哭闹或嬉笑时吸入气管；②儿童牙齿发育不完善，咀嚼功能差，不能嚼碎较硬食品，加之喉的防御反射功能差，保护作用不健全；③意识不清或精神障碍患者松动的牙齿或义齿碰掉而未发现。有以下一些情况需要考虑气管、支气管异物的诊断：①明确的误吸病史，伴阵发性咳嗽；②不明原因的慢性肺部感染，抗炎治疗欠佳。

3. **疾病分期**　异物进入气管、支气管出现症状，可分为 4 期：①异物吸入期；②安静期，异物进入支气管，会出现或长或短无症状期，易被忽略而误诊；③刺激或炎症期；④并发症期。患者通常因为呼吸困难或反复发作的肺部感染，抗感染治疗效果不佳而就诊。具体表现为咳嗽、痰多、喘鸣及发热，若双侧支气管或主气管异物可有呼吸困难。查体发现患侧呼吸音减弱或消失，可闻及湿啰音。肺泡破裂者可出现气胸，纵隔气肿，皮下气肿。

（二）气管、支气管异物微创策略建议

1. **既往术式存在的缺点**　儿童的气道相对狭窄，保护机制尚未成熟，麻醉风险高。目前气管、支气管异物取出术的麻醉方式主要包括吸入麻醉、静脉诱导麻醉和气管内插管全身麻醉。无论采用控制通气还是维持自主呼吸的全身麻醉，都必须在麻醉过程中维持正常的 SpO_2。采用维持自主呼吸的全身麻醉时，由于麻醉深度较难控制，术中常见呛咳、喉痉挛、喉水肿等并发症，增加手术难度，SpO_2 也较难维持平稳；采用控制通气的全身麻醉时，常因支气管镜漏气，或钳取异物所致的较长时间呼吸暂停，而发生通气不足，可导致患儿 SpO_2 迅速下降及 CO_2 潴留，甚至出现呼吸失代偿；采用气管内插管静脉全身麻醉，也可能由于气管插管使气管内异物位置改变，加剧气道阻塞；没有自主呼吸，临时拔管易引起通气不足，SpO_2 迅速下降。儿童气道抵抗性较弱，在肌松全麻状态下有可能发生气道塌陷，造成呼吸失代偿。再插管存在一定的困难，增加麻醉风险，因此难以广泛应用。

2. 经支撑喉镜联合 Hopkins 内镜取异物的优点 本节讨论的气管内插管静脉全身麻醉下经支撑喉镜联合 Hopkins 内镜取儿童支气管异物的治疗方式可较好地降低既往术式的风险。其具有以下优点：①麻醉师能轻易实施此种麻醉方式，有利于支气管异物手术的急诊进行；②由于支气管异物位置深，活动度低，较气管内异物风险低，气管内插管一般不会改变异物位置，加剧气道阻塞；③支撑喉镜能充分暴露喉部，有利于再插管及 Hopkins 内镜操作；④控制通气联合肌肉松弛药的使用能扩张气管、支气管，减轻气道阻塞；⑤临时拔管为 Hopkins 内镜在气道内操作留出了更多的空间，肌肉松弛药使气道相对活动减轻，利于异物的取出；⑥同步化视频能清楚地显示异物，其记录回放功能还可帮助分析疑难病例；⑦ Hopkins 内镜配套的可视钳能准确钳夹异物并迅速取出[1-2]。

（三）术前注意事项

1. 异物应尽早取出，避免发生窒息及并发症。

2. 患者无明显呼吸困难，但因炎症发高热，即时取异物虽无绝对禁忌，宜抗炎对症处理，一般情况好转后取异物。

3. 病情严重，呼吸极度困难，可先行气管切开，以免发生窒息。

4. 术前须详细询问病史，了解异物的性质、大小、形状，完善体格及影像学检查，判断异物位置，对评估手术难度及选择合适的手术及麻醉方式较为重要。

5. 选择适当的手术器械。

6. 术前已有气胸，纵隔气肿等并发症，肺被大部分压缩者，应先治疗气胸和纵隔气肿，若有心衰，应予适当治疗再取异物。

（四）手术方式

1. 直接喉镜异物取出术 该术式适合于喉异物及气管内活动的异物。

2. 支气管镜异物取出术 支气管镜手术是传统、常用的支气管异物取出方法，选择合适大小的支气管镜（图 6-4-40）是关键步骤。由于与麻醉插管共用气道，支气管镜进镜时常需要退出麻醉插管。部分患者难以耐受缺氧，导致可操作时间短，往往尚未暴露或刚暴露异物患者血氧就急剧下降。因此术中需密切监视患者的生命体征，血氧低于 85% 时，应暂缓手术，重新插管供氧，待氧储备充分后再临时拔管手术。选择合适的异物钳非常重要，常用的异物钳有鳄鱼嘴钳和抱钳，分别针对有棱角的异物（如假牙）和圆形异物（如花生、枣核）。

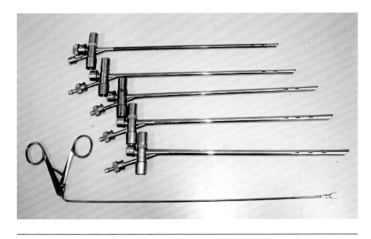

图 6-4-40　各种型号的支气管镜以及异物钳（Storz）

3. **支气管镜联合 Hopkins 内镜异物取出术**　支气管镜联合 Hopkins 内镜能很好地窥视气道，但跟单纯支气管镜类似，明显减少了支气管镜腔容积，容易引起通气不足，因此，Hopkins 内镜通常只能在短时间内使用。

4. **支撑喉镜联合 Hopkins 内镜异物取出术**　支撑喉镜能充分暴露喉部，有利于再插管及 Hopkins 内镜操作，术中可临时拔管为 Hopkins 内镜在气道内操作留出更多的空间；全麻使用肌肉松弛药使气道相对活动减轻，利于异物的取出；Hopkins 内镜同步化视频能清楚地显示异物，其记录回放功能还可帮助分析疑难病例；Hopkins 内镜配套的光学钳能准确地钳夹异物并迅速将其取出，该术式较支气管镜下的半盲操作手术时间明显缩短（图 6-4-41）。然而，全麻气管插管对于气管异物患者有一定风险，如已有明显呼吸困难，气管插管可能改变异物的位置，加重呼吸困难，增加手术风险，选择维持自主呼吸的吸入全麻可能更安全。同时，左侧第二级支气管或更深处的异物，Hopkins 内镜取异物时有一定困难[3]。

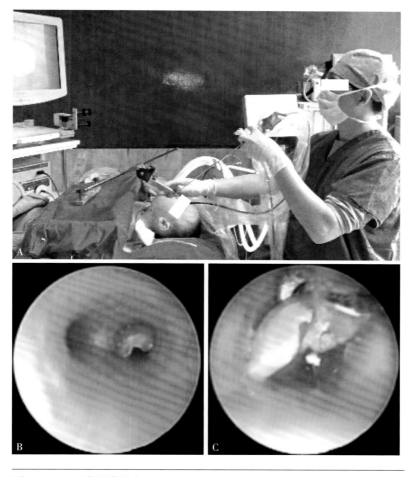

图 6-4-41　支撑喉镜联合 Hopkins 内镜异物取出术

A. 术中术者操作示例图；B. 术中所见异物堵塞；C. Hopkins 内镜取出异物。

5. 纤维或电子支气管镜异物取出术 纤维或电子支气管镜是软镜，适合于成人和较大的儿童，以及颈椎病变、头不能后仰、张口受限的患者。纤维或电子支气管镜可发现和取出硬镜不能到达的肺段支气管异物。但由于纤维或电子支气管镜操作管道直径小，操作钳小，以夹取细小的金属异物为宜。

6. 开胸取异物术 当异物通过上述方法无法暴露或能暴露但难以取出时，则需考虑开胸取异物。开胸手术创伤大，应用较少。

（五）支撑喉镜联合 Hopkins 内镜异物取出术

1. 手术设备 一般需要如下设备：直达喉镜、支撑架、0° Hopkins 内镜及显示系统、配套异物钳（图 6-4-42）。

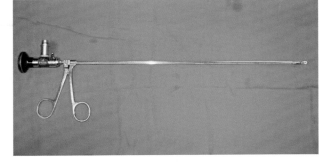

图 6-4-42　0° Hopkins 内镜及配套的异物钳

2. 手术步骤

（1）患儿取仰卧位，麻醉医师完成患儿的气管插管全麻，较简单的病例一般采用控制通气的气管内全麻，估计比较困难的病例考虑采用维持自主呼吸的气管内全麻。

（2）用支撑喉镜挑起舌根，暴露会厌后固定。令支撑喉镜与气管基本成一条直线，以便充分地暴露气管及右侧支气管。由于支撑喉镜与支气管成角，异物暴露有一定困难，转动支撑喉镜以减少夹角，可改善暴露。

（3）临时拔管后，0° Hopkins 内镜经口进入气道，寻找异物，Hopkins 内镜配套异物钳取出异物（图 6-4-43）。

（4）Hopkins 内镜复查气道排除异物遗留，重插气管插管。

（5）整个手术过程密切监测生命体征。

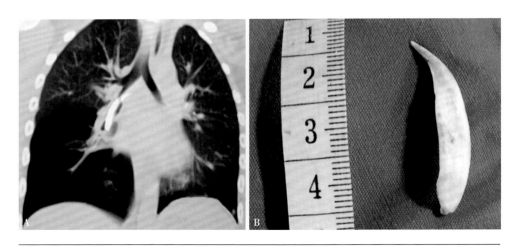

图 6-4-43　支撑喉镜联合 Hopkins 内镜异物取出术

A. 胸部 CT 冠状位重建显示异物位置；B. 取出的异物（猪獠牙，长约 3.5cm）。

3. 围手术注意事项及技术要点

（1）术前及术中注意事项：由于 Hopkins 内镜直达喉镜及异物钳大小的限制，对异物的形状和大小有一定要求。术前须详细询问病史，了解异物的性质、大小、形状，完善体格及影像学检查，推测异物位置，对评估手术难度及选择合适的手术及麻醉方式尤为重要；与其他的手术方式类似，Hopkins 内镜下手术并发症包括异物未能取出、CO_2 潴留、缺氧、牙齿松脱、颈椎牵拉伤、截瘫等。因此，术者需做到操作支撑喉镜时尽量要轻柔，避免损伤；整个手术过程与麻醉医师密切沟通和交流，密切监测生命体征，通力合作。当血氧饱和度低于 85% 时，应暂缓手术。对第 2 级以上左支气管内的异物不宜使用支撑喉镜联合 Hopkins 内镜操作，而应使用支气管镜手术；最后，术前需对手术的情况和难度有充分的估计，准备好各种手术的器械和设备，当异物位于气管内，且异物体积较大时，气管插管可能改变异物的位置，建议选择维持自主呼吸的吸入性全身麻醉[4]。

（2）术后注意事项：密切监护生命体征，当异物为花生或其他易引起炎症反应的异物时，容易导致气道水肿，可考虑送 ICU 观察。术后酌情使用抗生素和激素。如出现喉或气管水肿比较明显，应考虑行气管切开。术后仍有拔管困难者，应考虑异物残留可能，可复查影像学进一步明确是否存在异物残留及残留异物的位置。异物未取尽或仍有症状者，应选择时机再次手术。经各种方法尝试取出仍无法取出的第 2，3 级支气管嵌顿异物，应请胸科会诊，考虑开胸手术。

（邓洁　雷文斌）

参考文献

[1] LEI W B, SU Z Z, ZHU X L, et al. Removal of tracheobronchial foreign bodies via suspension laryngoscope and Hopkins telescope in infants. Ann Otol Rhinol Laryngol, 2011, 120(7): 484-488.

[2] 文卫平，柴丽萍，等. 经气管内插管静脉全身麻醉儿童支气管异物取出. 中山大学学报（医学科学版），2012，33（1）：107-110.

[3] WEN W P, SU Z Z, WANG Z F, et al. Anesthesia for tracheobronchial foreign bodies removal via self-retaining laryngoscopy and Hopkins telescopy in children. Eur Arch Otorhinolaryngol, 2012, 269(3): 911-916.

[4] FARRELL P T. Rigid bronchoscopy for foreign body removal: anaesthesia and ventilation. Paediatr Anaesth, 2004, 14(1): 84-89.

第五节　颈部微创内镜手术策略

一、概述

耳鼻咽喉头颈外科医师对内镜手术并不陌生，将内镜技术应用到颈部外科领域在大型三甲医院已逐步普及。颈部内镜手术具有术后瘢痕隐蔽的优势。自 1996 年 Gagner[1] 率先报告内镜下甲状旁腺切除术，1997 年 Huscher 和 Yeung 等 [2-3] 相继报告内镜下甲状腺切除术以来，国内外学者对内镜下颈部手术进行了广泛而深入的探索，充分显示了传统手术无法超越的美容效果。

既往很多颈部内镜手术多采用颈部切口，其中最常见的内镜甲状腺手术切口为胸骨上缘长约 15mm 的切口和双侧胸锁乳突肌下部前缘 2 个长约 5mm 切口 [3-6]。随后，为了达到更理想的美容效果，一些学者对手术切口和手术进路做了改进，如 Ikeda 等采用了腋下切口，术中将患侧的上肢上抬暴露腋部，手术所需的 3 个切口均位于患侧腋下 [7]。内镜下手术空间的建立方法主要有如下 3 种方法：①利用电刀分离颈阔肌深面结缔组织从而悬吊颈部皮瓣；②使用水囊分离建立颈阔肌下间隙 [5]；③向颈阔肌下疏松结缔组织注入 CO_2 气体，从而建立和维持内镜手术空间。但第 3 种方法目前已很少采用，主要原因是 CO_2 气体注入导致的呼吸性酸中毒、高碳酸血症以及操作不便等 [1, 8]。

总之，目前除内镜下甲状腺手术与甲状旁腺手术外，其他颈部内镜手术也日趋成熟，笔者团队在颈部内镜下腮腺手术、颈部内镜下囊状水瘤手术、颈部内镜下鳃裂囊肿手术等方面也开展了大量临床工作与研究，受到了国际与国内同行的好评与认可 [9-11]。接下来我们将针对颈部内镜手术的微创概念、适应证和禁忌证、手术设备及手术步骤、技术和方法等向大家逐一进行介绍。

二、颈部内镜手术的微创概念

经过数十年的发展，颈部内镜手术从早期大家认为的微创手术逐渐有了更深一步的发展，目前越来越多的颈部内镜外科学者认为，多数的颈部内镜手术分属于美容手术更合适，而手术是否微创仍存争议。因此，建议术者在临床上选择有美容目的的患者展开颈部内镜手术，术前要充分告知患者术后恢复时间及术后疼痛方面的问题，颈部内镜手术与开放手术相比并没有显示出其独特的优势。然而，正如上文所述，患者可通过颈部内镜手术达到美容的目的。费用方面，因为选择的内镜系统及内镜手术所必需的超声刀等设备，住院费用比开放手术略高。综上所述，颈部内镜手术具有术后美容的效果，受到很多爱美人士的青睐，临床上在充分考虑颈部内镜手术安全性的同时值得应用与推广。

三、手术适应证和禁忌证

与传统开放手术相比，颈部内镜手术在术野暴露方面具有局限性，因此手术适应证的选择需要慎重考虑。下面重点介绍内镜下甲状腺手术的适应证及禁忌证。内镜甲状腺手术适用于包括甲状腺良性肿瘤（肿瘤直径＜3cm）、非弥漫性肿大的甲状腺肿及甲状腺微小癌。而对于甲状腺良性肿瘤直径＞3cm、除微小癌以外的甲状腺恶性肿瘤均不推荐内镜下手术。此外，甲状舌管囊肿、第2鳃裂囊肿、腮腺肿瘤、颈部囊状水瘤、择区性颈部淋巴结清扫等经过对病例的慎重选择，也可通过内镜手术进行解决，在此不详细进行介绍，如有兴趣，大家可参考笔者团队前期发表的文章[9-11]。最后，对于曾接受颈部手术或放疗的患者，由于颈部组织粘连影响内镜手术操作，不推荐患者接受颈部内镜手术。

四、手术设备

颈部内镜手术的器械包括常用的基本外科手术器械和颈部悬吊拉钩系统。常用的基本外科手术器械包括内镜显示系统、组织钳、吸引器头、超声刀等。需要重点说明的是超声刀目前被广泛地认为在处理血管方面安全且有效；同时，超声刀切除组织时不会产生大量烟雾从而影响视野。最后，为了解决手术空间的维持问题，各种悬吊装置各有报道，多为术者自行设计而成，目前还没有通用的设计。我们采用自主设计的悬吊拉钩系统，包括拉钩（类似于扁桃体拉钩）、拉钩连接装置以及可调式悬吊装置（图6-5-1）。

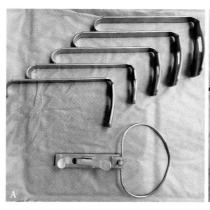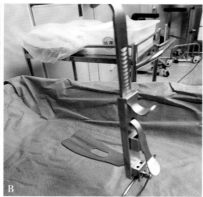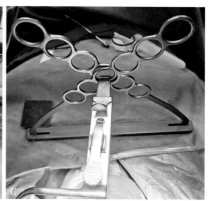

图6-5-1　悬吊拉钩系统相关设备

A. 不同型号拉钩；B. 拉钩连接装置；C. 可调式悬吊装置。

五、手术步骤、技术和方法

1. **麻醉与体位**　一般选择气管内插管全身麻醉。因为传统颈部手术中采用的垫肩会导致颈部过伸，从而导致影响内镜手术所需要的充足手术空间，因此，患者需要采用自然仰卧位或轻微伸展颈部的体位。

2. **切口的选择与内镜置入**　笔者在甲状腺内镜手术中目前主要采用胸前切口[10]。腮腺内镜手术主要采用耳垂下单一小切口或辅助颈部皮纹小切口[11]。第2鳃裂囊肿采用耳后发际切口等[9]（图6-5-2）。

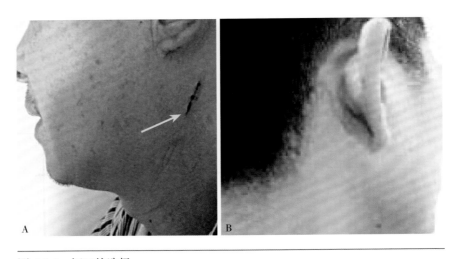

图 6-5-2　切口的选择

A. 耳垂下单一小切口同时辅助颈部皮纹小切口；B. 耳后发髻切口。

3. 颈部内镜手术空间的建立和维持　我们利用自行设计的悬吊装置通过手术切口将颈阔肌皮瓣向上悬吊建立手术空间，术中可任意调整手术空间暴露的大小和视野的角度。极大程度上减少了助手在术中通过人力悬吊拉钩所消耗的体力。

4. 手术步骤与方法

（1）内镜辅助下腮腺手术：患者取仰卧位，气管内插管全身麻醉后，头偏向健侧，肩下不垫枕。操作小组由主刀医师、第一助手（持镜医师）、第二助手和洗手护士四个人组成。消毒、铺巾后，分别在耳垂下及颈部皮纹行两个长约 2cm 的小切口。随后用电刀沿颈阔肌深面分离并建立手术空间，于下颌骨下缘寻找解剖显露面神经下颌缘支，逆行法寻找面神经颈面干。保护好面神经的同时，利用超声刀将腮腺肿瘤及周围部分正常腮腺组织一并切除（图 6-5-3）。

（2）内镜辅助下甲状腺手术：患者取仰卧位，气管内插管全身麻醉后。胸前锁骨下 3~5cm 处做一个 3~4cm 的横切口。内镜下于颈阔肌深面分离皮瓣建立手术空间。在胸锁乳突肌的前缘分离暴露患侧颈前带状肌，纵行剖开胸骨舌骨肌及胸骨甲状腺暴露患侧甲状腺。用超声刀向上解剖甲状腺下极、甲状腺下动脉和喉返神经。继续用超声刀于甲状腺的后外侧部分松解周围组织，术中注意保护甲状旁腺。辨认气管前壁及侧壁，用超声刀分离贝氏韧带，最后于环甲肌处解剖甲状腺的上极并将患侧甲状腺叶完整切除。

5. 颈部内镜手术对医师的要求　颈部内镜手术要求手术医师除了熟练掌握颈部解剖结构外，还需要具备前期的传统颈部手术功底。在此基础上，再通过规范的内镜手术操作的培训后方可循序渐进地开展颈部内镜手术。术前，术者需要与患者做好充分沟通，术中有可能因为手术难度增加或意外需要中转开放手术。术后的护理及注意事项同颈部开放手术。

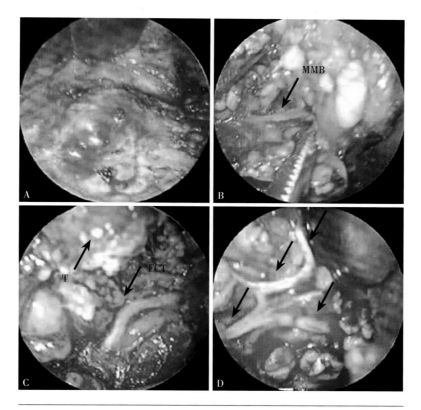

图 6-5-3　内镜辅助下腮腺手术

A. 建立手术空间；B. 解剖显露面神经下颌缘支（MMB）；C. 逆行法寻找面神经颈面干（FCT），上方暴露肿瘤（T）；D. 肿瘤切除后内镜下显示面神经各分支。

（孙伟）

参考文献

[1] GAGNER M. Endoscopic subtotal parathyroidectomy in patients with primary hyper-thyoridism. Br J Surg, 1996, 83(6): 875.

[2] HUSCHER C S, CHIODINI S, NAPOLITANO C, et al. Endoscopic right thyroid lobectomy. Surg Endosc, 1997, 11(8): 877.

[3] YEUNG H C, NG W T, KONG C K. Endoscopic thyroid and parathyroid surgery. Surg E ndosc, 1997, 11(11): 1135.

[4] YEUNG H C. Endoscopic surgery of the neck. Surg Laparosc Endosc, 1998, 8(3): 227-232.

[5] JONES D B, QUASEBARTH M A, BRUNT L M. Videoendoscopic thyroidectomy: experimental development of a new technique. Surg Laparosc Endosc Percutan Tech, 1999, 9(3): 167-170.

[6] SHIMIZU K, AKIRA S, JASMI A Y, et al. Video-assisted neck surgery: endoscopic resection of thyroid tumors with a very minimal neck wound. J Am Coll

Surg, 1999, 188(6): 697-703.

[7] IKEDA Y, TAKAMI H, SASAKI Y, et al. Endoscopic neck surgery by the axillary approach. J Am Coll Surg, 2000, 191(3): 336-340.

[8] GOTTLIEB A, SPRUNG J, ZHENG X M, et al. Massive subcutaneous emphysema and severe hypercarbia in a patient during endoscopic transcervical parathyroidectomy using carbon dioxide insufflation. Anesth Analg, 1997, 84(5): 1154-1156.

[9] CHEN L S, SUN W, WU P N, et al. Endoscope-assisted versus conventional second branchial cleft cyst resection. Surg Endosc, 2012, 26(5): 1397-1402.

[10] HUANG X M, SUN W, ZENG L, et al. Gasless endoscopic thyroidectomy via an anterior chest approach-a review of 219 cases with benign tumor. World J Surg, 2011, 35(6): 1281-1286.

[11] HUANG X M, SUN W, LIU X, et al. Endoscope-assisted partial-superficial parotidectomy through a conceled postauricular skin incision. Surg Endosc, 2009, 23(7): 1614-1619.

第七章　咽喉部恶性病变的微创手术策略与技巧

第一节　咽喉部恶性病变的微创手术策略

咽喉部恶性肿瘤是耳鼻咽喉最为重要和棘手的病种，由于咽喉区域生理结构复杂且功能极为重要，外科治疗的原则是在根治性切除肿瘤的前提下尽可能地保留和再造器官功能。经过多年努力，咽喉恶性肿瘤外科经历了由挽救生命到微创个体化的发展，后者具有手术损伤小、喉功能保全好、术后恢复快和美容效果佳等优势和特征，已然成为一种治疗咽喉恶性肿瘤的重要手段。随着医疗新技术的不断涌现和新设备的不断开发，CO_2 激光手术（transoral CO_2 laser microsurgery，TLM）、等离子射频（radiofrequency coblation，RFC）手术乃至经口机器人手术（transoral robotic surgery，TORS）的应用均为实现咽喉恶性肿瘤微创治疗提供了更好的条件。从临床研究来看，只要严格掌握适应证，微创手术既能将病变部分完全切除，又可最大限度地保留咽喉正常组织和功能，同时无须气管切开、避免颈部切口，明显提高患者生存质量。这一理念不仅针对早期咽喉恶性肿瘤的初始治疗，也适用于早期复发和 / 或局部残留者的挽救性治疗[1]。

但开展咽喉微创手术并非易事。一方面，由于咽喉解剖部位隐蔽、腔道深在，术者通过支撑喉镜在管状视野下进行远距离显微镜下操作，空间窄小、路径狭长；另一方面，由于咽喉组织脆弱、结构精细、发声生理复杂，尤其是声带手术，在保证切除病灶的同时需考虑患者嗓音功能恢复，手术难度较大、手术精准度要求极高。因此，微创手术技巧娴熟与否将显著影响治疗效果。面对咽喉微创手术学习曲线长、专业人才缺乏的困境[2]，除了建立规范化培养体系、为低年资医师提供有效操作训练外，总结和归纳咽喉部恶性病变的微创手术策略必不可少。

一、准确评估肿瘤的部位和范围，预判喉镜困难暴露情况

在咽喉显微与微创外科的手术理念中，最大限度地保留发声功能与切除病变组织同等重要，因而术前准确评估肿瘤的性质、部位、范围和分期，颈淋巴结是否受累，是否侵及癌肿周边，都对治疗方式的选择极有意义。采用电子纤维喉镜结合动态频闪喉镜直接地观察病变部位黏膜改变、声带活动度和喉部各解剖亚区受累情况，内镜检查联合窄带成像技术可大大提高咽喉早期癌变和癌前病变的检出率[3]。多种影像学检查各有所长：超声检查常用于评估肿瘤性质和颈部淋巴结情况；增强

CT 是咽喉恶性肿瘤术前诊断和临床分期的主要评价方法；MRI 判断甲状软骨浸润的特异性高、敏感度好。最需要强调的是如何提高评估的准确性，合适的早期咽喉部恶性病例的选择是微创手术成功的第一步。

1. 术前亲自做喉镜检查并观察录像

（1）频闪喉镜或动态喉镜检查：当声带的黏膜出现上皮增生、小囊肿或癌变时，动态喉镜对于声带病变处黏膜波减弱或消失，声带振动异常与否有较好的提示作用。

（2）具备窄带成像技术的电子喉镜检查：电子喉镜检查是判断咽喉部恶性肿瘤最常用、最直观的方式。检查过程建议全程录像，以方便更全面、更立体地判断病变的毗邻结构，声带活动情况等重要信息。由于有些早期病变在普通光下较难辨认，特别是术后随访过程中某些潜在复发灶与肉芽组织等外观近似，此类情况下窄带成像技术可以帮助术者进一步分辨及判定（图 7-1-1）。

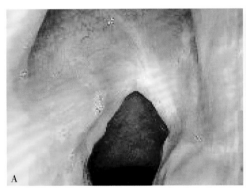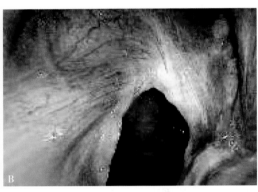

图 7-1-1　对潜在隐匿病变的判定，窄带成像技术（NBI）可提供一定帮助

A. 普通光内镜下；B. NBI 内镜下。

2. 术前认真阅读 CT、MR 影像　影像学评估对肿瘤累及范围的判断至关重要，多层螺旋 CT 为容积扫描，分辨率达到亚毫米级，可以多方位重组，具备气道重建及仿真内镜等多种功能，为咽喉病变首选的检查方法。MRI 软组织分辨率高，但由于检查时间相对较长，咽喉部位呼吸伪影较大，常影响图像质量，因此应用不如 CT 普遍。对于咽喉部恶性肿瘤的甄别，务必采用增强 CT 及 MR，这是由于肿瘤本身需要较多营养支持，血供丰富，增强扫描能够准确地反映病变实际的范围。实际运用中，增强 CT 能够较好地反映肿瘤与邻近软骨的关系及与重要血管的毗邻情况，而 MR 对会厌前间隙、喉旁间隙及软组织侵犯更易分辨。结合影像学，医师能够更准确地把握肿瘤的分期，严格控制微创手术的适应证（图 7-1-2）。在 MR 常规结果判读基础上，决策者还需要了解常用的序列，以帮助更好地进行病变范围的判读，如排除脂肪影响的脂肪抑制技术，反映活体内水分子扩散运动状态有助于组织病理鉴别的弥散成像（DWI）技术，突出水信号的水成像技术等。得益于各大医院影像学软件的快速进步及普及，结合丰富的三维重建、导航技术等为更准确合理地选择手术方式提供了更多帮助。当然，对于一些手术决策有重要影响的判读，如较难判定前连合软骨是否穿透，咽

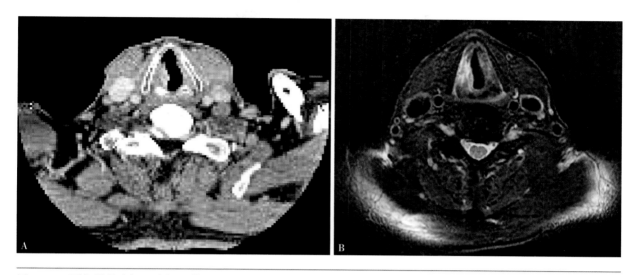

图 7-1-2 影像学检查提示右侧声带增厚强化，喉旁间隙未受侵犯，适合微创手术

A. CT 表现；B. MRI 表现。

旁间隙是否受累等疑难病例，MDT 讨论可以作为强大的"智囊"保障，为精准施治保驾护航。

3. 预判病变暴露的情况 咽喉恶性肿瘤手术区域的生理性狭窄决定了微创手术的前提和难点都是充分暴露。首先，预测喉镜暴露困难的传统方法单一、局限，例如颈椎活动度、颈部屈伸度、颈部短粗、肥胖、最大张口间距、门齿长短、咽腔狭窄及舌体厚、Cormack-Lehane 评分和声门高度，甲颏间距（thyromental distance，TMD）、头颈伸展度（head extension，HE）等，影响因素众多，评估效果欠佳。麻醉科困难气道评估指标改良 Mallampati 分级法中，分级愈高喉镜暴露愈困难，Ⅲ级和Ⅳ级属困难气道；而间接喉镜（indirect laryngoscopy，IL）检查 Yamamoto 分级法中，Ⅲ级、Ⅳ级提示有支撑喉镜声门暴露困难的可能。实践发现两者结合预测效果较好，特异性和敏感性高达80%～90%[4]，建议注意术前评估为Ⅲ级，Ⅳ级的患者优先选择其他术式。

二、MDT 是制订高质量、合理化、精准化和个体化诊疗方案的保障

多学科诊疗模式（multi-disciplinary treatment，MDT）是指疾病涉及科室通过会议的方式一起讨论，包括疾病诊断、肿瘤分期、治疗手段、修复重建、风险和预后评估、围手术期处理，以及术后随访等，其目的是患者生存获益最大化[5]。欧美大多数医院和医疗中心已将 MDT 纳入肿瘤诊疗规范化流程之中，任何类型和任何分期的头颈肿瘤均推荐该模式。

目前，与对咽喉恶性肿瘤确诊标准的统一性相比，其治疗手段或方案的发散性颇为明显。咽喉微创手术凭借其切口小、创伤微、瘢痕少、精神负担轻、恢复快、保留更多的咽喉功能等特点，广受患者欢迎，也是医者追求的方向。但其相较传统开放性手术，暴露及观察条件较为局限，即使严格按照术前评估，遵循充分暴露的原则进行手术，仍然不能保证肿瘤复发的风险，属于非劣性的治疗选择。秉承以患者为中心的宗旨，在医学指南、规范、医德、法规的框架下，根据患者病情、

所在地区医保政策、医院设施条件和医师技术水平等诸因素进行 MDT 病例讨论就显得尤为必要[6]。

围绕肿瘤根治这一核心问题，保留喉功能的理念和策略被不断强化和规范。咽喉恶性肿瘤诊疗早已不再是多种方法的简单叠加，多学科加强合作能为复杂疑难病例提供更多选择。MDT 平台是制订高质量、合理化、精准化和个体化诊疗方案的保障。多学科团队负责人必须在这一个过程中发挥总协调人的角色，领导团队坚持以循证医学证据为导向，参考国际指南与共识，结合自身医院及专业的实际情况，制订切实可行的微创外科实施方案。在微创外科手术前中后各个层面采用多学科联合模式，保证患者康复的各个环节衔接顺畅，各部门能够进行及时有效的沟通，开启由计划（plan）、执行（do）、学习（study）和处理（act）组成的 PDSA 良性循环，持续优化以期让患者在围手术期康复中获益最大化[11]。

三、规范手术操作，实现充分暴露与整块切除，高效实施微创治疗方案

选择合适的早期病例进行手术，通过挑选适合的喉镜以充分暴露病变。术中根据需求更换不同型号的喉镜，小口径管状喉镜有利于深入喉部进一步暴露声门，而大号喉镜及内径广阔的喉镜则提供较大的手术视野；同时利用角度内镜和 NBI 观察肿瘤边界，确认后再完善激光防护措施。另外，甲状软骨喉外加压是前连合暴露困难时不可或缺的辅助方法，将支撑喉镜稍倒退以减少前连合处支撑的张力，改由助手压迫甲状软骨来尽可能地暴露病变[4,7]。最后，注意做好开放性手术准备，必要时改变术式以应对暴露困难。开放性手术是掌握各种内镜微创手术的基础和前提，同样也是最后的补救手段[6]。对于侵犯前连合的病变，术前需充分评估能否在支撑喉镜下暴露完全并行医患沟通，对暴露困难者应采取喉裂开术以彻底切除病变、防止肿瘤复发。

经典的肿瘤外科原则包括肿瘤的整块切除、充分的外科切缘、区域淋巴清扫以及无瘤操作。一般来说，肿瘤微创治疗可以更好地保留器官结构与功能，提高患者的生存质量，而肿瘤整块切除可以更好地控制局部复发率，提高患者的生存率。微创术中对肿瘤浸润程度的判断和保证足够的手术切缘是完整切除和预防复发的关键。初次接受手术者，为避免复发需保留足够的安全切缘（喉癌 2mm 以上[8]，下咽癌 5mm 以上[9]）；复发者病变范围往往不易判断，切缘相较于首次微创手术要尽量扩大，一般在 5~8mm 甚至更大，尤其是放疗后复发者需达 1cm；病变邻近前连合者紧贴甲状软骨板内侧面切除，甚至切除部分软骨板。注意鉴别肿瘤与正常组织，渗血不止或间隙不清是肿瘤残留的重要危险信号，手术应力求整块切除。重视无瘤操作，对于恶性肿瘤的处理，注意避免挤压瘤体，尽量锐性分离，不切割肿瘤，整体切除；为降低手术失败率，术中冰冻病理检查对于确定手术切缘非常必要[7]，切下的标本也要剖开观察切缘是否足够，并根据最终的病理结果判断是否还要进一步治疗。早期声门上型喉癌及下咽癌的微创手术往往需要同期区域淋巴清扫。

值得一提的是，由于咽喉头颈器官解剖的特殊性与功能的重要性，肿瘤外科原则在咽喉微创手术的临床实践中面临更大挑战，尤其是在肿瘤的整块切除方面。如何兼顾咽喉恶性肿瘤的微创手术

操作与肿瘤整块切除原则，使患者从治疗中更多获益，有待进一步探讨[10]。

四、严格、科学的随访是早期发现原位复发病变的关键

无论采用何种治疗方案，严格、科学的随访是早期发现原位复发或残留病变的关键，后者可显著提高挽救性微创治疗的可行性与成功率[11]，从而提高患者生存率。因此有必要由专职医师进行术后电子喉镜随诊，建议接受保喉治疗的局部中晚期下咽癌患者必须密切随访，以便能尽早行挽救性手术治疗[12]。术后2年内是咽喉恶性肿瘤局部最易复发的时间，一般提倡术后每个月复查1次超高清电子喉镜，连续3次没有问题可延长复查周期至2~3个月。要求在术后2年内每3个月复查1次NBI喉镜[12]，因其在发现早期微小复发病灶方面优势非常明显，判断咽喉黏膜表面和上皮下脉管系统的改变（如IPCL），辅助确定活检钳取部位从而提升检出率。此外，由于疾病本身的影响、外科手术及治疗相关毒副作用，咽喉恶性肿瘤患者易出现各种心理、生理和社会问题，规范细致的随访可有效改善预后、提高生存质量[13]。

目前临床医师常用的各种院后健康管理平台，绝大多数无法与医院信息系统对接，数据参差不齐，质量不高，无法进行有效临床诊疗大数据统计分析，应用价值不高。笔者团队与中山一院信息科开发的咽喉恶性肿瘤一体化的临床科研信息诊疗平台，对院中、院后数据进行结构化、标准化、数字化处理。系统中设定随访计划，实时智能评估病情，接受饮食咨询以及提醒定期复诊等，并安排专职人员进行即时信息交流，实现早发现早干预，为医患沟通、健康管理提供了极大的便利。这些随访结果和数据亦将为前瞻性临床研究提供高级别的循证依据，值得临床推广。

（马仁强　祝小林　雷文斌）

参考文献

[1] WEISS B G, BERTLICH M, CANIS M, et al. Transoral laser microsurgery or total laryngectomy for recurrent squamous cell carcinoma of the larynx: Retrospective analysis of 199 cases. Head Neck, 2017, 39(6): 1166-1176.

[2] 肖水芳. 经口咽喉肿瘤微创外科. 中华耳鼻咽喉头颈外科杂志，2017，52（5）：321-324.

[3] GALLI J, SETTIMI S, MELE D A, et al. Role of narrow band imaging technology in the diagnosis and follow up of laryngeal lesions: assessment of diagnostic accuracy and reliability in a large patient cohort. J Clin Med, 2021, 10(6): 1224.

[4] 雷文斌，徐扬，邓洁，等. CO_2 激光在咽喉科疾病治疗中的应用进展. 临床耳鼻咽喉头颈外科杂志，2018，32（19）：1447-1450.

[5] BRUNNER M, GORE S M, READ R L, et al. Head and neck multidisciplinary team meetings: effect on patient management. Head Neck, 2015, 37(7): 1046-1050.

[6] 李慧军，薛伟. 2019年早期喉癌治疗领域的现状和展望. 中华医学信息导报，2020，35（4）：22.

[7] 赵丽颖，孙晓雷，乔在成，等. CO_2激光治疗喉部良恶性病变临床分析及相关因素探讨. 当代医学，2020，26（30）：10-13.

[8] BRØNDBO K, FRIDRICH K, BOYSEN M. Laser surgery of T_{1a} glottic carcinomas; significance of resection margins. Eur Arch Otorhinolaryngol, 2007, 264(6): 627-630.

[9] 杨梦雪，文忠. 激光微创手术在下咽癌中的应用研究进展. 中国耳鼻咽喉颅底外科杂志，2019，25（3）：327-332.

[10] 温树信，张庆丰，王鑫，等. 头颈恶性肿瘤的整块切除与微创手术. 中华耳鼻咽喉头颈外科杂志，2020，55（11）：1077-1079.

[11] BONOMI M R, BLAKAJ A, BLAKAJ D. Organ preservation for advanced larynx cancer: a review of chemotherapy and radiation combination strategies. Oral Oncol, 2018, 86: 301-306.

[12] 倪晓光. 窄带成像喉镜在喉癌术后随访中的应用. 中华耳鼻咽喉头颈外科杂志，2020，55（10）：1002-1002.

[13] LYU K X, ZHAO J, WANG B, et al. Smartphone application wechat for clinical follow-up of discharged patients with head and neck tumors: a randomized controlled trial. Chin Med J (Engl), 2016, 129(23): 2816-2823.

第二节　早期口咽癌

一、疾病概述

口咽癌是指发生在舌根部、扁桃体、软腭和咽后壁等部位的上皮来源的恶性肿瘤，其中以扁桃体癌和舌根癌最为常见，而口咽后壁癌则相对少见。口咽癌多发于中老年男性，其病理类型以鳞状细胞癌为主，占比90%以上。

1. **病因**　传统上认为口咽癌最主要的致病因素是吸烟和饮酒，但临床上相当数量的患者并无吸烟或酗酒等危险因素。近年来人乳头状瘤病毒（human papilloma virus，HPV）感染在与口咽癌的相关性逐渐得到证实，尤其是在低龄化人群中其致病作用越来越多地引起临床重视，在这一人群中人乳头状瘤病毒可能是其发生口咽部鳞状细胞癌的重要原因。欧美近年来HPV相关（HPV阳性，尤其HPV16）的口咽癌发病率出现快速上升的趋势，最常见于不吸烟、少吸烟身体较为健康的年轻患者，其治疗效果及预后较好[1-2]。目前认为HPV相关的口咽癌是一种单独的疾病，2017年美国癌症联合委员会《AJCC肿瘤分期手册》第8版中关于口咽癌分期新增了许多重要的内容，其中为HPV相关口咽癌制订了新的TNM分期系统[3]，而2018年NCCN口咽癌指南根据第8版AJCC口咽癌新的TNM分期为其制订了相应的诊治指南[4]。

2. **TNM分期**　在第8版AJCC肿瘤分期中，HPV相关的口咽癌（HPV16阳性）确立为独立的疾病类型，其TNM分期与HPV16阴性的口咽癌分别独立进行评估，相对于HPV16阴性的口咽癌，HPV相关的口咽癌有明显的降级。在HPV相关的口咽癌T分期中，无论其侵犯程度均属于中等晚期局部病变（无非常晚期局部病变），T_4期不再区分T_{4a}与T_{4b}。临床颈部淋巴结N分期只有N_1、N_2和N_3，不再区分a、b或c亚期，原属于N_{2a}的同侧单个淋巴结转移（3cm＜最大径≤6cm）和同侧多个淋巴结转移（最大径≤6cm），降级为N_1。病理的N分期则仅参考淋巴结转移的数目，不再按照淋巴结累及的侧别及大小分期。而关于临床预后分期，则将原来Ⅱ期T_2N_0、$T_{1-2}N_{2a-b}$归于

Ⅰ期；Ⅳ期 $T_{1-3}N_{2c}$ 归于 Ⅱ 期；Ⅳ 期 $T_{1-3}N_3$、T_4N_{1-3} 归于 Ⅲ 期[5]。AJCC 第八版的 HPV 相关的口咽癌（p16+）TNM 分类如表 7-2-1 所示，TNM 分期如表 7-2-2 所示。

表 7-2-1　AJCC 第 8 版 HPV 相关的口咽癌（p16+）TNM 分期

分类		标准
原发肿瘤（T）	T_0	无原发肿瘤证据
	T_1	肿瘤最大径 ≤ 2cm
	T_2	2cm < 肿瘤最大径 ≤ 4cm
	T_3	肿瘤最大径 > 4cm 或肿瘤侵犯会厌部
	T_4	中等晚期局部疾病；
		肿瘤侵犯喉、舌的外部肌肉，翼内肌，硬腭或下颌骨或超过
临床区域淋巴结（cN）	N_x	区域淋巴结不能评估
	N_0	无区域淋巴结转移
	N_1	同侧单个或多个淋巴结转移，最大径 ≤ 6cm
	N_2	双侧或对侧淋巴结转移，最大径 ≤ 6cm
	N_3	转移淋巴结最大径 > 6cm
病理区域淋巴结（pN）	N_x	区域淋巴结不能评估
	pN_0	无区域淋巴结转移
	pN_1	转移淋巴结个数 ≤ 4
	pN_2	转移淋巴结个数 > 4
远处转移（M）	M_0	无远处转移
	M_1	有远处转移

表 7-2-2　AJCC 第 8 版 HPV 相关口咽癌（p16+）预后分期

分期		T 分期	N 分期	M 分期
临床 AJCC 预后分期	0 期	T_0	N_0	M_0
	Ⅰ 期	T_1, T_2	N_0	M_0
		T_0, T_1, T_2	N_1	M_0
	Ⅱ 期	T_0, T_1, T_2,	N_2	M_0
		T_3	N_0, N_1, N_2	M_0
	Ⅲ 期	T_4	任何 N	M_0
		任何 T	N_3	M_0
	Ⅳ 期	任何 T	任何 N	M_1
病理 AJCC 预后分期	0 期	T_0	N_0	M_0
	Ⅰ 期	T_1, T_2	N_0	M_0
		T_0, T_1, T_2	N_1	M_0
	Ⅱ 期	T_3, T_4	N_0	M_0
		T_3, T_4	N_1	M_0
		T_0, T_1, T_2		M_0
	Ⅲ 期	T_3, T_4	N_2	M_0
	Ⅳ 期	任何 T	任何 N	M_1

3. **治疗原则**　口咽癌主要的治疗手段有手术、单纯放疗、放化疗结合等。放、化疗相关毒副反应明显影响患者生存质量，且近年来 HPV 相关患者比例增加，发病年龄呈现出低龄化趋势，所以在治疗肿瘤的同时，对吞咽、语言、呼吸等功能保留的要求也越来越高。而对于我国占多数的 HPV 阴性口咽癌患者，单纯手术治疗的患者总体生存率优于单纯接受放疗的患者[1,6]，但传统的开放手术创伤大、功能保留差、长期生存质量不满意，使其临床应用受限，因此，考虑到我国绝大部分口咽癌患者为 HPV 阴性，经口激光手术（transoral laser microsurgery，TLM）和经口机器人手术（transoral robotic surgery，TORS）在我国更受关注、更有发展前景。

4. **预防**　随着 HPV 疫苗获得中国食品药品监督管理总局的批准，目前中国市场上有 3 种 HPV 预防性疫苗：第 1 种为二价疫苗 Cervarix，主要针对 HPV-16 和 HPV-18；第 2 种为四价疫苗 Gardasil，除可以有效预防 HPV-16 和 HPV-18 外，还可以同时预防两个低危亚型 HPV6 和 HPV11；第 3 种为 9 价疫苗 Gardasil-9，该疫苗在原有 4 价疫苗的基础上新增了 HPV31、HPV33、HPV45、HPV52、HPV58 五种亚型。HPV 疫苗对预防 HPV 相关性宫颈癌的有效性已确定，而 HPV 相关口咽癌是否可以通过接种 HPV 疫苗来进行预防仍在进一步研究中。

二、经口机器人手术的优缺点

手术机器人手术系统于 1999 年获得欧洲市场认证，2000 年获得美国食品药品监督管理局（Food and Drug Administration，FDA）的市场认证，在泌尿外科、心胸外科、普通外科、妇产科等领域得到广泛的应用[7]。2009 年美国 FDA 正式批准 TORS 切除口咽癌[8]。TORS 因其创伤小，术后患者生活质量较根治性放疗效果更好，而越来越受到大家的重视。

与放化疗相比，口咽癌患者 TORS 术后通常具有更好的进食、言语和社会能力，并具有更好的生活质量评分[9]。TORS 相对于放化疗的缺点在于增加了围手术期的手术创伤和并发症风险。

与传统开放手术相比，TORS 手术的患者具有更低的气管切开率、胃造瘘率、术后放化疗概率以及更低的总体护理费用，同时具有更高的近期和远期生存质量[10]。手术机器人可以对手术野高倍放大精细观察，也可以采用角度镜拓宽视野，其 3D 成像对腔隙内空间感和距离感可以精确呈现，从而使术者操作精准、细致。机器人手术术者操纵机械臂和摄像头，助手则床旁操作，可以轻松实现四手操作。机器人机械臂还可以过滤外科医师生理上不可避免的微小震颤实现精细操作，可以长时间悬停和固定，比医师本人具有更多个关节运动和更大范围旋转操作，从而可以比较容易暴露隐窝、潜在间隙、多皱襞结构等传统操作难以到达的部位，这在口咽癌手术中尤为重要。机器人设计有多种操作部件，可按术者的指令在空间狭小、人手无法进入或不能操作的区域中完成分离、切割、结扎、缝合等外科操作，从而在实现经口微创手术的同时，具备开放手术操作的能力，对肿瘤病变既可以做到整块切除，对切除后的组织缺损又可以缝合覆盖创面恢复局部组织的完整性和功能性。TLM 存在较难进行整块切除，无法克服光线直线指向性，不能进行结扎、缝合操作等缺点，其广泛开展明显受限，而 TORS 则相当程度上克服了这些限制。另外，手术机器人也可以结合激光实现机器人辅助激光手术，同时具备激光和机器人的双重优势，克服激光直线指向性的操作劣势。不足之处在于，对于涉及同期游离组织瓣修复的患者，TORS 不及开放式手术便捷；另外，由于相当大一部分患者没有行气管切开，所以 TORS 术后出血引起严重并发症的比例要高于开放手术[11-12]。

三、经口机器人辅助下扁桃体根治性切除术

1. 手术适应证和禁忌证

（1）手术适应证：①肿瘤经口可获得良好暴露；②T_1、T_2 期口咽癌及经过选择的 T_3、T_{4a} 口咽癌；③无颈内动脉或颈总动脉侵犯；④无甲状软骨板、舌骨、下颌骨侵犯及椎前筋膜受累；⑤全身未见远处转移；⑥能耐受全身麻醉；⑦患者知情并同意经口机器人手术，并同意必要时转为开放手术行肿瘤切除。

（2）手术禁忌证：①张口受限；②需要切除超过 50% 的舌根或口咽壁；③双侧扁桃体受累；④经影像学检查及触诊证实扁桃体癌向外越过咽缩肌达咽旁间隙；⑤不可切除的颈淋巴结转移灶；⑥严重的颈椎病变致头后仰困难；⑦具有全身麻醉禁忌证；⑧有远处转移。

2. 手术步骤

术前放置胃管。使用 Davis 开口器暴露术野，尽可能选择较长的拉钩以完全暴露扁桃体下极。首选使用 0° 3D 内镜。手术步骤如下（本部分图片由美国梅奥诊所 Eric J Moore 提供并授权分享）。

（1）在翼突下颌缝水平做切口：在腭舌弓的外侧，平行于翼突下颌缝切开颊黏膜，上达上牙槽磨牙水平，下达下牙槽磨牙水平（图 7-2-1）。

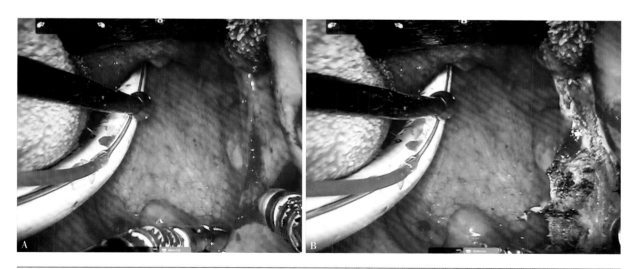

图 7-2-1 在翼突下颌缝水平做切口

A. 手术前病变范围，可见肿瘤位于右侧扁桃体上极；B. 在腭舌弓的外侧，平行于翼突下颌缝切开颊黏膜。

（2）分离组织：沿此间隙向腭舌弓方向分离，将咽旁间隙脂肪垫推向外侧（图 7-2-2）。

（3）切除扁桃体上方的咽缩肌和部分软腭：做该切口时将待切除组织向下牵拉，根据肿瘤的侵犯范围旁开 1cm 以垂直于椎前筋膜的方向切除（图 7-2-3）。

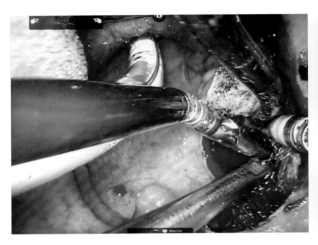

图 7-2-2　分离组织
以咽缩肌的外侧为内界，翼内肌为术野外侧界做分离。

图 7-2-3　切除扁桃体上方的咽缩肌和部分软腭
以肿瘤的侵犯范围旁 1cm 以上，以垂直于椎前筋膜的方向切除。

（4）切除患侧舌根组织：将待切除组织向患者头侧牵拉，显露舌根，根据扁桃体下极肿瘤组织的侵犯范围决定切除舌根组织的范围。通常如果扁桃体下极肿瘤局限在包膜以内，切除 1cm 安全缘的舌根组织即可；如果扁桃体下极肿瘤侵犯舌根，则需要行半侧舌根切除。做较深入的舌根切除可能会遇到舌动脉及其分支，如果显露，需要在血管非肿瘤侧放置 3~4 个钛夹或缝扎止血（图 7-2-4）。

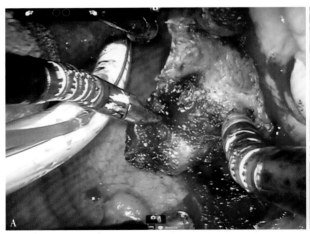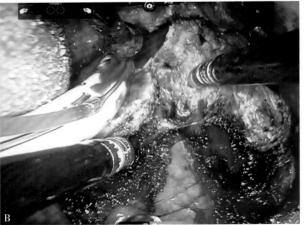

图 7-2-4　切除患侧舌根组织
A. 以上述界限由上往下分离；B. 根据肿瘤的范围决定舌根的切除范围，该例患者肿瘤位于扁桃体上极，下极未见明显肿瘤侵犯，故仅切除 1cm 安全缘的舌根组织。

（5）做后缘切口：自椎前筋膜表面分离咽缩肌，将标本向下方及前方提拉，自上而下地切除后缘的咽缩肌，茎突舌肌及对应的腭舌弓黏膜（图7-2-5）。

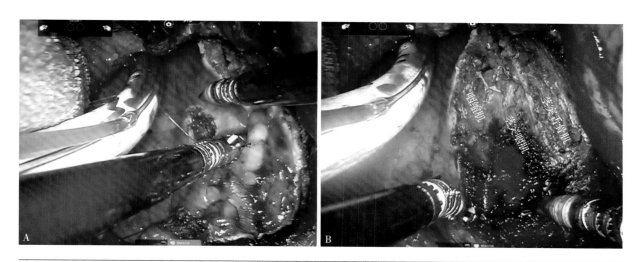

图7-2-5　做后缘切口

A. 切除后的整体标本，保留标本的完整性和方向性送病检；B. 切除后术腔，可清晰显露残留的部分茎突舌骨肌、茎突咽肌及咽缩肌。

（6）术腔处理：将标本取出，妥善术腔止血，边缘送快速病检。术腔可旷置待之自然愈合，如软腭切除较多，可将咽后壁残缘和软腭后壁残缘缝合1~2针以减少鼻咽反流的可能性。

四、经口机器人辅助下舌根切除术

1. 手术适应证和禁忌证

（1）手术适应证：①肿瘤经口可获得良好暴露；②T_1、T_2期口咽癌及经过选择的T_3、T_{4a}口咽癌；③无颈内动脉或颈总动脉侵犯；④无甲状软骨板、舌骨、下颌骨侵犯及椎前筋膜受累；⑤全身未见远处转移；⑥能耐受全身麻醉；⑦患者知情并同意经口机器人手术，并同意必要时转为开放手术行肿瘤切除。

（2）手术禁忌证：①张口受限；②需要切除超过50%的舌根或口咽壁；③不可切除的颈淋巴结转移灶；④严重的颈椎病变致头后仰困难；⑤具有全身麻醉禁忌证；⑥有远处转移。

2. 手术步骤　术前通过仔细的影像学检查、内镜结合触诊评估舌根癌的深度，并以此制订需切除的范围和手术方案。术前可将舌体后方中线部位以2-0丝线缝合一针以利于向外牵引舌根。首选戴维斯开口器暴露术野，如果术前评估舌根癌侵犯会厌或下咽侧壁，则需使用FK开口器。使用30° 3D内镜，镜头斜面朝向患者足侧。

（1）做咽壁切口：咽壁切口的位置取决于是否有扁桃体的受侵。如果肿瘤局限于舌根，则仅需要切除小范围的咽壁和下极的扁桃体组织，并不需要像扁桃体根治性切除术那样切除咽缩肌和茎突舌肌；如果肿瘤明显越过舌根扁桃体沟并侵犯扁桃体，则需要同期行根治性扁桃体切除（图7-2-6）。

（2）做舌根黏膜水平切口：沿事先做好的亚甲蓝标记部位，旁开肿瘤边缘1cm以上做水平切口，切开黏膜，直达舌根肌层，切除深度要比影像报告中肿瘤边界深1cm左右（图7-2-7）。

（3）做舌根黏膜中线切口：自水平切口的内缘旁开肿瘤边界1cm，在近舌根中线部位做垂直切口，由上及下至会厌谷水平；如果术前评估舌根肿瘤接近舌骨，则垂直切口的下缘需要达到舌骨水平（图7-2-8）。

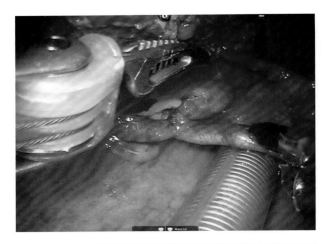

图7-2-6　该例肿瘤位于舌根左侧壁，未明显侵犯扁桃体

（4）切除舌根肌层：沿着舌根黏膜水平切口和中线切口做舌根肌层部分切除，切除时需要主刀者利用马里兰钳将待切除肿瘤组织向患者头侧、靠咽后壁方向牵拉；需要第一助手将舌根切缘用吸引管向前方牵引；同时，需要巡回护士或第二助手按压舌骨体以使舌根深层切缘达到阴性（图7-2-9）。

（5）切除外侧舌根：沿咽部外侧切口，将待切除的舌根组织和咽侧壁软组织一并切除，这一步骤需要仔细地分离和鉴定，尽量避免损伤位于该区域的舌神经和舌动脉（图7-2-10）。

（6）术后术腔处理：将标本取出，妥善术腔止血，取边缘送快速病检以确保阴性切缘。术腔可旷置待之自然愈合。

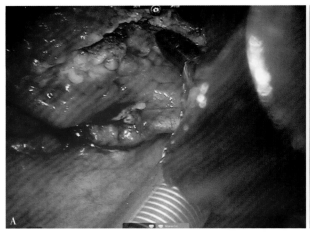
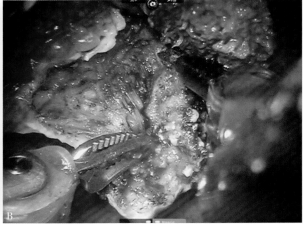

图7-2-7　做舌根黏膜水平切口

A. 沿舌根肿瘤边缘1cm做水平切口；B. 切开黏膜，直达舌根肌层。

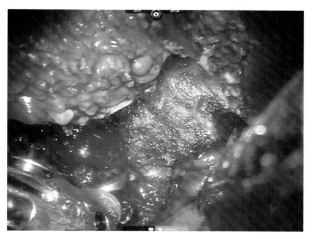 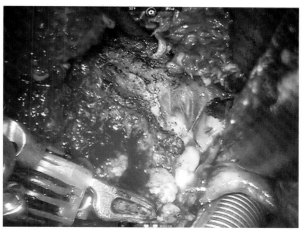

图 7-2-8　做舌根黏膜中线切口

在近舌根中线部位做垂直切口，由上及下至会厌谷水平。

图 7-2-9　切除舌根肌层

主刀者利用马里兰钳将待切除肿瘤组织向患者头侧、靠咽后壁方向牵拉；第一助手将舌根切缘用吸引管向前方牵引；同时，巡回护士或第二助手按压舌骨体以使舌根深层切缘达到阴性。

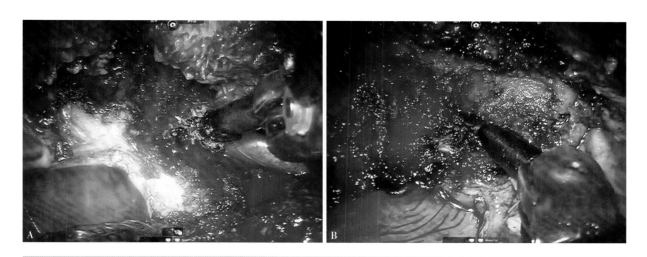

图 7-2-10　切除外侧舌根

A. 沿咽部外侧切口，将待切除的舌根组织和咽侧壁软组织一并切除；B. 妥善术腔止血，取边缘送冰冻病理检查以确保阴性切缘。

五、经口机器人辅助下口咽后壁癌切除术

1. 手术适应证和禁忌证

（1）手术适应证：①肿瘤经口可获得良好暴露；② T_1、T_2 期口咽癌及经过选择的 T_3、T_{4a} 口咽癌；③无颈内动脉或颈总动脉侵犯；④无椎前筋膜受累；⑤全身未见远处转移；⑥能耐受全身麻醉；⑦患者知情并同意经口机器人手术，并同意必要时转为开放手术行肿瘤切除。

（2）手术禁忌证：①张口受限；②椎前筋膜受累；③不可切除的颈淋巴结转移灶；④严重的颈椎病变致头后仰困难；⑤具有全身麻醉禁忌证；⑥有远处转移。

2. **手术步骤**　沿肿瘤边缘旁开 5mm 做边缘黏膜切口，沿黏膜切口环形切开黏膜及其深面的咽缩肌，可看到颊咽筋膜（图 7-2-11）。将待切除的标本沿颊咽筋膜浅面整块切除。创面可使用人工皮修补片缝合封闭。

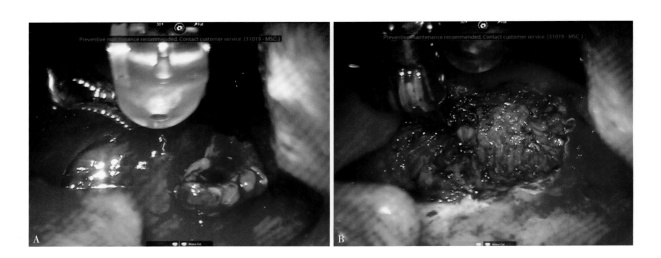

图 7-2-11　术中所见

A. 肿瘤范围位于口咽后壁；B. 沿肿瘤边缘旁开 5mm 做边缘黏膜切口，沿黏膜切口环形切开黏膜及其深面的咽缩肌。

六、经口机器人手术的并发症

1. **术后出血**　TORS 术后出血率在 1.4%～11.5%[11-14]。TORS 术后 30 天内的死亡率约为 0.7%，绝大多数由术后出血所致[13,15]。最常见的出血部位是扁桃体或舌根[11-12]。但目前对于是否应该在颈淋巴清扫过程中结扎颈外动脉分支血管目前仍存争议[11-12, 16-17]。我们认为，对于肿瘤的切除边界位于颈外动脉主要分支附近的口咽癌患者，可考虑在 TORS 前行颈淋巴清扫并同期结扎相应的动脉血管作为一种预防大出血的有效手段。

2. **吞咽困难**　几乎所有的 TORS 患者都出现不同程度的吞咽困难，但绝大多数患者可在术后 30 天内恢复经口进食[18]。与非手术治疗（单纯放疗、放化疗）和开放性手术相比，TORS 术后患者吞咽功能更好[19-20]。这可能是因为 TORS 不需要外部切口，可直接进入口咽部进行精确的切除，尽量减少了对邻近结构的破坏。

3. **气道并发症**　主要包括气道梗阻和误吸 / 肺炎。TORS 手术后气道梗阻罕见。气道梗阻常见原因主要是伤口肿胀，大部分肿胀发生在舌体和舌根，往往继发于开口器长时间压迫舌部导致的再灌注水肿。对于有气道梗阻风险者，需要留置气管插管或床边备好气管切开，以预防气道梗阻而窒息。TORS 术后 30 天内出现误吸 / 肺炎的发生率为 3%～4%[13, 15]。误吸 / 肺炎的风险在文献中并没有系统报道，这可能是因为这些研究中的患者数量较少，但并不能因此忽略误吸 / 肺炎的严重性。

（陆翔）

参考文献

[1] ANG K K, HARRIS J, WHEELER R, et al. Human papillomavirus and survival of patients with oropharyngeal cancer. N Engl J Med, 2010, 363(1): 24-35.

[2] EBRAHIMI A, GIL Z, AMIT M, et al. Comparison of the American Joint Committee on cancer N_1 versus N_{2a} nodal categories for predicting survival and recurrence in patients with oral cancer: time to acknowledge an arbitrary distinction and modify the system. Head Neck, 2016, 38(1): 135-139.

[3] BYRD D R, BROOKLAND R K, WASHINGTON M K, et al. AJCC cancer staging manual. 8th ed. New York: Springer, 2017.

[4] NATIONAL COMPREHENSIVE CANCER NETWORK. NCCN clinical practice guidelines in oncology: head and neck cancers. Fort Washington, PA, 2018.

[5] LYDIATT W M, PATEL S G, O'SULLIVAN B, et al. Head and neck cancers-major changes in the American Joint Committee on cancer eighth edition cancer staging manual. CA Cancer J Clin, 2017, 67(2): 122-137.

[6] FAKHRY C, ZHANG Q, NGUYEN-TAN P F, et al. Human papillomavirus and overall survival after progression of oropharyngeal squamous cell carcinoma. J Clin Oncol, 2014, 32(30): 3365-3373.

[7] 黄晓明. 机器人辅助下咽喉头颈外科手术的进展. 临床耳鼻咽喉头颈外科杂志, 2018, 32 (14): 1043-1047.

[8] GARAS G, ARORA A. Robotic head and neck surgery: history, technical evolution and the future. ORL J Otorhinolaryngol Relat Spec, 2018, 80(3-4): 117-124.

[9] SETHIA R, YUMUSAKHUYLU A C, OZBAY I, et al. Quality of life outcomes of transoral robotic surgery with or without adjuvant therapy for oropharyngeal cancer. Laryngoscope, 2018, 128(2): 403-411.

[10] MOTZ K, CHANG H Y, QUON H, et al. Association of transoral robotic surgery with short-term and long-term outcomes and costs of care in oropharyngeal cancer surgery. JAMA Otolaryngol Head Neck Surg, 2017, 143(6): 580-588.

[11] POLLEI T R, HINNI M L, MOORE E J, et al. Analysis of postoperative bleeding and risk factors in transoral surgery of the oropharynx. JAMA Otolaryngol Head Neck Surg, 2013, 139(11): 1212-1218.

[12] MANDAL R, DUVVURI U, FERRIS R L, et al. Analysis of post-transoral robotic-assisted surgery hemorrhage: frequency, outcomes, and prevention. Head Neck, 2016, 38(Suppl 1): E776-782.

[13] HAY A, MIGLIACCI J, ZANONI D K, et al. Complications following transoral robotic surgery (TORS): a detailed institutional review of complications. Oral Oncol, 2017, 67: 160-166.

[14] ASHER S A, WHITE H N, KEJNER A E, et al. Hemorrhage after transoral robotic-assisted surgery. Otolaryngol Head Neck Surg, 2013, 149(1): 112-117.

[15] SU H K, OZBEK U, LIKHTEROV I, et al. Safety of transoral surgery for oropharyngeal malignancies: an analysis of the ACS NSQIP. Laryngoscope, 2016, 126(11): 2484-2491.

[16] GLEYSTEEN J, TROOB S, LIGHT T, et al. The impact of prophylactic external carotid artery ligation on postoperative bleeding after transoral robotic surgery (TORS) for oropharyngeal squamous cell carcinoma. Oral Oncol, 2017, 70: 1-6.

[17] BOLLIG C A, GILLEY D R, AHMAD J, et al. Prophylactic arterial ligation following transoral robotic surgery: a systematic review and meta-analysis. Head Neck, 2020, 42(4): 739-746.

[18] ALBERGOTTI W G, JORDAN J, ANTHONY K, et al. A prospective evaluation of short-term dysphagia after transoral robotic surgery for squamous cell carcinoma of the oropharynx. Cancer, 2017, 123(16): 3132-3140.

[19] ACHIM V, BOLOGNONE R K, PALMER A D, et al. Long-term functional and quality-of-life outcomes after transoral robotic surgery in patients with oropharyngeal cancer. JAMA Otolaryngol Head Neck Surg, 2018, 144(1): 18-27.

[20] CASTELLANO A, SHARMA A. Systematic review of validated quality of life and swallow outcomes after transoral robotic surgery. Otolaryngol Head Neck Surg, 2019, 161(4): 561-567.

第三节　早期喉癌

一、疾病概述

早期喉癌指 $Tis-T_2$ 声门上型喉癌、声门型喉癌、前连合受累喉癌。

1. **疾病特征**　喉癌是常见头颈部恶性肿瘤之一，占全身恶性肿瘤的 1%～5%，绝大多数病理分型为鳞状细胞癌。据我国 2018 年的统计数据显示，全国喉癌的发病率达 1.1/10 万[1]。根据肿瘤发生部位与声门的位置关系，喉癌可分为声门上型、声门型和声门下型喉癌，其中声门型喉癌最为多见。$T_{is-2}N_0M_0$ 喉癌一般被认为早期喉癌。早期喉癌的首选治疗方法为经口内镜微创手术治疗或放疗，而中晚期喉癌的治疗以开放性手术、同步放化疗，甚至免疫靶向综合治疗为主。

2. **鉴别诊断**

（1）喉结核：喉结核多位于后方，以浅表性溃疡为其特征性表现。结合结核中毒症状病史、影像学及结核分枝杆菌检查有助于鉴别。

（2）喉乳头状瘤：外表粗糙，乳头状散在分布，需重视成人喉乳头状瘤的恶变可能。

（3）喉淀粉样变：多与慢性炎症相关，表现为喉部暗红色肿块，表面光滑，质地较硬，需活检加以鉴别。

（4）喉梅毒：典型病例可见梅毒结节及溃疡。梅毒相关血清学检查及病理活检可确诊。

此外，需重视与喉角化症、声带白斑等常见良性病变进行鉴别。

3. **微创手术在早期喉癌中的应用**　早期喉癌，特别是原位癌，浸润深度较浅，病变形态常不典型，窄带成像（NBI）技术有利于早期喉癌的排查及病变范围的评估（图 7-3-1），微创手术治疗往往是最好的选择。早期声门型喉癌较少出现淋巴结转移，与传统开放手术相比，微创手术治疗的创伤和并发症少，与放射治疗相比，微创手术治疗的费用低且生存质量高。早期声门上型喉癌，经口内镜微创手术常需附加颈淋巴结清扫术，与开放性声门上喉部分切除术的局部控制率和总体生存率相当。

总的来说，早期喉癌微创手术疗效与其他治疗方式相当，优势在于损伤小、功能保全好、恢复快、手术时间短及费用低等[2]。然而喉腔内空间狭小、位置深在，在其内微创操作有一定难度，技巧性要求较高，需要规范的训练及经验的积累。近些年来，以显微镜下 CO_2 激光为代表的微创手术发展迅猛，凭借非接触精准切割、双手稳定操作等优势，在一些发达国家已占全部喉癌手术的 $30\% \sim 50\%$。

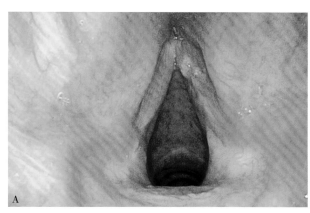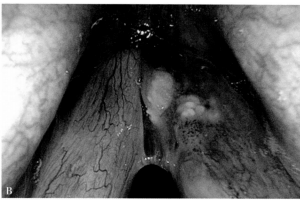

图 7-3-1 早期喉癌不同喉镜下的表现

A. 普通光内镜下评估肿物范围；B. NBI 内镜下评估肿物范围。

4. **焦点** 前连合受累喉癌的微创治疗一直是临床痛点和争议的热点，前连合区 Broyles 韧带"嵌入"甲状软骨，缺乏真正意义上的软骨膜或骨膜，从前连合的黏膜上皮至甲状软骨仅 $2 \sim 3mm$，狭小的空间内有多个喉的解剖亚区存在，黏膜表面体积小的肿瘤有可能已侵犯软骨，T 分期可从早期 T_1 截然变为晚期 T_3（图 7-3-2）。因此，前连合受累喉癌是否选取微创手术，应该选哪种微创设备？如何正确地了解肿瘤侵犯部位和特点？准确判断肿瘤的侵犯范围及 TNM 分期对手术方式的选择至关重要。

笔者团队前期通过连续病理切片，基于喉癌的组织浸润和影像特征，提出了前连合受累的早期喉癌改良 AC 分型及其相应的改良 CO_2 激光微创术式和操作技巧规范，基本同时解决了对喉暴露困难问题的预判和应对 [3-5]。利用经口 CO_2 激光治疗早期前连合受累喉癌的疗效满意，目前正牵头开展相关前瞻性全国多中心研究，项目成果有望改写国际指南。此外，针对 T_{2-3} 前连合受累喉癌创新性开展的改良环状软骨上喉部分切除术疗效显著，明显提高患者术后声音质量，减少误吸和喉狭窄发生 [6-7]。总之，喉显微 CO_2 激光微创手术已成为早期喉癌治疗最重要的方式，其在中晚期喉癌治疗领域的拓展值得重视和进一步探究。

二、手术适应证和禁忌证

1. **手术适应证** 目前微创手术主要用于治疗早期声门型喉癌和声门上型喉癌，关键是支撑喉镜下要保证充分暴露肿瘤，可完整切除肿瘤并保证安全切缘。

（1）声门型喉癌 Tis、T_1 病变：病变表浅而且局限，一般病变较容易充分暴露，效果较好，多

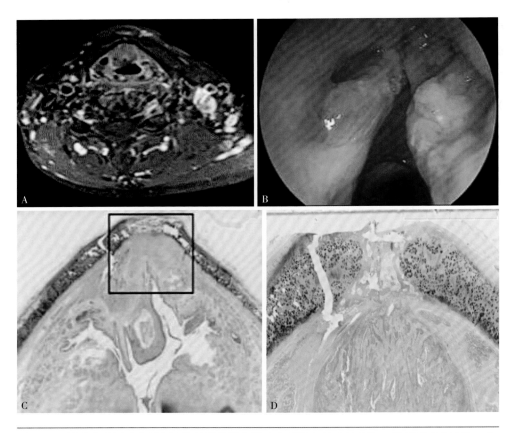

图 7-3-2 前连合受累喉癌侵犯甲状软骨的影像学及病理学表现（考虑为 T_1 的早期病变实为 T_3）
A. MRI 提示前连合受累的喉癌，可疑侵犯软骨；B. 内镜下可见前连合受累的喉癌；C. 组织病理检查提示病变侵犯甲状软骨（黑色方框，HE，100×）；D. 组织病理检查提示病变侵犯甲状软骨（HE，200×）。

数情况下被认为是支撑喉镜下激光手术的理想类型。

（2）声门型喉癌 T_2 病变：病变侵犯声门上区或下区，范围相对较广，声带活动可受限，微创手术操作有一定的难度。

（3）早期前连合受累的声门型喉癌：病变位于前连合或侵犯前连合的声门型喉癌 T_1、T_2 病变。微创手术操作难度较高。

（4）部分声门型喉癌 T_3 病变：病变侵犯甲状软骨或声门旁间隙，一般不建议经口内镜手术。部分 T_3 病变侵犯声门旁间隙，未累及甲状软骨，在进行充分的术前影像学评估后，结合手术医师的丰富经验，如果病变能充分暴露，可进行声带扩大切除术，完整切除病灶，也可获得较好的治疗效果，但手术难度大；部分侵犯甲状软骨板的声门型喉癌 T_3 病变，如甲状软骨钙化不全，存在将病变连同部分甲状软骨一并完整切除的可能（图 7-3-3），可考虑行支撑喉镜下激光手术，但手术难度极高，操作技巧及器械设备配备要求高，不建议轻易尝试。开放性手术常常是更稳妥、更可靠的选择。

（5）声门上型喉癌：病变位于声门上区，分期为 Tis、T_1 的喉癌，一般如果可充分暴露的病例适合采用微创手术，T_2 及部分 T_3 病例在充分进行术前影像学评估后，结合手术医师的丰富经验亦可采用，但声门上型喉癌发生颈部淋巴结转移的风险较高，往往需要同时进行择区性颈淋巴结清扫（图 7-3-4）。

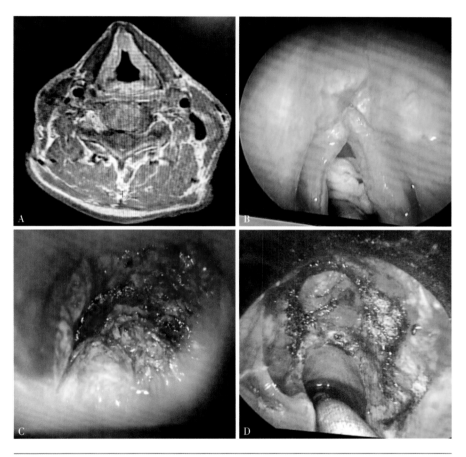

图 7-3-3 T_3 声门型喉癌的术前影像学表现及术中情况

A. MRI 检查提示前连合受累的喉癌，可疑侵犯软骨；B. 内镜下可见前连合受累的喉癌；C. 术中可见病变与甲状软骨板整块切除；D. 病变与相应侵犯软骨切除后术中所见。

2. **手术禁忌证**

（1）有严重心肺功能障碍、全身性疾病、无法耐受全麻手术的患者。

（2）颈短、颈椎强直、张口困难、颌颅面畸形（如下颌短小、上颌前突畸形）等，无法完全暴露肿瘤边界及无法完整切除肿瘤的患者。

（3）中晚期的喉癌，尤其是难以保证在保留足够手术切缘情况下，实现病变完整整块切除者。

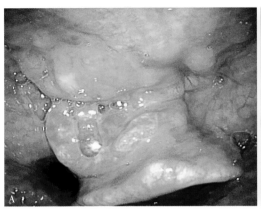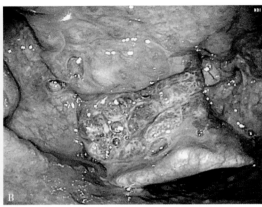

图 7-3-4　早期声门上型喉癌内镜下表现（普通光及 NBI）

A. 普通光下表现；B. NBI 下表现。

三、术中应用的治疗技术

1. **CO_2 激光技术**　CO_2 激光的双手操作、精准切割、非接触无血化手术，提高了手术稳定性、精确定度及术野的清晰度，使其在早期喉癌的应用优势凸显，临床上得到较广泛推广应用，但由于激光只能直线传送，故对病变充分暴露有较高要求，同时对病变完整切除造成一定妨碍。一直以来，如何预判病变暴露情况及实现充分暴露和完整切除是困扰临床的痛点和难题[8-11]。

2. **光纤激光技术**　针对早期喉癌，光纤类激光包括 TurBlue 蓝激光（445nm）、KTP 绿激光（532nm）、半导体 Diode 激光（980nm）等也是较好的选择，这几种激光集切割、止血、气化多种功能于一体，其组织渗透损伤小，对咽喉暴露要求明显降低，故在耳鼻咽喉头颈外科学领域应用日趋广泛。手术时需使用特制的器械手柄或带角度金属的吸引管引导光纤激光，在显微镜下或内镜下操作，简单易行，是 CO_2 激光手术较好的补充，吸引管引导光纤的同时，也作为负压吸引的排烟通道。但光纤激光采用单手操作，其稳定性及手术精准性相对较差。

3. **等离子射频技术**　等离子射频手术系统可配合显微镜、喉内镜、喉显微器械应用，但手术刀头较大，以等离子射频刀头弧面进行消融，单手操作，精准性略差，操作过程温度低，仍可实现较小创伤。等离子射频手术系统的成本较低，对于未配备 CO_2 激光或光纤激光设备的医院，可考虑用其替代激光设备应用于喉癌的内镜微创治疗。但由于其切痕较宽，当应用在狭小的喉腔内难以保证肿瘤安全切缘时，建议开放手术。

四、通用手术步骤

1. 选择较小口径的麻醉插管。安全实施麻醉后，机械通气采用低氧（氧浓度＜30%）模式。使用安多福将患者口周及口腔内黏膜消毒。双层铺巾，第一层包裹患者面颊部、眼部及额部，第二层平铺，并用巾钳固定于一侧（注意不要伤害患者皮肤及耳部）。

2. 助手与器械护士合作打开器械包，清点器械。连接两根吸引管：一根接支撑喉镜的吸烟口；另一根接吸引器，常备喉电凝吸引器。

3. 纱布置入患者口中，垫于上切牙之上，保护患者上唇及切牙。

4. 选择适当的支撑喉镜及器械。对于病变位于声门后部者，可尝试采用口径较宽的翘头支撑喉镜，通过挑起舌根进一步暴露声门。对于暴露欠佳或前连合受累的病变建议选用小口径管状支撑喉镜挑起会厌，充分暴露声门及病灶。

5. 右手持支撑喉镜，左手撑开患者口腔并固定舌头前部，将支撑喉镜沿口腔角度置入，依次暴露舌根、会厌、声门区，注意避免压迫气管插管。

6. 充分暴露声门及肿物后，连接支撑器械并根据暴露程度调整角度。

7. 连接激光部分，根据手术范围及肿物性质调整激光模式及功率。

8. 根据需要，分别选用 0°、12°、30°、45° 高清内镜系统判断病变范围，此过程中需反复比对 CT、MRI 等影像学检查结果，评估切除范围，设计手术方案（图 7-3-5）。

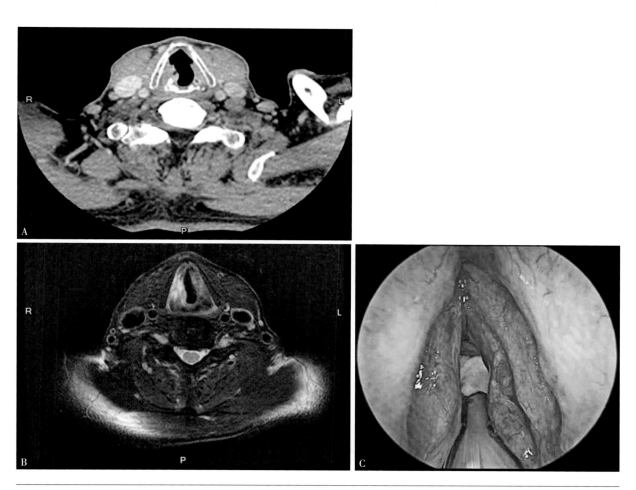

图 7-3-5　内镜评估病变范围，结合 CT、MR 影像设计手术方案

A. CT 评估声带肿物范围；B. MRI 评估声带肿物范围（T_2WI）；C. 内镜评估声带肿物范围。

9. 普通光内镜和 NBI 内镜切换，精准评估病变范围，排查潜在可疑病变，再次确定病变边界及手术范围（图 7-3-6）。

10. 置入一根浸湿生理盐水的脑棉片，保护气管插管以及声门下区域（图 7-3-7）。

11. 完整切除肿瘤（具体见以下各术式手术步骤），操作遵守无瘤原则，侧孔吸引管、钝头无创吸引管或喉显微钳等交替使用，吸引、牵拉、推压组织，充分暴露病变及其边缘，保证安全切缘 2～3mm。先勾勒病变的边界，保持术野干净，必要时应用喉电凝吸引器止血，保证解剖层次清晰，完整整块切除病变（图 7-3-8）。

12. 应用锐利显微黏膜切钳，沿切除后术野边缘定向多点取材。此外，肿瘤大体标本需剖开判断浸润深度及切缘情况，必要时需切开多份送检。

13. 术腔彻底止血，取出声门下脑棉片，退出喉镜。

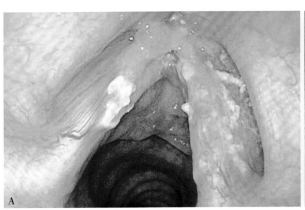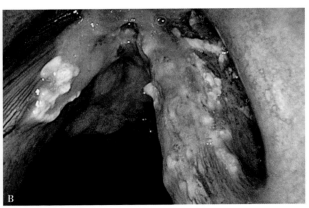

图 7-3-6　应用 NBI 内镜精准评估病变范围、排查潜在可疑病变
A. 普通光内镜下评估肿物范围；B. NBI 内镜下评估声带肿物范围。

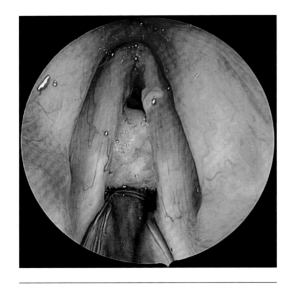

图 7-3-7　术中声门下保护示例

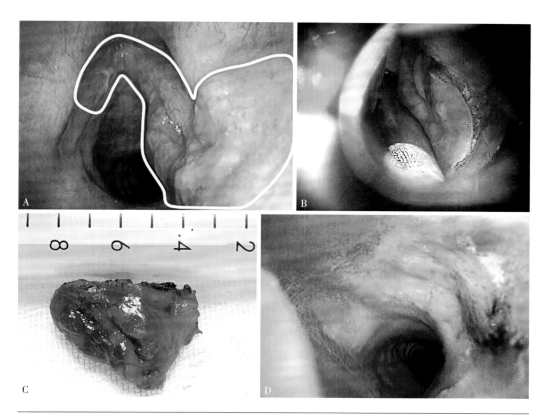

图 7-3-8　勾勒病变边界，解剖层次清晰，完整整块切除病变

A. 内镜下勾勒安全界及切除范围；B. 术中逐层解剖，完整切除病变；C. 整块切除的病变组织；D. 喉内镜下示术后 1 天喉腔创面情况。

五、Tis 和 T_1 声门型喉癌的手术要点

暴露充分的情况下早期声门型喉癌通过内镜手术可使患者获得最大获益。依据 2000 年欧洲喉科学会工作委员会推荐的《内镜下声带切除术分类标准指南》（*Endoscopic Cordectomy. a Proposal for a Classification by the Working Committee, European Laryngological Society*）[12]，内镜下声带切除术分类如下。

（一）声带上皮下切除术——Ⅰ型

Ⅰ型手术相当于显微镜下声带黏膜剥离术，术前轻柔牵拉黏膜，根据其相对的活动度可判断肿物是否累及黏膜下；黏膜下注射少量肾上腺素生理盐水也是判断浸润深度及辅助黏膜下切除手段之一，同时有减少出血的作用，不过注射后对肿瘤边界的判断有一定影响；显微镜对焦并调整激光光斑大小，功率为 2～3W，沿安全边界 3mm 以上，先勾勒出肿瘤的边界，切开黏膜下浅层，深度以不触动声韧带及声带肌为宜，然后沿固有层浅层（任克层）完整剥离病变。该手术适用于原位癌 Tis 病变（图 7-3-9）。

Tis 声门型喉癌 CO_2 激光切除术Ⅰ型手术（上皮下切除）

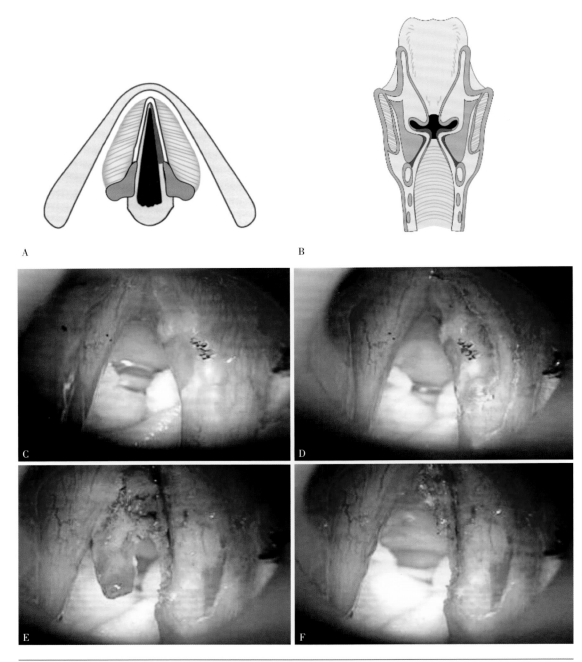

图 7-3-9 声带上皮下切除术（Ⅰ型）示意图与术中图

A. 切除范围的水平位示意图；B. 切除范围的冠状位示意图；C～F. 沿肿瘤安全边界勾勒切除范围，完整剥离固有层浅层病变。

（二）声韧带下切除术——Ⅱ型

此类手术适用于累及一侧声韧带的局部浅表浸润癌，适用于侵犯声韧带但未累及声带肌的早期 T_{1a} 型喉癌。切除病变范围包括黏膜层、黏膜下任克层及声韧带（图 7-3-10）。

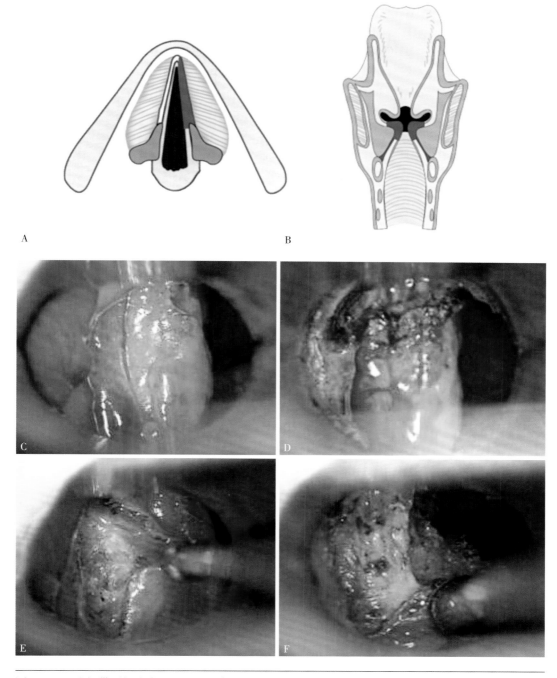

图 7-3-10　声韧带下切除术（Ⅱ型）示意图和术中图

A. 切除范围的水平位示意图；B. 切除范围的冠状位示意图；C~F 早期 T_{1a} 型喉癌，切除病变深达声韧带。

（三）经肌肉声带切除术——Ⅲ型

Ⅲ型手术适用于刚刚累及声带肌肉的局部浅表浸润癌（T_{1a} 声带癌）。切除范围包括病变、声韧带及部分声带肌（图 7-3-11）。

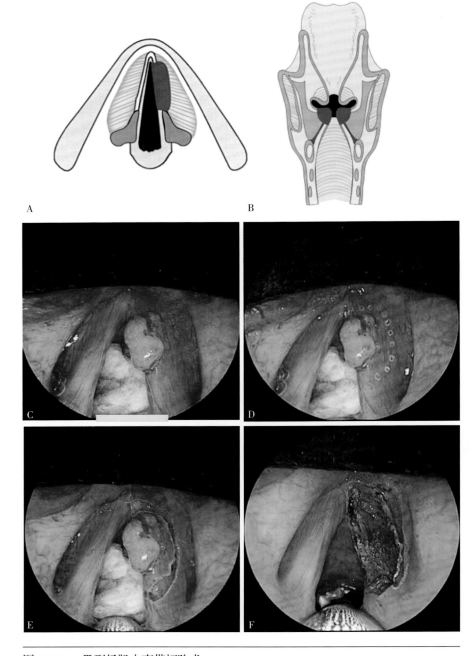

图 7-3-11　Ⅲ型经肌肉声带切除术

A. 切除范围的水平位示意图；B. 切除范围的冠状位示意图；C～F. 切除部分声带肌，完整切除肿瘤。

（四）声带完全切除术——Ⅳ型

Ⅳ型手术适用于已经确诊的浸润型 T_{1a} 期喉癌，肿瘤可能已经生长至前连合但无深部浸润。对于切除范围，前至前连合，后至声带突，一般保留一侧杓状软骨，外至甲状软骨板。为充分暴露病变，有时需切除部分或全部室带（图 7-3-12）。

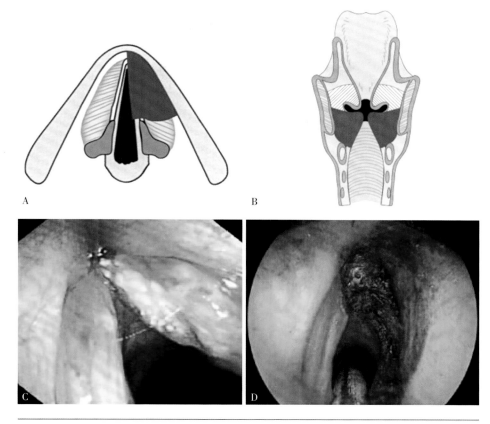

图 7-3-12　Ⅳ型声带完整切除术

A. 切除范围的水平位示意图；B. 切除范围的冠状位示意图；C～D. 沿肿瘤安全边界勾勒切除范围，右侧声带全切除，外至甲状软骨板，完整切除肿瘤。

（五）声带扩大切除术——Ⅴ型

Ⅴ型手术适用于涉及前连合或声门上区、声门下区的 T_2 型声带癌。此类型又分为四个亚类：Ⅴa 型包括前连合的全声带切除；Ⅴb 型部分/全部杓突切除的全声带切除；Ⅴc 型包括室带的全声带切除；Ⅴd 型包括声门下的全声带切除（图 7-3-13）。术中充分暴露及完整切除病变是关键，若病变侵犯一侧杓状软骨或声带突可通过不断更换或调整支撑喉镜位置充分暴露病变，切除部分或全部杓状软骨。

六、前连合受累声门型喉癌的手术要点

（一）暴露前连合

专用手术器械的选择有助于前连合部位的充分暴露，一般会选取不同规格的管状支撑喉镜，喉硬性内镜再次检查确定病变部位与范围；手术过程中需要不断更换喉镜或调整喉镜位置，助手不断地通过多个角度进行环状软骨或气管上段加压，暴露前连合。此类手术难点在于支撑喉镜下暴露前连合的技巧性及其对器械设备的依赖性均较高，且前连合黏膜与甲状软骨缺乏骨膜，肿瘤侵犯前连合腱时，有可能进一步突破，进而侵犯甲状软骨（ T_3 ），术中不易判断切缘是否安全。

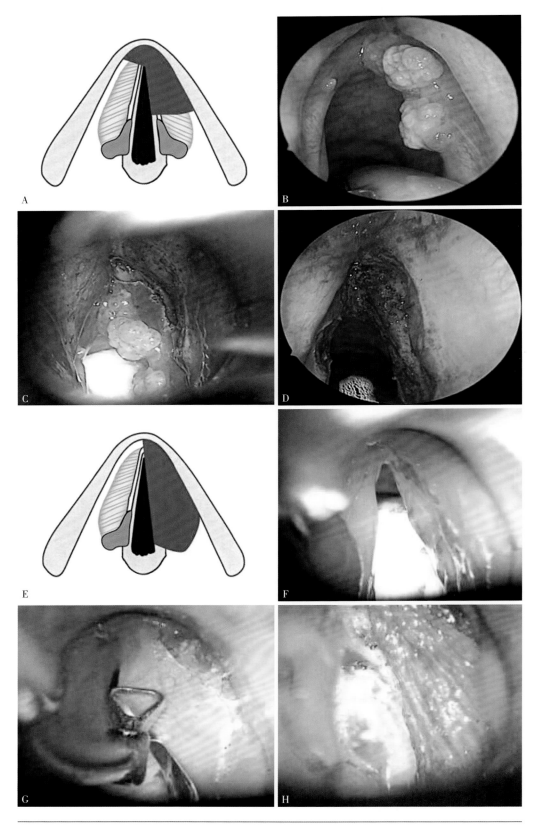

图 7-3-13　Ⅴ型声带扩大切除术示意图与术中图

A ~ D. Ⅴa 型（包括前连合的全声带切除），其中 A 为切除范围的水平位示意图；E ~ H. Ⅴb 型（部分 / 全部
杓突切除的全声带切除），其中 E 为切除范围的水平位示意图；

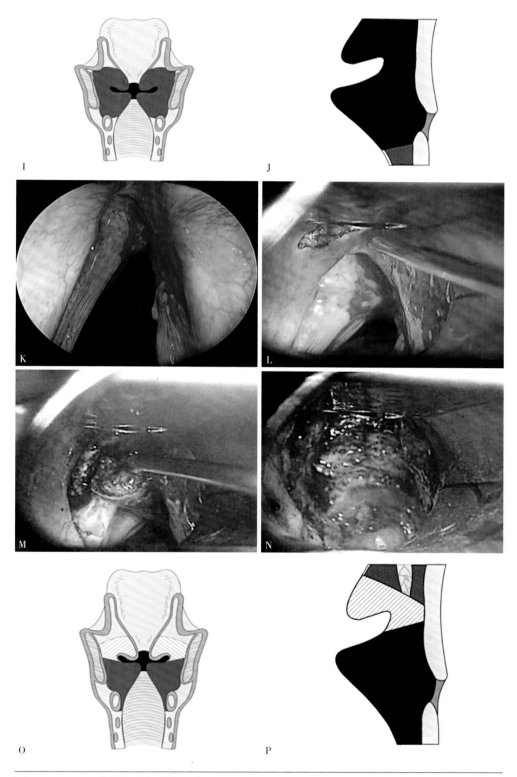

图 7-3-13　V型声带扩大切除术示意图与术中图

I~N. Vc型（包括室带的全声带切除），其中 I 和 J 分别为切除范围的冠状位全貌观和局部观示意图；
O~P. Vd型（包括声门下的全声带切除），O 和 P 分别为切除范围冠状位全貌观和局部观示意图。

（二）改良 AC 分类法

笔者团队以 Rucci L 的 AC 分类为基础，结合 T 分期，提出侵犯前连合早期声门型喉癌的改良分类法（改良 AC 分类法）[13]。改良 AC 分类及手术与欧洲喉科学协会内镜下声带切除术 V 型比较，其优点在于不但考虑了病变的部位和范围，还兼顾了病变侵犯的深度，更加契合目前微创精准外科手术要求的精确切割，力求不多一分，不少一毫，实现术后正常组织及喉功能最大限度的保留。

1. **改良 AC 法 0 型**　该型适用于前连合未累及的病变。

2. **改良 AC 法 1 型**　该型适用于侵犯前连合的早期声门型喉癌，中线一侧浅层原位癌（Tis）并前连合表面同侧、对侧或全部黏膜受累（AC1-AC3，图 7-3-14）。

手术步骤：采用 CO_2 激光声带黏膜剥脱技术完整切除病变，包括受累的部分声门上区、声门下区黏膜；相当于欧洲喉科学协会内镜下声带切除术 Va 型的切除范围和 I 型的手术技巧相结合。

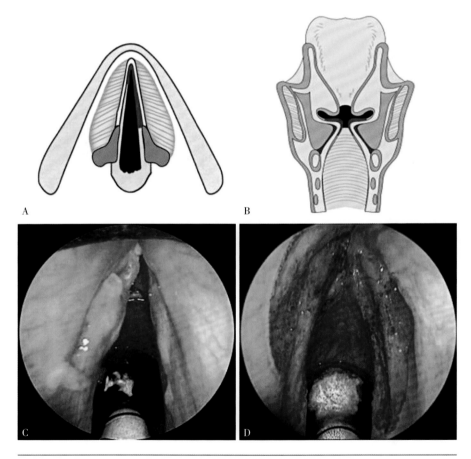

图 7-3-14　改良 AC 法 1 型病变范围示意图及手术切除范围示例图

A. 切除范围的水平位示意图；B. 切除范围的冠状位示意图；C. 内镜下术前所见；D. 内镜下手术切除后所见。

3. 改良 AC 法 2 型 该型适用于中线一侧深层（T_{1-2}）并前连合同侧、对侧受累（AC1-AC3，图 7-3-15）。

手术步骤：采用 CO_2 激光贴着甲状软骨表面切除整个前连合及患侧声带，包括受累的部分声门上区、声门下区黏膜及杓状软骨，相当于欧洲喉科协会 Va 型内镜激光声带切除术式。

前连合受累喉癌（声门型 T_{1a}）CO_2 激光手术

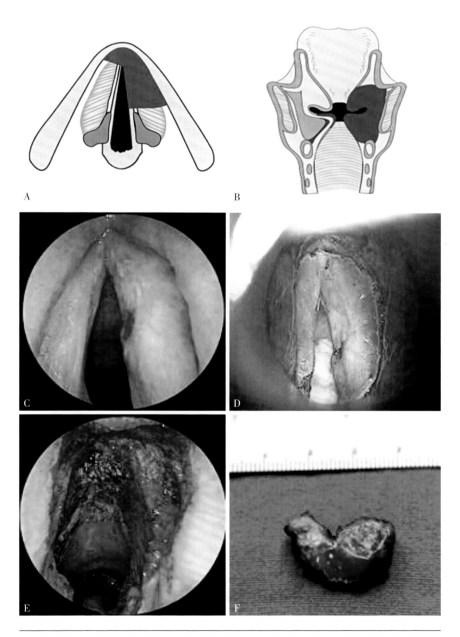

图 7-3-15　改良 AC 法 2 型切除范围示意与术中所见

A. 切除范围的水平位示意图；B. 切除范围的冠状位示意图；C. 内镜下术前所见；D. 沿肿瘤安全边界勾勒切除范围；E. 内镜下切除后所见；F. 完整切除的病变组织。

4. 改良 AC 法 3 型　该型适用于中线两侧深层（T_{1-2b}）并前连合全部黏膜受累（AC3，图 7-3-16）。

前连合受累喉癌（声门型 T_2）CO_2 激光切除术

手术步骤：从会厌根部、双侧室带联合上方切入，贴着甲状软骨面切除整个前连合、双侧声带前部及受累部分的声门上区、声门下区黏膜或杓状软骨，该术式须具备切除部分的甲状软骨或环甲膜区组织的技术和能力。

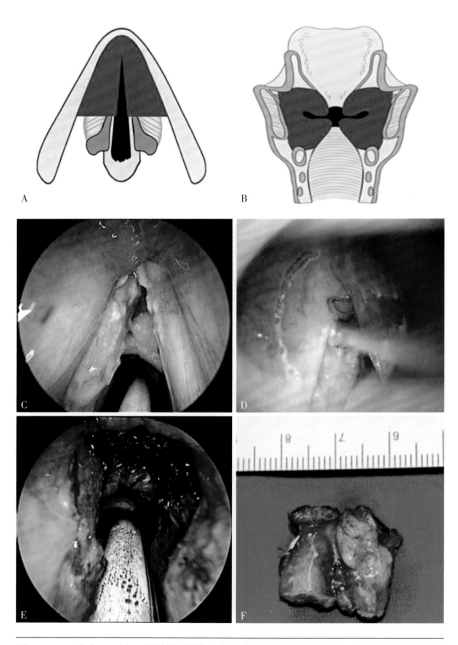

图 7-3-16　改良 AC 法 3 型病变范围示意与术中所见

A. 切除范围的水平位示意图；B. 切除范围的冠状位示意图；C. 内镜下术前所见；D. 沿肿瘤安全边界勾勒切除范围；E. 内镜下手术切除后所见；F. 整块切除的病变组织。

七、声门上型喉癌的手术要点

1. **应用纳米碳淋巴示踪技术**　由于声门上型喉癌淋巴结转移率高，术前可使用纳米碳混悬注射液向病灶内注射，对前哨淋巴结示踪。这有助于行淋巴结清扫时判断是否存在潜在转移病灶（图7-3-17）。

2. **手术技巧**　根据肿瘤所处的位置及病变范围，直接以 CO_2 激光沿肿瘤边缘外 1cm 处将肿瘤切除。或以 CO_2 激光束切开部分组织使肿瘤暴露，并在相应部位横向切断。过程中可切除同侧杓状软骨及部分会厌（图7-3-18）。

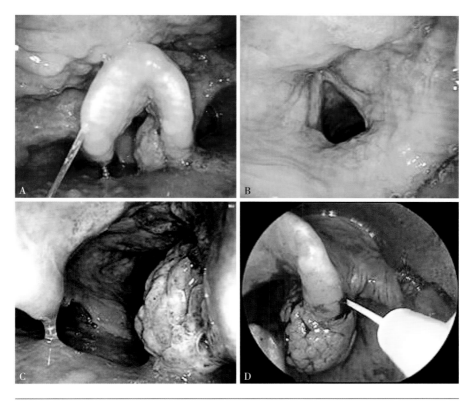

图 7-3-17　应用纳米碳混悬注射液进行淋巴结示踪

A. 喉镜下肿瘤位于会厌喉面；B. 声门区未见肿瘤；C. NBI 下肿瘤情况；D. 注入纳米碳混悬注射液。

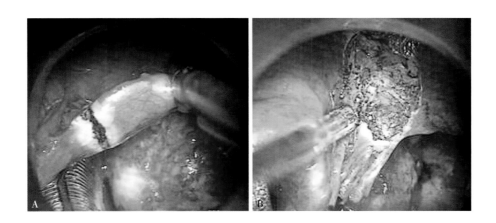

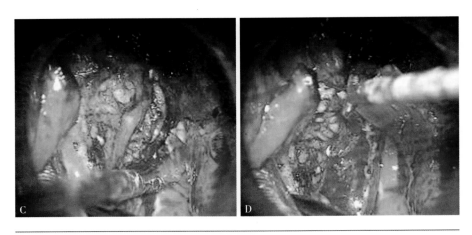

图 7-3-18 部分会厌和一侧杓状软骨切除术

A. 圈定切除范围；B. 处理会厌前间隙；C. 切除部分会厌；D. 切除一侧杓状软骨。

八、围手术期注意事项及技术要点

1. 术前采用 NBI 电子喉镜检查录像直接观察喉内结构、病变范围、声带活动度及黏膜波情况，提高了早期病例筛选的准确性；薄层增强 CT 是喉癌术前诊断和临床分期的主要评价方法、增强 MRI 对于甲状软骨受累的诊断特异度高，敏感度好，两者结合比较，在影像平台上进行三维重建，医学数字成像和通信（digital imaging and communications in medicine，DICOM）连续断层切片阅读可准确判断肿瘤的侵犯范围及 TNM 分期。

2. 通过 MDT 讨论保证微创诊疗方案的最优化。改良 Mallampati 分级法结合 Yamamoto 分级法力求准确评判暴露的难易，两个评分均为Ⅳ度者不建议经口微创手术；术中应用喉硬性内镜再次检查确定病变部位与范围。

3. 术前与麻醉科医师沟通，在维持生命体征稳定安全的前提下，尽量选择较小口径的麻醉插管，譬如 5.5 号、6.0 号或 6.5 号，大管径的麻醉插管会占据声门区的大部分空间，影响病变的暴露，甚至导致手术失败。

4. 适合于 CO_2 激光手术的病变应是在支撑喉镜下可完全暴露，肿瘤各界均在视野内，在激光束可达到的区域内肿瘤应能被完整切除；专用配套器械、喉外按压、喉内牵引及术者娴熟的技巧是病变充分暴露的保障；术中充分暴露、勾勒病变边界，整块切除是关键。

5. 声门型喉癌较多经前连合侵犯声门下区，而较少经前连合侵犯声门上区。Broyles 韧带在一定程度上能起到"屏障"作用，阻止肿瘤向前直接侵犯甲状软骨，但当肿瘤累及该处声带肌时，该作用明显减弱；鉴于前连合腱对声带前端癌向甲状软骨侵犯起到屏障作用，激光手术时向前贴着甲状软骨切除，可达到肿瘤外科的完整整块切除要求。

6. 部分显微镜下暴露欠佳的早期喉癌，可改行经口内镜辅助下光纤激光切除，但单手操作，手术的精确度稍逊。安全切缘的留取是常规及保障。

（马仁强　雷文斌）

参考文献

[1] LIU Y, ZHAO Q, DING G, et al. Incidence and mortality of laryngeal cancer in China, 2008-2012. Chin J Cancer Res, 2018, 30(3): 299-306.

[2] 雷文斌，徐扬，邓洁，等. CO₂ 激光在咽喉科疾病治疗中的应用进展. 临床耳鼻咽喉头颈外科杂志，2018，32（19）：1447-1450.

[3] WU J, ZHAO J, WANG Z, et al. Study of the histopathologic characteristics and surface morphologies of glottic carcinomas with anterior vocal commissure involvement. Medicine, 2015, 94(29): e1169.

[4] WU J, ZHAO J, LI Z, et al. Comparison of CT and MRI in diagnosis of laryngeal carcinoma with anterior vocal commissure involvement. Sci Rep, 2016, 6(1): 30353.

[5] LUO C, LV K, LIU Q, et al. Comparison of laser microsurgery and open partial laryngectomy for T_{1-2} laryngeal cancer treatment. Ann Transl Med, 2021, 9(6): 464.

[6] WEN W P, SU Z Z, ZHU X L, et al. Supracricoid partial laryngectomy with cricothyroidopexy: a treatment for anterior vocal commissure laryngeal squamous carcinoma. Head Neck, 2013, 35(3): 311-315.

[7] LUO J, WU J, LV K, et al. Analysis of postsurgical health-related quality of life and quality of voice of patients with laryngeal carcinoma. Medicine (Baltimore), 2016, 95(1): e236.

[8] MOREAU P R. Treatment of laryngeal carcinomas by laser endoscopic microsurgery. Laryngoscope, 2000, 110(6): 1000-1006.

[9] GALLO A, DE VINCENTIIS M, MANCIOCCO V, et al. CO₂ laser cordectomy for early-stage glottic carcinoma: a long-term follow-up of 156 cases. Laryngoscope, 2002, 112(2): 370-374.

[10] BRONDBO K, BENNINGER M S. Laser resection of T_{1a} glottic carcinomas: results and postoperative voice quality. Acta Otolaryngol, 2004, 124(8): 976-979.

[11] LEDDA G P, PUXEDDU R. Carbon dioxide laser microsurgery for early glottic carcinoma. Otolaryngol Head Neck Surg, 2006, 134(6): 911-915.

[12] REMACLE M, ECKEL H E, ANTONELLI A, et al. Endoscopic cordectomy. a proposal for a classification by the Working Committee, European Laryngological Society. Eur Arch Otorhinolaryngol, 2000, 257(4): 227-231.

[13] 乐慧君，陈思宇，李芸，等. 喉癌诊疗策略及进展. 临床耳鼻咽喉头颈外科杂志，2019，11（33）：1017-1021.

第四节　早期下咽癌

一、疾病概述

1. **疾病特征**　下咽又称喉咽，位于上呼吸道和上消化道的交会处，上接口咽，起于舌骨水平延长线以下，下端在环状软骨下缘平面连接食管，包括梨状窝、咽后壁和环后区 3 个亚区。下咽部恶性肿瘤占全身恶性肿瘤的 0.15%～0.50%，占头颈部恶性肿瘤的 2%～5%。其中梨状窝癌占下咽癌的 60%～80%，其次是下咽后壁癌，环后癌相对少见[1]。下咽癌病理类型绝大多数（95%）为鳞状细胞癌，且往往分化较差，肉瘤、腺癌及恶性淋巴瘤少见。

近年来下咽癌发病率逐渐上升且呈年轻化趋势，总体预后较差[2]。下咽癌的发病位置隐匿，早期症状无特异性，一般就诊时病情已经多为中晚期。下咽黏膜下组织缺乏天然的生物学屏障，其病理呈现易黏膜下播散、易发生局部淋巴结转移的特点，且容易侵犯颈部其他重要结构。术后可能出现咽瘘、吞咽困难等对生活质量影响较大的并发症[3]。总体而言，下咽癌发病率相对较低，但临床发现晚、生活质量差、生存率低，亟待进一步加强研究改善患者治疗效果。

2. **病因** 下咽癌的病因不明确，可能与多种因素综合作用有关，主要有吸烟、酗酒、病毒感染及咽喉反流等。这些因素可通过诱导基因变异、表观遗传学改变或细胞周期改变等多种方式促进下咽癌的发生与发展。

3. **临床表现** 下咽癌早期缺乏特异性临床表现，因而易被误诊为咽炎或咽喉神经官能症等。因此，凡年龄大于 40 岁，长期咽喉异物感或吞咽疼痛，尤其是伴有颈部淋巴结肿大者，均需常规喉镜检查咽部、喉部，检查过程中重点注意各解剖区有无肿瘤。必要时行 CT、MRI 检查，以便早期发现病变，避免误诊。

4. **分期** 在第 8 版 AJCC 肿瘤分期（表 7-4-1）中，下咽癌区域淋巴结 N 分期引入结外侵犯（ENE）这一指标[4]。ENE 定义为淋巴结转移性肿瘤的进一步扩张，即局限在淋巴结内的肿瘤，穿透淋巴结包膜浸润周围结缔组织，伴或不伴间质反应。临床 ENE 特异性较低，因此，临床判断肿瘤 ENE 阳性时，需依赖相当可靠的临床或影像学证据（如多发结节，侵犯皮肤、肌肉等相邻结构，或出现脑神经、臂丛神经、交感神经、膈神经浸润甚至功能障碍），如存疑问则均判定为 ENE 阴性，以避免分期过度[5]。

表 7-4-1　第 8 版 AJCC 下咽癌的 TNM 分期标准

	分期	标准
原发肿瘤（T）	Tx	原发肿瘤无法评估
	Tis	原位癌
	T_1	肿瘤局限于下咽的一个解剖亚区并且最大径 ≤ 2cm
	T_2	肿瘤侵犯超过下咽的一个解剖亚区或邻近解剖区，或 2cm < 最大径 ≤ 4cm，无半喉固定
	T_3	肿瘤最大径 >4cm 或半喉固定或累及食管黏膜
	T_4	局部晚期
	T_{4a}	肿瘤侵犯甲状 / 环状软骨、舌骨、甲状腺、食管肌层或中央区软组织
	T_{4b}	肿瘤侵犯椎前筋膜，包绕颈动脉或累及纵隔结构

分期		标准
区域淋巴结（N）	Nx	区域淋巴结无法评估
	N0	无区域淋巴结转移
	N1	同侧单个淋巴结转移，最大径≤3cm，ENE（－）
	N2	同侧单个淋巴结转移，3cm＜最大径≤6cm；或同侧多个淋巴结转移，最大径均≤6cm；或双侧或对侧淋巴结转移，最大径均≤6cm，ENE（－）
	N2a	同侧单个淋巴结转移，3cm＜最大径≤6cm，ENE（－）
	N2b	同侧多个淋巴结转移，最大径均≤6cm，ENE（－）
	N2c	双侧或对侧淋巴结转移，最大径均≤6cm，ENE（－）
	N3	转移淋巴结最大径＞6cm，ENE（－）；或ENE（＋）
	N3a	转移淋巴结最大径＞6cm，ENE（－）
	N3b	转移淋巴结明显结外侵犯 ENE（＋）
远处转移（M）	Mx	远处转移无法评估
	M0	无远处转移
	M1	有远处转移

5. 治疗原则　以手术治疗为主的综合治疗仍是下咽癌的首选治疗手段。2017年发布的《下咽癌外科手术及综合治疗专家共识》提出下咽癌手术治疗原则是在确保无瘤生存的前提下进行手术根治，并尽可能保留呼吸、进食等功能[3]，需按照患者的病情制订个性化的治疗计划方案。

外科治疗下咽癌已有百余年历史。由于下咽解剖位置特殊，邻近喉、食管等重要结构，传统的开放性手术治疗方式会严重影响患者的呼吸、吞咽、发声等生理功能，给患者的生活造成不便，严重影响其生活质量。开放手术由最初不保留喉功能手术逐渐发展出保留喉功能手术并慢慢成熟，但患者生存质量仍难言满意。与开放性手术相比，经口微创手术通过自然腔隙的微创入路减少了开放手术带来的相关损伤，保留喉外肌、正常的喉咽黏膜及感觉神经，而且经口手术通常无须气管切开，可更好地保留呼吸、发音、吞咽功能，降低了围手术期并发症的发生率，尤其是在T_1、T_2早期患者中效果比较肯定。在无瘤前提下采取对患者创伤最轻、生活质量影响最小的微创手术方式，主要有经口CO_2激光手术（transoral CO_2 laser microsurgery，TLM）和经口机器人手术（transoral robotic surgery，TORS）[6-8]，而将两者结合应用则有望进一步克服单一技术的局限[9-10]。

二、经口机器人手术的优缺点

机器人外科手术系统自1999年开始制造，1年后获得了美国食品药品监督管理局（Food and Drug Administration，FDA）的市场认证，标志着机器人外科手术系统正式登上了手术的历史舞台。此后，手术机器人运用于泌尿外科、妇科和心胸外科，经过不断的技术革新最终运用于耳鼻咽喉头颈外科的手术。目前，经口机器人手术（TORS）已成功用于下咽癌的治疗[11]。虽然该技术尚处于探索阶段，但其发展前景巨大，未来甚至有可能成为 TLM 的替代方案。

1. TORS 下咽癌手术优点　①借助于患者的口腔自然通道，通过高精度的镜头和清晰的光源，拓展了主刀的视野，使术野的组织解剖结构更加清晰；②灵活的手术器械提供了超越人手极限的外科手术的准确度和精确性，可以快速准确地解剖及缝合；③对术者手术的颤动进行过滤，对于高精度、长时间的复杂手术尤为重要；④在高度皱襞化的下咽部，机械臂优势更为明显，对肿瘤病变可以做到整块切除，而拉拢和缝合黏膜对呼吸道、消化道的完整性和功能性是至关重要的。除了以上手术技术方面的优势外，TORS 治疗下咽癌在术后拔管、吞咽功能恢复、住院时间、术后患者舒适度及生活质量等方面均优于传统的开放式手术[11]。

2. TORS 下咽癌手术的不足之处　对于涉及同期游离组织瓣修复的患者，TORS 不及开放手术便捷；另外，由于相当大一部分的 TORS 患者没有气管切开，所以一旦出现术后出血，出现严重并发症的比例要高于开放手术。

三、手术要点

1. 术前要放置胃管，使用 FK 开口器暴露术野，可采用经口插管或经鼻插管，可选择较长的拉钩将气管插管向上方挑起以完全暴露下咽。使用 30°3D 内镜，镜面朝向腹侧。

2. 完整暴露下咽肿瘤，在机器人辅助下沿肿瘤边缘旁开 5~10mm 切开黏膜及黏膜下，达肌层。如果为下咽后壁或侧壁的肿瘤，下咽后壁可切至椎前筋膜平面，而下咽后外侧壁建议切除至肌层深层。注意术前通过增强 CT 或增强 MRI 评估浸润深度，若浸润深度明显超过咽外侧壁肌层，则不适合经口手术。术后伤口旷置，如下咽后外侧壁咽缩肌切除过深，则有可能显露至甲状软骨板后外侧、甲状腺上端内侧，从而增加咽瘘的风险。

四、手术典型病例

典型病例 1

【病例简介】

患者，男，57 岁，因"咽部异物感 1 个月余"入院。术前喉镜检查示左侧杓会厌襞及梨状窝内侧壁见表面欠光滑新生物，声门区未受明显累及，声带运动良好（图 7-4-1）。活组织病理检查提示下咽部中低分化鳞状细胞癌。

【手术过程】

沿距肿瘤 5~10mm 处切开黏膜及黏膜下，外侧切除至杓会厌襞，内侧切除相邻至会厌软骨，下端切除至梨状窝内侧壁黏膜，完整切除肿瘤后边缘送术中快速冰冻病理检查，确认阴性后结束手术（图 7-4-2）。

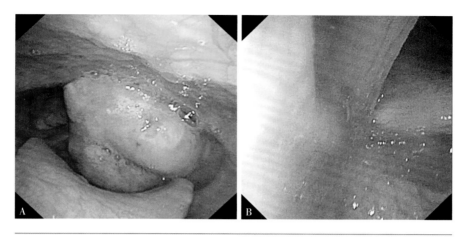

图 7-4-1　术前喉镜表现

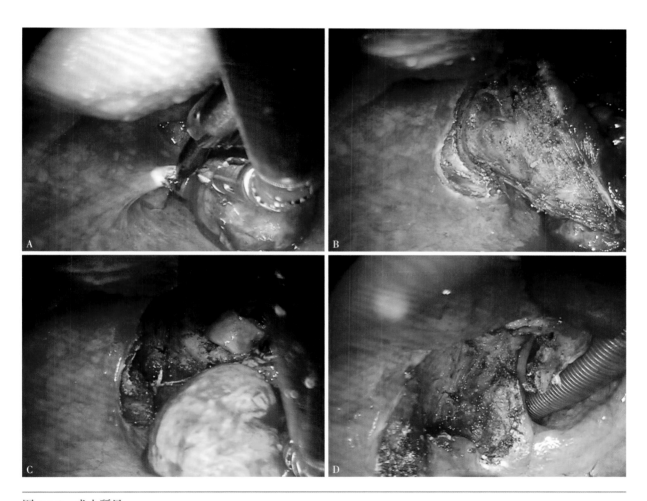

图 7-4-2　术中所见

A. 肿瘤范围位于左侧杓会厌襞及梨状窝内侧壁，沿肿瘤左侧缘旁开 5～10mm 处切开黏膜及黏膜下；B. 确定肿瘤的上界，并按安全边界做切口；C. 确定肿瘤的内侧界，并切除部分会厌；D. 术后创面，左侧梨状窝内侧壁黏膜及黏膜下部分切除。

【术后恢复情况】

（1）术后1周喉镜可见：双侧声带运动良好，左侧梨状窝呈术后改变，会厌左侧已切除，左侧梨状窝黏膜完整（图7-4-3）。

（2）术后2周喉镜可见双侧声带运动良好，黏膜基本愈合（图7-4-4）。

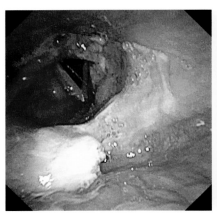 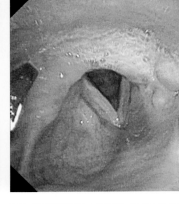

图 7-4-3　术后 1 周复查喉镜下表现　　　图 7-4-4　术后 2 周复查喉镜下表现

典型病例 2

【病例简介】

患者，男，74 岁，检查发现下咽新生物。术前喉镜检查示右侧梨状窝外侧壁及咽后壁表面欠光滑新生物，双侧声带运动良好（图7-4-5）。术前 MRI 检查示新生物未明显侵犯肌层。活组织病理检查示鳞状细胞癌。行经口手术机器人下咽癌切除术。

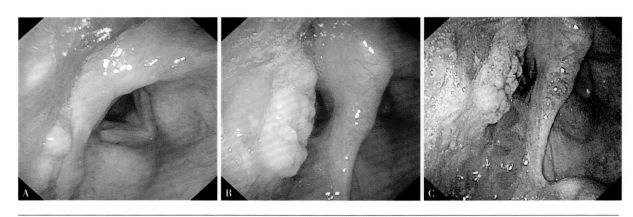

图 7-4-5　术前喉镜检查表现

A. 肿瘤位于右侧梨状窝外侧壁；B. 声门闭合时可清晰显示肿瘤的下边缘；C. NBI 下显示肿瘤局部 IPCL 斑点。

【手术过程】

挑起杓会厌襞黏膜完整显露梨状窝，肿瘤边缘旁开 5～10mm 切开黏膜层及黏膜下层。下咽后壁可切至椎前筋膜平面，而下咽后外侧壁切除至缩肌深层。肿瘤切除后边缘送术中快速冰冻病理检查，确认边缘阴性后置入胃管，手术结束（图 7-4-6 ）。

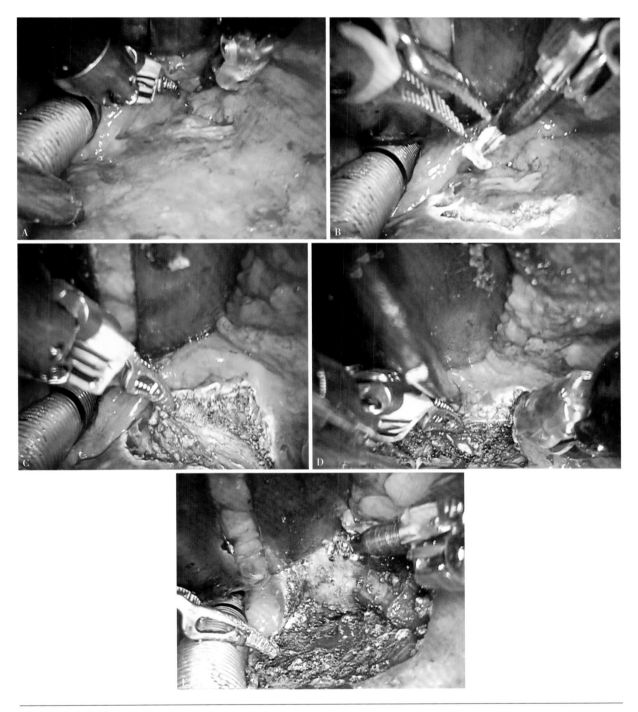

图 7-4-6　术中所见

A. 显示肿瘤的病变范围，位于右侧梨状窝；B. 肿瘤边缘旁开 5～10mm 切开黏膜层及黏膜下层；C. 下咽后壁可切至椎前筋膜平面；D. 下咽后外侧壁切除至咽缩肌深层；E. 切缘组织送术中快速冰冻病理检查。

【术后恢复情况】

术后 1 周喉镜可见双侧声带运动良好，右侧梨状窝呈术后改变，左侧梨状窝黏膜完整（图 7-4-7）。

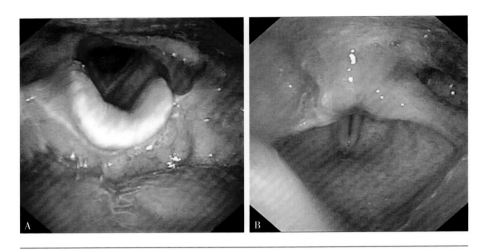

图 7-4-7　典型病例 2 术后 1 周喉镜表现

五、经口机器人手术的并发症

TORS 下咽癌手术的并发症总体发生率不高于开放式手术。由于 TORS 治疗下咽癌的文献报道相对较少，其并发症数据目前并不充分。

1. **术后出血**　TORS 下咽癌术后出血率约为 13.63%[12]。术后出血发生原因可能是动脉分支出血、痂皮过早剥脱、黏膜撕裂或术区创伤等。其危险因素可能有：①男性；②既往头颈部手术及放疗史；③不当的抗凝药物使用；④肿瘤 T 分期较晚；⑤患者较差的全身情况；⑥医师经验不足。多数出血病例能通过双极电凝止血成功，一般无须输血。

降低术后出血风险的方法包括：①术中精细操作、妥善止血，优先使用双极电凝止血，对术中暴露的直径 2mm 以上的血管建议使用钛夹或缝扎止血；②严格把握手术适应证，尽量选择 T 分期较早、下咽部暴露良好的患者；③积极纠正围手术期全身情况，进行合理的抗凝处理；④对于缺损较大的病例，可考虑进行皮瓣修复；⑤对于术前评估气道出血风险较高的病例，可考虑行预防性气管切开，避免严重出血导致误吸或缺氧。

2. **吞咽困难**　吞咽困难是下咽癌患者术后常见的功能性障碍，与患者术后生活质量密切相关。虽然几乎所有的 TORS 患者都有不同程度的一过性吞咽困难，但绝大多数患者可在术后 1 个月内恢复经口进食[13]。而长期吞咽困难可能与创面缺损较大导致食管入口狭窄有关。

TORS 术后吞咽困难的可能危险因素包括：①既往放疗史；②术前即存在吞咽困难；③较晚的肿瘤分期。与非手术治疗（单纯放疗、放-化疗）和开放性手术相比，TORS 术后患者吞咽功能恢复更好。这可能是因为 TORS 不需要外部切口就可直接进入下咽部进行精确的切除，尽可能保留了更多的正常黏膜，并减少了对邻近结构如咽缩肌的破坏。

3. **气道梗阻** TORS 下咽癌术后气道梗阻罕见，原因可能是开口器长时间压迫舌部导致舌体或舌根肿胀。轻度气道梗阻患者可通过保守治疗，如使用糖皮质激素得到控制；仅少数患者需行紧急暂时性气管切开[12]。TORS 术后气道梗阻的危险因素包括：①阻塞性睡眠呼吸暂停患者；②手术时间较长，开口器压迫时间久的患者；③合并呼吸系统疾病患者。对于评估术后气道梗阻高风险患者，建议留置气管插管或行预防性气管切开术，以预防气道梗阻而窒息。

（陆翔）

参考文献

[1] TAKES R P, STROJAN P, SILVER C E, et al. Current trends in initial management of hypopharyngeal cancer: the declining use of open surgery. Head Neck, 2012, 34(2): 270-281.

[2] 刘良发，董研博. 下咽癌的外科治疗进展. 中国耳鼻咽喉颅底外科杂志，2017，23（3）：189-195.

[3] 董频，房居高，高军茂，等. 下咽癌外科手术及综合治疗专家共识. 中华耳鼻咽喉头颈外科杂志，2017，52（1）：16-24.

[4] Amain M B, GREENE F L, et al. AJCC cancer staging manual. 8th ed. New York: Springer, 2017.

[5] LYDIATT W M, PATEL S G, O'SULLIVAN B, et al. Head and neck cancers-major changes in the American Joint Committee on cancer eighth edition cancer staging manual. CA Cancer J Clin, 2017, 67(2): 122-137.

[6] MARTIN A, JÄCKEL M C, CHRISTIANSEN H, et al. Organ preserving transoral laser microsurgery for cancer of the hypopharynx. Laryngoscope, 2008, 118(3): 398-402.

[7] WANG C C, LIU S A, WU S H, et al. Transoral robotic surgery for early T classification hypopharyngeal cancer. Head Neck, 2016, 38(6): 857-862.

[8] LÖRINCZ B B, BUSCH C J, MÖCKELMANN N, et al. Feasibility and safety of transoral robotic surgery (TORS) for early hypopharyngeal cancer: a subset analysis of the Hamburg University TORS-trial. Eur Arch Otorhinolaryngol, 2015, 272(10): 2993-2998.

[9] DURMUS K, KUCUR C, UYSAL I O, et al. Feasibility and clinical outcomes of transoral robotic surgery and transoral robot-assisted carbon dioxide laser for hypopharyngeal carcinoma. J Craniofac Surg, 2015, 26(1): 235-237.

[10] KUCUR C, DURMUS K, DZIEGIELEWSKI P T, et al. Transoral robot-assisted carbon dioxide laser surgery for hypopharyngeal cancer. Head Neck, 2015, 37(5): 743-745.

[11] 杨梦雪，文忠. 激光微创手术在下咽癌中的应用研究进展. 中国耳鼻咽喉颅底外科杂志，2019，25（3）：327-332.

[12] HASSID S, VAN DER VORST S, DELAHAUT G, et al. Transoral robotic surgery hypopharyngectomy (TORSH): feasibility and outcomes. Eur Arch Otorhinolaryngol, 2020, 277(10): 2883-2892.

[13] ALBERGOTTI W G, JORDAN J, ANTHONY K, et al. A prospective evaluation of short-term dysphagia after transoral robotic surgery for squamous cell carcinoma of the oropharynx. Cancer, 2017, 123(16): 3132-3140.

第五节　早期复发性咽、喉恶性肿瘤的挽救性微创治疗

一、疾病概述

1. 疾病特征　喉恶性肿瘤初始治疗成功后的复发率高达 10%～50%，除了与术后肿瘤残留有关外，肿瘤细胞对其他治疗方法，如放疗、化疗和分子靶向治疗等，存在内在或获得性抵抗也是导致复发的因素之一 [1-2]。此外，肿瘤种植性转移与头颈鳞状细胞癌中肿瘤干细胞的作用也被认为与肿瘤转移、复发密切相关 [3-4]。

2. 鉴别诊断　判断肿瘤复发主要依靠内镜与影像学检查，一般包括电子 / 纤维喉镜、颈部增强 CT 和 / 或 MRI 检查，以及 PET/CT 检查。结合患者病史、症状及检查结果，一般诊断不难。发现可疑病变，及时在直接喉镜或电子纤维喉镜下取活检，以明确诊断。

3. 挽救性手术治疗　目前认为，挽救性手术是复发性喉癌综合治疗的基础以及首选方法 [5-6]。对于采用何种手术方式，临床上通常综合考虑肿瘤的部位和大小、外科医师的经验、患者的一般健康状况及其意愿等因素来进行选择。过去观念认为，由于复发性喉癌进展快且病情凶险，为了控制肿瘤发展，挽救性手术均应采用全喉切除术。但后继研究发现，对于部分复发患者，特别是早期复发者，采用保留喉功能的挽救性手术是可行的 [7-8]。

近年来，部分学者尝试利用经口内镜激光微创手术（transoral laser microsurgery，TLM）治疗早期复发性喉癌，发现挽救性 TLM 可以在避免咽喉重建的情况下实现肿瘤精确切除，更好地保留了发声及吞咽功能，最大程度地改善了患者术后声音质量和生活质量，保留了患者再次开放手术的机会，且具有理想的局部控制率和总生存率。目前认为 TLM 可能是早期复发性喉癌保留喉功能的有效治疗方法 [9-10]。

4. 焦点　尽管微创手术具有创伤小、恢复快、术后生活质量高等优势，但运用微创挽救性治疗复发性喉癌的可行性一直是临床争议的热点。对于复发性喉癌，首选和有效的治疗方法为开放性外科手术 [5-6]，但选用何种手术方式，目前仍然没有明确且统一的手术适应证和指导性文献。现有文献报道，挽救性手术的阳性切缘率可高达 40%。尽管在手术中谨慎地确保了较大的边缘并辅以冰冻切片检查，仍有 22% 的患者显微镜下未能达到安全切缘 [11-12]，尤其是放疗后的病例，喉癌复发范围往往不易判断。加之挽救性微创手术要求手术医师在直接喉镜狭小、有限的视野下完成，导致复发性喉癌的挽救性微创治疗相较于开放性手术难度更大。如果操作不当或术前未能全面评估肿瘤情况，将直接导致治疗失败。

目前关于挽救性微创手术治疗喉癌的循证依据较少，临床规范、指南和技术均未成熟，对何时采用挽救性微创手术、如何选择合适的患者等问题尚缺乏指导性意见。此外，微创手术技巧的高要求等因素也极大限制了微创挽救在临床中的应用。笔者团队前期通过分析、总结挽救性 TLM 的处理要点和关键问题，提出了挽救性 TLM 的手术适应证并规范了复发性喉癌挽救性 TLM 治疗前评估

流程和手术操作技巧。在经充分、全面、细致评估复发性喉癌特点后，笔者团队发现对于喉癌早期局部复发（$rTis_{-2}N_0M_0$），规范的挽救性 TLM 可做到保留足够安全切缘并完整切除肿瘤。与开放性手术相比，挽救性 TLM 治疗早期局部复发（$rTis_{-2}N_0M_0$）喉癌患者的局部控制率、总生存率、无病生存期和保喉率无显著性差异。同时，挽救性 TLM 的患者并发症更少，住院时间更短，生存质量和嗓音质量得到极大改善。可见，经口微创激光手术在早期局部复发喉癌治疗领域的拓展值得临床医师的重视和进一步探究。

二、挽救性微创治疗的前提条件、适应证和禁忌证

1. **前提条件**　有别于常规开放性手术，实施挽救性微创手术要求手术医师在直接喉镜狭小、有限的视野下做到肿瘤的充分暴露、保证足够安全切缘以及完整切除肿瘤。这意味着术者需要具备丰富的微创手术经验和熟练的手术技巧。此外，成功的挽救性微创手术必须满足高要求的医疗条件并遵循严格的外科处理要点。规范的挽救性微创治疗应该满足以下前提条件：①喉癌患者术后进行严格、规范、科学的随访，及早发现复发或残留病变，提高挽救性微创治疗的可行性与成功率；②术前利用电子喉镜、频闪喉镜、喉部薄层增强 CT 和 MRI 等对复发肿瘤的延伸程度、声带的活动以及肿瘤范围及浸润深度进行客观、全面、精准的判定；③合理、可行、准确的评估手段用于预判患者喉暴露难易程度；④由固定且经验丰富的放射科、病理科、肿瘤科、放疗科和耳鼻咽喉头颈外科医师组成多学科团队，共同评估肿瘤微创治疗可行性，高质、合理、个性化制订和实施微创挽救诊疗方案；⑤手术医师必须掌握规范的肿瘤微创挽救技术。

2. **手术适应证**　由于难以解决术野充分暴露、完整切除肿瘤以及保证安全切缘等问题，晚期复发性喉癌通常选择开放性手术或放射治疗；何时何种情况下可行微创挽救的报道较少，国内外尚无公认的适应证。笔者建议满足以下条件者可考虑行挽救性微创手术治疗：①喉癌恶性肿瘤治疗后局限性残留、原位复发或早期局部复发（$rTis_{-2}N_0M_0$）；②喉癌病变较小，喉软骨支架、会厌前间隙与声门旁间隙未受累；③术前估计肿瘤可在直接喉镜下充分暴露，完整切除，保证足够切缘。

3. **手术禁忌证**

（1）病变范围分期超过 $rT_2N_0M_0$，难以在保留足够手术切缘的情况下、实现病变完整整块切除者。

（2）复发时合并第二原发头颈部肿瘤的患者。

（3）存在颈短、颈椎强直、张口困难、颌颅面畸形（如下颌短小、上颌前突畸形）等无法完全暴露肿瘤边界及完整切除肿瘤的患者。

（4）伴远处转移的患者。

（5）患有严重心肺功能障碍、全身性疾病等无法耐受全麻手术的患者。

三、手术设备和技术

1. **手术设备**　手术需要准备的器械包括喉手术显微镜，冷光源，支撑喉镜，CO_2激光治疗仪，各种形状、弯度、方向的喉显微活检钳，息肉钳，夹持钳，手术剪、刀、钩，喉注射针头及喉吸引管等。

2. **CO_2激光技术**　由于CO_2激光可进行双手操作、精准切割、非接触无血化手术，挽救性微创手术通常采用经口内镜CO_2激光进行操作。在重复超脉冲模式下，利用较小光斑进行切割，可实现无血化操作，精准描画切割边界，提高手术稳定性、精确度及术野的清晰度，保证术中术野及组织间隙清晰，有利于病损的判断，保证病变的完整切除。

四、手术步骤

经口内镜下激光切除喉部肿瘤要求遵循整块切除原则，并保证足够的安全切缘。喉显微镜下CO_2激光切除喉恶性肿瘤的手术步骤如下（图7-5-1）。

1. 经口插管实施全身麻醉，选择较小口径的麻醉插管（5.5~6.5mm），机械通气采用低氧（氧浓度<30%）模式。

2. 常规消毒铺巾后，将干纱布置入患者口中，垫于上切牙之上，保护患者上唇及切牙。根据实际需要更换不同特点的支撑喉镜以充分暴露肿瘤。

3. 应用具备窄带成像技术的多角度（0°、12°、30°、45°）高清内镜辅助精准评估病变范围。此过程中需反复比对术前CT及MRI等影像学结果，评估切除范围，设计手术的方案。

4. 在声门裂下麻醉插管气囊上放置湿盐水脑棉片，保护气囊及周围组织，术毕注意将脑棉片取出。

5. CO_2激光单发模式下先勾勒切除的边界，安全切缘约8~10mm；结合影像学资料判断病变基底部切除深度，病变浸润不深者，切缘距离保证在3~5mm，亦可紧贴甲状软骨板或软骨膜分离切除。

6. 利用无创吸引器吸引牵拉肿物或喉显微钳牵拉正常部分黏膜，以便充分暴露安全切缘和完整切除肿物。调整CO_2激光输出模式和功率，运用重复超脉冲模式下小光斑（0.3mm）切割，实施无血化操作。操作遵守无瘤原则，保持术野干净，解剖层次清晰，保证病变完整切除。

7. 应用喉显微活检钳，沿切除后术野边缘定向多点取材，对切缘组织行快速冰冻切片检查，确保切缘阴性；病变大体完整切除后纵横剖开，仔细判断浸润深度及切缘情况。

8. 术腔彻底止血，取出声门下脑棉片，退出喉镜。

五、围手术期注意事项及技术要点

1. 如果复发部位广泛或已有远处转移，患者将失去微创挽救的机会。因此喉癌术后严格、规范的院后随访尤为重要，应引起临床医师足够的重视。对于喉癌患者，建议手术治疗后均进行定期门诊复诊随访。在治疗后前 6 个月每月复诊 1 次，接下来的 18 个月每 3 个月复诊 1 次，之后的 36 个月每半年复诊 1 次，此后每年进行 1 次门诊复诊。每次复诊均行电子喉镜检查，必要时辅以 NBI 成像；喉部增强薄层 CT 或增强 MRI 在治疗后前 24 个月每半年复查 1 次，之后每年 1 次。当患者出现复发症状或任何并发症时应及时就诊。

2. 术前术者应仔细阅读复发性喉癌患者影像资料，包括电子喉镜检查录像、喉部薄层增强 CT 或增强 MRI 等。明确肿瘤范围、浸润深度及 TNM 分期，确保肿瘤可在直接喉镜下完整暴露并切除。

3. 预判患者喉暴露难易程度。传统评估方法如张口度、甲颏间距、下颌前伸幅度等评估效果欠佳。笔者团队采用改良 Mallampati 分级法[13] 发现，对于 Mallampati 分级Ⅲ级、特别是Ⅳ级患者，往往预示喉暴露困难，不适合行经口内镜手术。与此同时，Yamamoto 分级法[14] 亦可作为参考指标，Yamamoto 分级Ⅲ级或Ⅳ级者，可预测为有支撑喉镜声门暴露困难的可能。两者结合预测的特异性和敏感性可高达 80%～90%[15]。

4. MDT 团队全程参与，术前严格限定挽救性 TLM 的手术适应证，术后根据实际情况评估是否采用术后辅助治疗，保证微创诊疗方案的最优化。

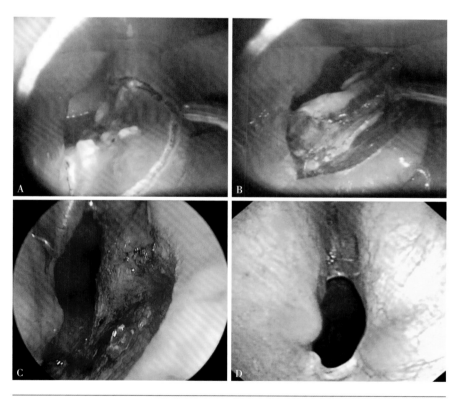

图 7-5-1　勾勒病变边界，解剖层次清晰，完整整块切除病变

A. 勾勒切除边界；B. 无血化操作，完整切除肿瘤；C. 术野边缘定向多点取材送检；D. 喉镜术后 1 个月情况。

5. 保证足够安全的切缘。对于复发性喉癌，安全切缘应保证在 8 ~ 10mm；同时结合影像学资料判断病变基底部切除深度，病变浸润不深者，切缘距离保证在 3 ~ 5mm 或沿着软骨膜分离切除；对于前连合受累未侵犯甲状软骨者，激光手术时向前贴着甲状软骨切除病变，亦可达到肿瘤外科的完整整块切除要求。

（蔡智谋　乐慧君　雷文斌）

参考文献

[1] 周梁，丁彭，王薇. 喉癌术后局部复发与手术切缘的关系. 临床耳鼻咽喉头颈外科杂志，2004，18（6）：339-340.

[2] 李晓明. 下咽癌治疗后复发的处理原则和策略. 中华耳鼻咽喉头颈外科杂志，2016，51（7）：554-557.

[3] AILLES L, PRINCE M. Cancer stem cells in head and neck squamous cell carcinoma. Methods Mol Biol, 2009, 568: 175-193.

[4] CHEN D, WU M, LI Y, et al. Targeting BMI1[+] cancer stem cells overcomes chemoresistance and inhibits metastases in squamous cell carcinoma. Cell Stem Cell, 2017, 20(5): 621-634.

[5] SANTORO R, MECCARIELLO G, MANNELLI G, et al. Surgical options in radiotherapy-failed early glottic cancer. Eur Arch Otorhinolaryngol, 2014, 271(4): 777-785.

[6] HILLY O, GIL Z, GOLDHABER D, et al. Elective neck dissection during salvage total laryngectomy—a beneficial prognostic effect in locally advanced recurrent tumours. Clin Otolaryngol, 2015, 40(1): 9-15.

[7] CHU P H, TSANG N M, LEE L A, et al. To do or not to do: salvage management for hypopharyngeal cancer after chemoradiation therapy. Eur Arch Otorhinolaryngol, 2018, 275(8): 2119-2126.

[8] MORTUAIRE G, CHEVALIER D, MOUAWAD F. Open partial laryngectomy after failure of (chemo) radiation: indications, oncologic and functional outcomes. Curr Opin Otolaryngol Head Neck Surg, 2017, 25(2): 159-162.

[9] MEULEMANS J, DELAERE P, NUYTS S, et al. Salvage transoral laser microsurgery for radiorecurrent laryngeal cancer: indications, limits, and outcomes. Curr Otorhinolaryngol Rep, 2017, 5(1): 83-91.

[10] ROEDEL R M, MATTHIAS C, WOLFF H A, et al. Repeated transoral laser microsurgery for early and advanced recurrence of early glottic cancer after primary laser resection. Auris Nasus Larynx, 2010, 37(3): 340-346.

[11] TAN H K, GIGER R, AUPERIN A, et al. Salvage surgery after concomitant chemoradiation in head and neck squamous cell carcinomas - stratification for postsalvage survival. Head Neck, 2010, 32(2): 139-147.

[12] JONES A S, BIN HANAFI Z, NADAPALAN V, et al. Do positive resection margins after ablative surgery for head and neck cancer adversely affect prognosis? a study of 352 patients with recurrent carcinoma following radiotherapy treated by salvage surgery. Br J Cancer, 1996, 74(1): 128-132.

[13] ADAMUS M, FRITSCHEROVA S, HRABALEK L, et al. Mallampati test as a predictor of laryngoscopic view. Biomed Pap Med Fac Univ Palacky Olomouc Czech

Repub, 2010, 154(4): 339-343.

[14] YAMAMOTO K, TSUBOKAWA T, SHIBATA K, et al. Predicting difficult intubation with indirect laryngoscopy. Anesthesiology, 1997, 86(2): 316-321.

[15] CAI Z M, YUE H J, CHEN L, et al. Salvage transoral laser microsurgery for early local recurrence of glottic squamous cell cancer. J Otolaryngol-Head Neck Surg, 2023, 52(1):40.

第八章　咽喉显微微创外科的并发症预防及应对策略

第一节　概述

自 20 世纪 70 年代以来，国际上开展了以支撑喉镜下 CO_2 激光手术为代表的咽喉显微微创手术。咽喉显微微创手术自 20 世纪 80 年代开始在我国推广，现该手术方式已成为耳鼻咽喉头颈外科的常规手术。咽喉显微微创手术具有术野清晰、操作精度高、创伤小、出血少等优点，已被广泛应用于喉良性增生性病变、喉良性肿瘤、喉癌前病变、声带麻痹、早期喉癌、喉狭窄、下咽肿瘤等疾病[1]。然而，虽然咽喉显微微创手术安全性较高，但操作不慎也可导致手术相关并发症的发生，部分严重并发症甚至可危及患者生命，因此术中规范操作值得引起手术医师的重视。

手术操作不当及患者颈部解剖结构差异，是导致咽喉显微微创手术并发症最主要的原因。因此，规范手术操作及选择合适的手术患者，是预防咽喉显微微创手术并发症的重要措施。术前应对患者进行充分的评估，仔细判读患者电子喉镜等检查的结果，确保患者符合手术适应证。术中应选用型号合适的支撑喉镜，操作过程动作应规范轻柔，以充分暴露声门区即可，不宜过深、过紧，尤其是对下颌畸形、颈部粗短、咽腔狭窄、舌体肥大的患者，须避免因过度施力引起的损伤。此外，术者应与麻醉医师密切配合，在患者麻醉效果及肌松状态达到最佳时施行手术。支撑喉镜应在直视下沿舌背正中进入，切勿以门齿为支点用力，并用湿纱布等保护受压牙齿，应尽量避开松动的牙齿或义齿，如门齿松动，可选择从口角处进入。由于手术时间的长短与术后舌损伤相关并发症是否发生相关，术者应尽量缩短手术时间，如手术时间较长，应间隔一段时间（20min 左右）放松一次支撑喉镜以减轻舌体压力，避免舌体麻木、味觉障碍等并发症的发生[2]。气囊破裂导致氧气泄漏可引起呼吸道灼伤等严重并发症，实施手术前应用湿纱布条遮盖麻醉插管气囊，手术操作时应小心谨慎，严防损坏麻醉插管气囊。CO_2 激光可以凝闭直径 0.5mm 以下的血管，当术中出血量较大时，应采用电凝止血，避免术后出血。对于双侧声带病变的患者，术中应注意对前连合黏膜的保护，术后指导患者勤做深呼吸动作；如前连合黏膜须一并切除，手术宜分次进行，以避免术后声带粘连的发生[3]。

咽喉显微微创手术并发症可以发生在术中或者术后。术中常见的并发症包括咽喉部黏膜损伤、牙齿松动或脱落、麻醉插管气囊破裂导致的呼吸道灼伤、气管异物等。术后常见的并发症包括舌体麻木、味觉异常、呼吸困难、声带粘连、出血、颈部气肿、局部感染等。对于轻微并发症，仅需观察或者采用药物保守治疗，如咽后壁黏膜损伤、牙齿松动等。对于严重并发症，需行气管切开术或二次手术等处理[4]。手术相关并发症的处理措施详见本章第四节。

（雷大鹏）

参考文献

[1] 徐文. 激光喉显微外科手术应用. 中国医学文摘：耳鼻咽喉科学，2016，31（1）：2-4.

[2] 刘春玲，曾新宇，周军，等. 支撑喉镜下喉显微手术舌神经损伤分析. 中国耳鼻咽喉头颈外科，2011，18（2）：109-110.

[3] 张旭，戴勇传. 全麻支撑喉镜下显微声带手术的严重并发症及其处理. 中国耳鼻咽喉颅底外科杂志，2015，21（5）：416-417.

[4] 朱兴中，孙军，陈雯，等. 支撑喉镜手术并发症分析与处理. 中国中西医结合耳鼻咽喉科杂志，2014，22（5）：389-390.

第二节　术后发声困难

喉部微创手术后，部分患者仍存在发声困难，尤其是声带黏膜剥脱术后、声带广泛切除术后。

一、病因

最常见的原因是声带瘢痕的产生以及声带振动的减弱。声带瘢痕会造成声带边缘不规则、声门闭合不全、声带弹性降低等问题，最终导致正常黏膜振动受到干扰，影响发音质量。声带瘢痕的诊断多依赖于电子鼻咽喉镜检查及嗓音功能评价。

二、治疗

声带瘢痕的治疗目前尚缺乏有效的治疗手段，一直是本领域的一大难题。声带瘢痕的治疗通常包括发音训练及外科治疗两种方案。治疗方案的选择需考虑瘢痕的位置、瘢痕严重程度及患者对发音质量的需求等。

1. **发音训练**　声带瘢痕患者可首先接受发音训练治疗。发音训练的主要方法是，训练患者充分利用支持及共鸣系统，提升发音强度，减弱代偿性的肌紧张性发声障碍，减轻发音疲劳。经过发音训练后，应评估患者对发音质量的主观接受程度，以决定是否进行手术治疗[1]。

2. 外科治疗 关于声带瘢痕，目前尚缺乏公认有效的手术方式。针对声带瘢痕引起的声带振动减弱问题，学者们提出了声带振动缘下注射类固醇类药物，或通过分离黏膜瓣以松解声带瘢痕等方法，对缓解瘢痕、增强声带振动具有一定的作用[1]。声带内移手术可一定程度上缓解声带瘢痕引起的声带闭合不全，改善发音质量。术式包括自体脂肪或胶原外侧注射，自体脂肪填充声带振动缘等[2]。声带瘢痕患者通常很难通过手术治疗获得正常发音功能，因此，术前需与患者充分沟通，详细说明手术的利弊，使患者有正确的手术预期。

（雷大鹏）

参考文献

[1] 韩德民，萨达洛夫，徐文. 嗓音医学. 2 版. 北京：人民卫生出版社，2017.

[2] 徐文. 声带注射填充成形手术. 中华耳鼻咽喉头颈外科杂志，2020，55（11）：1100-1104.

第三节　咽喉显微微创外科的其他并发症

一、术中并发症

1. 咽部黏膜损伤 手术医师操作不规范，手术时选用支撑喉镜型号不当或盲目插入喉镜，容易导致咽后壁或者腭舌弓黏膜损伤。而术中麻醉肌松状态不佳时，为充分暴露声门区，强行调整支撑喉镜，可导致舌根与腭舌弓下极处过度牵拉、黏膜撕裂。尤其是对于颈部粗短、下颌畸形、舌体肥厚、咽腔狭窄等解剖结构异常的患者，上述损伤更易发生[1]。

2. 牙齿松动、脱落 牙齿松动、脱落多发生于老年患者。老年患者多本身存在牙齿松动或者仅存残齿的情况，而术中支撑喉镜固定可对门齿造成挤压，使门齿松动或者脱落。对于声门区难以暴露的患者，如颈部粗短、下颌畸形，门齿受到的挤压力度更大，牙齿损伤的概率增加[1-2]。

3. 呼吸道灼伤 此并发症发生率较低，一旦发生后果严重，患者需紧急抢救。呼吸道灼伤主要是由于操作失误，导致麻醉插管的气囊被 CO_2 激光灼烧或长柄电刀刺破，氧气泄漏发生燃烧[1]。

4. 气管或支气管内异物 气管或支气管内异物多发生在麻醉插管时，声门区带蒂肿物，尤其是巨大肿物，脱落至气管或支气管，造成异物堵塞。个别患者可因牙齿脱落、纱条遗漏等原因，导致气管内或支气管异物[3]。

二、术后并发症

1. **舌体麻木、味觉障碍** 该并发症主要发生于颈部粗短、舌体肥厚、声门区暴露困难以及手术时间久的患者。术中为充分暴露术野，支撑喉镜过度上抬或舌体受压时间过长，可引起舌根血液循环障碍或者舌神经损伤。患者术后出现舌背麻木、味觉异常等症状。

2. **喉阻塞** 手术创伤等因素可导致出现喉痉挛或喉水肿的情况，致使患者术后出现呼吸困难，严重时可导致患者窒息，危及生命，须积极处理。窒息多发生于阻塞性睡眠呼吸暂停患者，由于患者的呼吸中枢对 CO_2 敏感度降低，当全身麻醉吸入高浓度氧气时，患者体内的 CO_2 浓度相对较低，呼吸中枢的调节功能受到抑制。此外，在麻醉药物的作用下，上气道肌力恢复差，易导致患者窒息[3]。

3. **出血** 声门区肿物切除后出血量通常较小，而声门上区或下咽部的肿物或含血量丰富的血管瘤切除后，往往出血量较大，术后出血风险高。

4. **声带粘连** 声带粘连多发生于双侧声带病变的患者。术中双侧声带病损同期切除，尤其是前连合黏膜受损的患者，术后出现声带粘连的风险较高。

5. **局部感染** 咽喉显微微创手术后伤口局部感染发生率较低，多发生于软骨裸露或者广泛裸露的患者，尤其是接受过放疗的患者，感染的概率增加。甲状软骨的软骨膜炎是最常见的局部感染。感染部位多有广泛的肉芽组织形成，局部皮肤出现红肿、疼痛等。

6. **颈部气肿** 颈部气肿较罕见，偶发生于前连合或者声门下肿瘤切除术后，多由环甲膜开放引起。患者在拔除气管插管或者咳嗽后出现颈部皮下气肿[4]。

（雷大鹏）

参考文献

[1] 戴勇传. 全麻支撑喉镜下显微声带手术的严重并发症及其处理. 中国耳鼻咽喉颅底外科杂志, 2015, 21（5）: 416-417.

[2] 陈菊祥, 彭玉成, 胡慧萍, 等. 支撑喉镜下喉显微手术并发症的原因及防治. 临床耳鼻咽喉科杂志, 2001, 15（3）: 128.

[3] 朱兴中, 孙军, 陈雯, 等. 支撑喉镜手术并发症分析与处理. 中国中西医结合耳鼻咽喉科杂志, 2014, 22（5）: 389-390.

[4] 博纳尔-斯普雷科尔森, 卡拉, 达泽特. 耳鼻咽喉头颈外科手术并发症. 刘钢, 张金玲, 杭伟, 译. 天津: 天津科技翻译出版有限公司, 2018.

第四节　咽喉显微微创外科的其他并发症应对

如果咽喉显微微创手术术中或术后出现并发症，应认真分析原因，密切关注患者呼吸情况及生命体征，根据并发症的原因及症状轻重选择合适的治疗方案。

一、术中并发症应对

1. **咽部黏膜损伤**　手术结束，退出支撑喉镜过程中应仔细观察咽部黏膜是否有损伤情况。如发现局部黏膜少量渗血，可暂观察或用棉球等进行压迫止血。对于黏膜撕裂严重、伴有活动性出血的患者，应考虑电凝止血等措施，待活动性出血彻底止住后方可结束麻醉、拔除麻醉插管。术后应密切关注患者口咽部是否有继发性出血[1]。

2. **牙齿松动、脱落**　如出现牙齿松动、脱落，应请口腔科医师会诊，进一步诊治[2]。

3. **呼吸道灼伤**　一旦发生呼吸道灼伤，应立即停止手术，拔除气管插管，并立即重新插管。术后应密切关注患者呼吸情况，同时应用激素等药物进行治疗，如患者出现呼吸困难，应及时行气管切开术[1]。

4. **气管内异物**　如坠入气管的异物较小，可经麻醉插管置入纤维支气管镜进行检查并在情况允许下行异物取出术。如异物较大，嵌顿于气管内可造成窒息或心脏骤停，需待患者生命体征恢复后，行气管切开取出异物。

二、术后并发症应对

1. **舌体麻木、味觉障碍**　对于术后出现舌体麻木或味觉障碍的患者，一般无须特殊治疗，密切观察恢复情况。

2. **喉阻塞**　患者拔管后出现喉阻塞时应紧急进行对症治疗，必要时再次插入麻醉插管。对于插管困难的患者，可考虑行紧急气管切开术以缓解患者的呼吸困难[1]。

3. **出血**　术后出血量较少时，可进行密切观察并应用止血药物，部分患者可自行停止。出血量较大的患者，需考虑紧急行二次手术止血，必要时行气管切开，术中根据出血部位，判断出血血管进行结扎或者电凝处理[3]。

4. **声带粘连**　如出现声带粘连，则需行二次手术治疗。主要治疗方式为支撑喉镜下 CO_2 激光声带粘连松解术[4]。

5. **局部感染**　如出现局部感染，可应用抗生素进行控制。对于感染时间较长、有抗生素抵抗的患者，往往提示病灶有死骨形成，需行手术清创治疗[5]。

6. **颈部气肿**　患者出现颈部气肿时，应密切观察患者呼吸情况及气肿发展情况，嘱患者避免咳嗽。气肿多可自行吸收，或采用外加压等方式进行保守治疗[3]。

（雷大鹏）

参考文献

[1] 张旭，戴勇传. 全麻支撑喉镜下显微声带手术的严重并发症及其处理. 中国耳鼻咽喉颅底外科杂志，2015，21（5）：416-417.

[2] 王玲. 显微支撑喉镜下声带手术的并发症及其防治. 临床耳鼻咽喉科杂志，2001，15（1）：37.

[3] 博纳尔 - 斯普雷科尔森，卡拉，达泽特. 耳鼻咽喉头颈外科手术并发症. 刘钢，张金玲，杭伟，译. 天津：天津科技翻译出版有限公司，2018.

[4] 刘艳，丁锋，李波蓬，等. 支撑喉镜下声带显微手术并发症的临床分析及防治. 中国医学文摘（耳鼻咽喉科学），2019，34（1）：22-24.

[5] 钱林荣，骆云珍. 支撑喉镜下喉显微手术并发症及不良反应分析. 临床医学，2008，28（4）：26-27.

附　录

附录 1　本团队获教育部产学合作协同育人项目立项

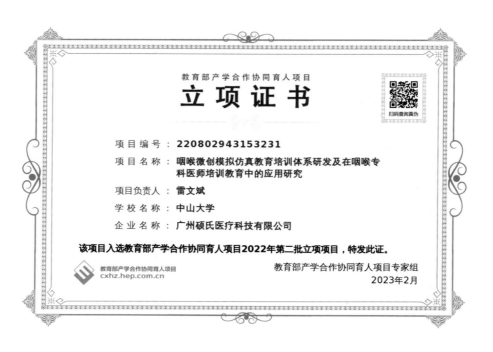

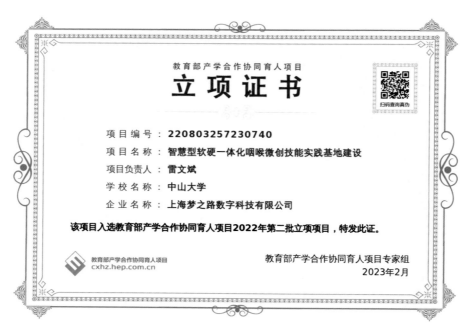

附录 2　本团队相关原创性国内及国际专利

一、本团队相关原创性国内专利

1. 一种箱式支撑喉镜手术模拟训练器（专利申请号 2023101680995+ 实用新型专利）

2. 一种喉显微外科手术模拟训练装置（申请公布号 CN 110288892 A）

3. 一种咽喉微创模拟教学实训系统（专利申请号 2022114596185）

二、本团队相关原创性国际专利

1. Box-Type Self-Retaining Laryngoscopic Surgery Simulating Trainer（国际专利申请号 2023/04320）

2. Simulated Teaching and Practical Training System of Minimal Invasive Surgery of Throat（国际专利申请号 2023/03016）

附录 3　本团队已发表的相关原创性国际及国内研究成果

1. CAI Z, YUE H, CHEN L, et al. Salvage transoral laser microsurgery for early local recurrence of glottic squamous cell cancer. J Otolaryngol Head Neck Surg, 2023, 52(1): 40.

2. LI Y, YUE H, LEI G, et al. A safe and effective surgical method for complex pyriform sinus fistula. Laryngoscope Investig Otolaryngol, 2022, 7(6): 2145-2153.

3. HU Z W, CHEN L, MA R Q, et al. Effect of bilateral vocal fold microsuturing on voice quality improvement in patients with anterior glottic webs: A retrospective observational study. J Voice, 2022, S0892-1997(22)00249-1.

4. CAI Z, CHEN L, ZHANG J, et al. Improving survival of $T_{3c}N_0M_0$ glottic squamous cell cancer with elective neck dissection. Laryngoscope, 2022, 132(9): 1807-1816.

5. LUO C, LV K, LIU Q, et al. Comparison of laser microsurgery and open partial laryngectomy for T_{1-2} laryngeal cancer treatment. Ann Transl Med, 2021, 9(6): 464.

6. LI Y, LYU K, WEN Y, et al. Third or fourth branchial pouch sinus lesions: a case series and management algorithm. J Otolaryngol Head Neck Surg, 2019, 48(1): 61.

7. WU J H, ZHAO J, LI Z H, et al. Comparison of CT and MRI in diagnosis of laryngeal carcinoma with anterior vocal commissure involvement. Sci Rep, 2016, 6: 30353.

8. WEN W P, SU Z Z, ZHU X L, et al. Supracricoid partial laryngectomy with cricothyroidopexy: a treatment for anterior vocal commissure laryngeal squamous carcinoma. Head Neck, 2013, 35(3): 311-315.

9. WEN W P, SU Z Z, WANG Z F, et al. Anesthesia for tracheobronchial foreign bodies removal via

self-retaining laryngoscopy and Hopkins telescopy in children. Eur Arch Otorhinolaryngol, 2012, 269(3): 911-916.

10. WEN Y H, ZHU X L, LEI W B, et al. Narrow-band imaging: a novel screening tool for early nasopharyngeal carcinoma. Arch Otolaryngol Head Neck Surg, 2012, 138(2): 183-188.

11. LEI W B, SU Z Z, ZHU X L, et al. Removal of tracheobronchial foreign bodies via suspension laryngoscope and Hopkins telescope in infants. Ann Otol Rhinol Laryngol 2011, 120(7): 484-488.

12. LEI W, WEN W, SU Z, et al. Comparison of intravenous general anaesthesia vs endotracheal intubation in the surgical management of juvenile onset recurrent respiratory papillomatosis. Acta Otolaryngol, 2010, 130(2): 281-285.

13. 王博，林宇，乐慧君，等. 平阳霉素纤维蛋白胶复合剂与平阳霉素地塞米松复合剂治疗咽喉部静脉畸形的疗效比较. 中华耳鼻咽喉头颈外科杂志，2023，58（6）：552-557.

14. 钟华，弓亦弘，丘柳柳，等. 新生儿先天性梨状窝瘘伴感染微创治疗 1 例. 中华耳鼻咽喉头颈外科杂志，2023，58（4）：377-379.

15. 李航，马仁强，丘柳柳，等. 继发性喉气管闭锁的内镜微创喉重建 1 例. 中华耳鼻咽喉头颈外科杂志，2023，58（7）：715-718.

16. 乐慧君，陈思宇，李芸，等. 喉癌诊疗策略及进展. 临床耳鼻咽喉头颈外科杂志，2019，11（3）：1017-1021.

17. 雷文斌，徐扬，邓洁，等. CO_2 激光在咽喉科疾病治疗中的应用进展土 临床耳鼻咽喉头颈外科杂志，2018，32（19）：1447-1449.

18. 雷文斌，刘其洪. CO_2 激光手术治疗复发性呼吸道乳头状瘤. 山东大学耳鼻喉眼学报，2018，32（6）：8-12.

19. 雷文斌，文卫平，柴丽萍，等. 经气管内插管静脉全身麻醉儿童支气管异物取出. 中山大学学报（医学科学版），2012，33（1）：107-110.